中原历代中医药名家文库

主编 许敬生

中医名家珍稀典籍校注丛书

伤寒瘟疫条辨校注

〔清〕杨栗山 著

庆慧 张大明 李瑞成 校注

河南科学技术出版社
·郑州·

图书在版编目(CIP)数据

《伤寒瘟疫条辨》校注/庆慧，张大明，李瑞成校注．—郑州：河南科学技术出版社，2016.9

ISBN 978-7-5349-7885-2

Ⅰ.①伤…　Ⅱ.①庆…②张…③李…　Ⅲ.①伤寒（中医）-中国-清代②温病学说-中国-清代　Ⅳ.①R254

中国版本图书馆 CIP 数据核字（2016）第 128130 号

出版发行：河南科学技术出版社

地址：郑州市经五路 66 号　　邮编：450002

电话：（0371）65788613　65788629

网址：www.hnstp.cn

策划编辑：李喜婷　马艳茹

责任编辑：吴　沛

责任校对：王晓红

封面设计：张　伟

版式设计：若　溪

责任印制：朱　飞

印　　刷：河南省瑞光印务股份有限公司

经　　销：全国新华书店

幅面尺寸：185 mm×260 mm　　印张：20.75　　字数：248 千字

版　　次：2016 年 9 月第 1 版　　2016 年 9 月第 1 次印刷

定　　价：81.00 元

如发现印、装质量问题，影响阅读，请与出版社联系并调换。

“中原历代中医药名家文库” 编委会

顾　问　李振华　张　磊

主　任　夏祖昌　郑玉玲

副主任　张重刚　刘文第　郭德欣　许敬生

委　员　（按姓氏笔画排序）

王宪龄　牛宝生　卢丙辰　叶　磊

田文敬　付笑萍　冯明清　朱现民

庆　慧　刘道清　张大明　张晓利

邵文杰　周发祥　侯士良　徐江雁

高希言　崔　瑛　蒋士卿　程传浩

赖谦凯

中原历代中医药名家文库（ 典籍部分 ）

主　　编　许敬生
副 主 编　冯明清　侯士良　卢丙辰　刘道清
学术秘书　马鸿祥

序

河南省地处中原，是中华民族优秀文化发祥地，从古至今，中原大地诞生了许多杰出之士，他们的文化精神和伟大著作，一直指引着中华民族科学文化的发展与进步。老子、庄子、张衡、许慎、杜甫、韩愈等伟大思想家、科学家、文字学家、诗人、文学家在中国文化史上做出了伟大贡献。诞生于南阳的医圣张仲景两千年来以其《伤寒论》《金匮要略》一直有效地指导着中医理论研究与临床实践。中原确为人杰地灵之地。

河南省诞生了许多著名中医学家，留下了大量优秀中医著作。北宋淳化三年编成之《太平圣惠方》卷八收录《伤寒论》，为孙思邈所称“江南诸师秘仲景要方不传”残卷秘本，可觇辗转传抄于六朝医师手中的《伤寒论》概貌。《伤寒补亡论》作者郭雍，从父兼山学《易》，事载《宋元学案・兼山学案》，以治《易》绪馀，精究宋本《伤寒》，其书可补宋本方剂之不足、条文之缺失，可纠正《伤寒卒病论》“卒”字之讹，谓“卒”是“杂”字俗写而讹者，郭书对研究考证宋本《伤寒论》甚为重要。丛书所收诸家之作，大多类此。

中医发展，今逢盛世。河南科学技术出版社高瞻远瞩，不失时机地将河南省历代中医药名家著作精选底本，聘请中医古代文献专家许敬生教授担任主编，组织一批专家教授进行校勘注释予以出版，这对于继承和发展中医药事业具有重大意义。本书汇集之作，皆为中医临床及理论研究必读之书。读者试展读之，必知吾言之不谬。

振兴中医，从读书始。

北京中医药大学　钱超尘

2014 年 1 月 1 日

前　言

中原是华夏文明的主要发祥地，光辉灿烂的中原古代文明造就了丰富多彩的中医药文化。

中州自古多名医。在这块土地上，除了伟大的医圣张仲景之外，还产生了许多杰出的医学家。早在商代初期，就有商汤的宰相伊尹著《汤液》发明了汤剂。伊尹是有莘国（今河南开封县，一说是嵩县、伊川一带）人。早期的医方大家、晋朝的范汪是颍阳（今河南许昌）人，一说南阳顺阳（今河南内乡）人，他著有《范汪方》。较早的中医基础理论著作《褚氏遗书》的作者、南朝的褚澄是阳翟（今河南禹州）人。唐代的针灸和中药名家甄权是许州扶沟（今河南扶沟）人，寿 103 岁。唐代名医张文仲为高宗时御医，是治疗风病的专家，曾著《疗风气诸方》，为洛州洛阳（今河南洛阳）人。对痨病（结核病）提出独到见解，著有《骨蒸病灸方》一卷的崔知悌是许州鄢陵（今河南鄢陵）人。中国现存最早的食疗专著《食疗本草》的作者、唐代的孟诜是汝州（今河南汝州）人。北宋著名的医方类书《太平圣惠方》的作者王怀隐是宋州睢阳（今河南商丘）人。宋代著名的儿科专家阎孝忠是许昌（今河南许昌）人，他为恩师编写《小儿药证直诀》一书，使儿科大师钱乙的学说得以传世。北宋仁宗时，“校正医书局”中整理古医书的高手有好几位河南人。如撰《嘉祐本草》的掌禹锡为许州郾城（今河南漯河市郾城区）人，完成《重广补注黄帝内经素问》的孙兆、孙奇，均为卫州（今河南卫辉）

人。北宋医家王贶是考城（今河南兰考）人，著有《全生指迷方》，《四库全书提要》评价说："此书于每证之前，非惟详其病状，且一一详其病源，无不辨其疑似，剖析微茫，亦可为诊家之枢要。"北宋末期的著名医家、《鸡峰备急方》（又称《鸡峰普济方》）的作者张锐是郑州（今河南郑州）人。南宋的伤寒大家、《伤寒补亡论》的作者郭雍是洛阳（今河南洛阳）人。南宋法医学家郑克是开封（今河南开封）人，他著的《折狱龟鉴》是与宋慈的《洗冤集录》齐名的一部法医著作。金元四大家之一、攻下派的代表金代张子和是睢州考城（今河南兰考县，一说民权县）人。元代名医滑寿祖籍是襄城（今河南襄城县）人，他著有《读素问钞》《难经本义》，对《黄帝内经》和《难经》的研究做出了巨大贡献；他著的《诊家枢要》和《十四经发挥》分别是诊断学专著和针灸专著，均在中医发展史上占有光辉的一页。明太祖朱元璋的五皇子朱橚，就藩在开封，为周定王，他著的《救荒本草》，以河南的灾荒为背景写成，开创了对野生可食植物的研究，对后世产生了深远影响。著名的医史专家、明代的李濂是祥符（今河南开封）人，他的《医史》十卷，是我国首次以"医史"命名的医学史专著，书中为张仲景、王叔和、王冰等人补写了传记。清代名医、《嵩崖尊生全书》的作者景日昣，是登封（今河南登封）人。清代温病学家的北方代表人物、《寒温条辨》的作者杨栗山是中州夏邑（今河南夏邑）人。清代著名的植物学家吴其濬，是河南固始县人，他撰写的《植物名实图考》和《植物名实图考长编》，不仅是植物学的名著，也是继《本草纲目》后最重要的本草类著作，对世界医学曾产生过重要影响。还有很多很多，不再一一列举。据不完全统计，史传和地方志中有籍可考的河南古代医家多达 1000 余人。《周易·系辞上》曰："子曰：'书不尽言，言不尽意'。"这些著名的医家，犹如璀璨的群星，照亮了中医学发展的历史道路。

粤稽往古，从火祖燧人氏点燃华夏文明之火，改变了先民的食性，到酒圣杜康发明酿酒，促进了医药的发展；从殷墟甲骨文到许慎的《说文解字》，作为中医药文化载体的汉字，其发展过程中的主要阶段得以确立和规范；从伏羲制九针，岐黄论医道、创立岐黄之学，到伊尹著《汤液》，创中医汤剂；从道圣老子尚修身养性、庄子倡导引养生，到医圣仲景论六经辨证而创经方，确立辨证论治法则，成为中医学术的核心思想和诊疗模式，中医的经典著作《黄帝内经》《伤寒杂病论》《神农本草经》等纷纷问世；从佛教于汉代传入中国，直到禅宗祖庭少林寺融禅、武、医于一体而形成的禅医文化，这一切均发生在中原大地。

寻根溯源，我们深深感到是光辉灿烂的中原文明，孕育了中华瑰宝——中医药文化。经过几千年的历史积淀，中医药文化在中原文明的沃土中生根开花、发展壮大，并从儒、道、释及华夏文明的多个领域中汲取精华和营养，逐渐在九州大地兴旺发达，一直传到五洲四海，为华夏文明增添了绚丽的色彩，为人类的健康做出了杰出的贡献。作为后人，作为中医药文化的传承者，不能忘记，这是我们的历史，这是我们的根脉。

中原古代医药名家留下的宝贵著作，积淀了数以千年的中医精华，养育了难以计数的杏林英才。实践证明，中医的成才之路，除了师承和临证以外，读书是最基本的路径。

为了保护和传承这笔宝贵的文化财富，让广大读者顺利阅读这些古籍，并进一步深入研究中原医学，我们组织了一批中医专家和从事中医文献研究的专家，整理编写了这套《中原历代中医药名家文库·典籍部分》。计划出版 40 余部，首批校注出版 19 部，随后陆续整理出版。此套丛书，均采用校注的形式，用简化字和现代标点编排，每本书前都有对该书基本内容和学术思想的介绍及校注说明，在正文中随文出校语，做注释，注文力求简明扼要，以便读者阅读。

对中医古籍的整理研究，既是对中医学术的继承，又是对中医学术的发展；既是对前人经验的总结，又是对后人运用的启示；既可丰富基础理论，又可指导临床实践。其意义深远，不可等闲视之。为了“振兴中医”和实现“中原崛起”这伟大的历史使命，我们这些生于斯、长于斯的中原中医学子，愿意尽一点绵薄之力。当然，由于水平所限，书中难免会出现一些缺点和错误，恳请学界同道和广大读者批评，以便我们及时修正。

此套丛书得以付梓，要诚挚感谢河南科学技术出版社的汪林中社长、李喜婷总编、马艳茹副总编等领导和医药卫生分社的同志们，是他们的远见卓识和辛勤劳作玉成了此事。承蒙著名中医文献专家、北京中医药大学钱超尘教授在百忙中为本套丛书作序，深表谢意。时值辞旧迎新之际，祝愿我们的中医事业永远兴旺发达。

许敬生

2014 年 1 月 5 日

于河南中医学院金水河畔问学斋

杨璿和《伤寒瘟疫条辨》

《伤寒瘟疫条辨》为清代杨璿所撰。杨璿，字玉衡，别号栗山，夏邑人。杨氏自序称“乾隆四十九年岁次甲辰正月既望栗山老人杨璿书于溧水县署之槐阴轩，时年七十有九”。据此推算，则杨氏当生于清康熙四十四年（1705 年）。《夏邑县志》称“寿九旬”，据此推测，杨氏当于乾隆六十年（1795 年）去世。

由庄存与序可知：杨氏祖先“原籍亳州，明永乐初年迁夏，读书力田，广业四百顷，遂家焉”，且“诗礼名族，忠孝传家”。杨氏幼读宋儒名臣言行录，便立志以韩魏公韩琦、司马光等名臣自期待。雍正戊申年（1728 年），杨璿 24 岁时科补县学弟子生员，成为秀才，当时录取他的老师于公广批其卷云：“三试经义论策，沉潜理窟如话家常，有关世教，有裨治道，有切于民生，日用粹然，儒者之言，此国士之风也，他日必非常人。”但杨氏乡试屡试不第，信其命即如此，不可相强，故而转志于医。“余留心此道，年近四旬，乡闱已经七困，肇于乾隆九年甲子，犹及谢事”，可见其于年近四十之时方才正式研究医学。杨氏深痛世人“于病寒病温两者之辨不明，故处方多误，以致杀人”，因对伤寒及温病进行了深入研究，“集群言之粹，择千失之得”，结合个人体会及临证经验，著成《伤寒瘟疫条辨》。

《夏邑县志》称杨氏“无子”，即无后嗣。但孙宏智序称其从杨璿之子的手中得到《伤寒瘟疫条辨》一书。其谓："适明府杨公自溧水来，出其尊甫栗山先生所著《寒温条辨》。"考"尊甫"，是对别人父亲的尊称。清·俞樾《茶香室三钞·尊府》："国朝王应奎《柳南随笔》云：称人父曰尊甫，亦可作'府'，亦可作'父'。"卢文诏序称"静川孙公得其书于令嗣楼川明府"，据此推测杨氏当有后嗣，《夏邑县志》所记或有误。

从庄存与乾隆四十年序可知，此书乾隆四十年以前即已成书，但是未付诸刊刻。从本书杨氏的跋中可以看到成书的时间，杨氏于本书卷五之后有跋一篇，书曰"戊子春栗山璇书"，则其成书时间当为乾隆戊子年，即1768年。此书首刊时间为乾隆四十九年（1784年），即成书16年之后才得以刊刻。此书的广为流传应归功于孙宏智。孙氏官于江南，其第三子适患温病，请数十位医生诊治，但无人知是何病，后得杨氏之书，知是温病，但其子之病已不可救，孙氏痛心疾首。后其家人患病，孙氏据书捡方，悉得痊愈。一时求医者甚众，经其治愈者十不失一，益信服杨氏之书。因念其书为宝书，遂出资刊刻，以广其传。孙氏还请当时的朴学大家卢文诏、文坛才子袁枚等人作序，大大增加了本书的知名度，为此书的传播做出了贡献。

本书上溯《内经》《难经》《伤寒杂病论》，旁参《外台秘要》《伤寒直格》《伤寒明理论》《医经溯洄集》《类经》《温疫论》《伤寒缵论》等书，对伤寒与温病的病因、病机及治法进行了分析。现将其学术特色简介如下。

一、阐明伤寒与温病病因、发病途径之不同

自《伤寒论》成书之后，研究伤寒者代不乏人，许多人留下了著作，杨氏对诸家之说进行了研究，认为王安道《溯洄集》著有伤寒立法考、温病热病说，提倡寒温异治，"其治法较若列眉，千年长

夜，忽遇灯炬”；刘河间《直格》“以伤寒为杂病，以温病为大病，特制双解散、凉膈散、三黄石膏汤，为治温病主方，其见高出千古”，二人对温病治疗的贡献较大，但于温病所以然之故，未能阐发到底。至读到《温疫论》及《伤寒缵论》二书，方始恍然大悟，心目为之一开。二书有四句话启发了他，其在自序中谓：“一日读《温疫论》，至伤寒得天地之常气，温病得天地之杂气……又读《缵论》，至伤寒自气分而传入血分，温病由血分而发出气分，不禁抚卷流连，豁然大悟。”在吴又可及张璐的启发下，悟出了伤寒与温病在病因及发病机制上的不同，并在文中详细阐述，其谓：“伤寒得天地之常气，先行身之背，次行身之前，次行身之侧，自皮肤传经络，受病于气分，故感而即动。认真脉证治法，急以发表为第一义……温病得天地之杂气，由口鼻入，直行中道，流布三焦，散漫不收，去而复合，受病于血分，故郁久而发。亦有因外感，或饥饱劳碌，或焦思气恼触动而发者。一发则邪气充斥奔迫，上行极而下，下行极而上，即脉闭体厥，从无阴证，皆毒火也。”

二、 指出寒热为治病之大纲领

杨氏指出“寒热为治病之大纲领”，因“伤寒自表传里，里证皆表证侵入于内也；温病由里达表，表证即里证浮越于外也”，故而“大抵病在表证，有可用麻黄、桂枝、葛根辛温发汗者，伤寒是也；有可用神解、清化、升降、芳香、辛凉、清热者，温病是也。在半表半里证，有可用小柴胡加减和解者，伤寒是也；有可用增损大柴胡、增损三黄石膏汤内外攻伐者，温病是也。在里证，有可用凉膈、承气成寒攻伐者，温病与伤寒大略同。有可用理阴、补阴、温中、补中调之养之者，温病与伤寒大略同。但温病无阴证，宜温补者，即所云四损不可正治也”。他指出，同是表证，伤寒与温病用药寒热大不相同；同为半表半里之证，伤寒与温病治法亦有和解与内外攻伐之不同；同为里证，温病与伤寒治法大略同，均可用攻伐之法。

寥寥数语即已论述清楚，便于学习者理解记忆。

三、 化裁十五首治温方

杨氏化裁治温十五方："轻则清之，神解散、清化汤、芳香饮、大小清凉散、大小复苏饮、增损三黄石膏汤八方；重则泻之，增损大柴胡汤、增损双解散、加味凉膈散、加味六一顺气汤、增损普济消毒饮、解毒承气汤六方。"杨氏指出升降散为治温之总方也，轻重皆可酌用。升降散并非杨氏首创，《万病回春》内府仙方与升降散组成类似，《二分晰义》改分两变服法，名为赔赈散，用治温病，但升降散推广应用与杨氏有关。乾隆乙亥、丙子、丁丑，夏邑连歉，温气盛行，死者枕藉，杨氏用此散，救大证、怪证、坏证、危证，得愈者十数人，余无算。遂将此方传施亲友，贴示集市，全活甚众。杨氏认为此方可与河间双解散并驾齐驱，故更其名曰升降散。随着《伤寒瘟疫条辨》的广泛传播，杨氏的治温十五方受到后世许多医家的推崇，蒲辅周对升降散称赞有加，并在《蒲辅周医疗经验》收录了治温十五方。

总之，本书指出伤寒温病发病机制不同，治法亦不同，震聋发聩，在温病横行时，被视为治温宝书。但书中部分内容与《伤寒辨证》雷同，故有人认为此书有部分内容系杨氏抄录于陈尧道者。

由于《伤寒瘟疫条辨》实用性强，故该书有多种版本出版。据不完全统计，有43种之多，足见其流传甚广。

（一）《伤寒瘟疫条辨》主要版本

1. 清乾隆四十九年甲辰（1784年）刻本
2. 清乾隆五十年乙巳（1785年）刻本
3. 清道光二十七年丁未（1847年）文聚堂刻本
4. 清咸丰三年癸丑（1853年）四川自流文英堂刻本
5. 清同治元年（1862年）重镌板藏自流井大安砦刻本

6. 清同治二年癸亥（1863 年）中湘文会堂刻本
7. 清同治六年丁卯（1867 年）刻本
8. 清同治八年己巳（1869 年）刻本
9. 清同治九年庚午（1870 年）万邑卫永丰刻本
10. 清光绪元年乙亥（1875 年）湘潭黎氏黔阳藩署刻本
11. 清光绪四年戊寅（1878 年）善成堂刻本
12. 清光绪四年戊寅（1878 年）书业德堂刻本
13. 清光绪四年戊寅（1878 年）大兴孙宏智刻本
14. 清光绪四年戊寅（1878 年）刻本
15. 清光绪九年癸未（1883 年）刻本
16. 清光绪十四年戊子（1888 年）三义堂刻本
17. 清光绪十五年己丑（1889 年）上洋江左书林刻本
18. 清光绪十五年己丑（1889 年）上海扫叶山房藏板
19. 清光绪十六年庚寅（1890 年）天津义合堂刻本
20. 清光绪十六年庚寅（1890 年）刻本
21. 清光绪十八年壬辰（1892 年）羊城壁经堂昌纪刻本
22. 清光绪十九年癸巳（1893 年）江右醉芸轩刻本
23. 清光绪二十二年丙申（1896 年）刻本
24. 清光绪二十三年丁酉（1897 年）湖南书局刻本
25. 清光绪二十九年癸卯（1903 年）有益堂刻本
26. 清光绪三十三年丁未（1907 年）重庆同经阁刻本
27. 清光绪三十三年丁未（1907 年）同文公会刻本
28. 清光绪三十三年丁未（1907 年）渝城文治堂刻本
29. 清刻本（存五卷）
30. 1912 年上海江东书局石印本
31. 1914 年上海广益书局石印本
32. 1917 年上海普通书局石印本
33. 1922 年上海锦章书局石印本
34. 1925 年上海大成书局石印本

35. 1928 年上海千顷堂书局刻本

36. 1936 年上海校经山房铅印本

37. 民国上海扫叶山房石印本

38. 民国石印本

39. 湘潭医药局刻本

40. 上海会文堂石印本

41. 抄本

42. 1955 年锦章书局石印本

43. 1996 年中国书店据上海锦章书局石印本影印本

（二） 整理原则

本次点校以清乾隆乙巳年（1785 年）刻本为底本，以清同治元年（1862 年）重镌板藏自流井大安砦刻本为主校本（简称大安砦本），以清光绪十五年己丑（1889 年）上海扫叶山房藏板（简称扫叶山房本）、清光绪元年乙亥（1875 年）湘潭黎氏黔阳藩署刻本（简称湘潭本）、清光绪十九年癸巳（1893 年）江右醉芸轩刻本（简称醉芸轩本）、清光绪四年戊寅（1878 年）书业德堂刻本（简称书业德堂本）、清光绪四年戊寅（1878 年）善成堂刻本（简称善成堂本）、清刻本等为参校本。

1. 本次整理按照底本目次顺序编排，将底本中的繁体字、异体字、俗写字、书刊匠字以规范简化字律齐。不出注。并将所见版本不同内容进行增补。

2. 古今字凡能明确其含义者，均以今字律齐，如“藏”为“脏”，“府”为“腑”等。

3. 常用的通假字予以径改，如“於”改为“于”等。不常用的通假字注明本字本义。

4. 生僻字酌情释义。原书中明显的错字，径改。

5. 药名依《药典》（一部）加以规范，如“栝蒌”改为“瓜蒌”，“杏人”改为“杏仁”等。原书中少数药名系别名，但因是常用别名，故不改动。药物剂量仍保留旧制，亦不更改新制。

6. 对于避讳字，缺笔避讳者补足笔画，不出注；其他形式的避讳，保留原貌不变，于不常见者出注解释。

7. 原文中的小字、眉批、旁批均以小字号字体体现，其中眉批、旁批则标明文字类型。

8. 原书中以“右”字代表前文者，一律改为“上”字。

由于校注者水平有限，错误及疏漏之处在所难免，敬请广大同道及读者不吝赐教，批评指正。

校注者

2013 年 10 月

目　录

朱跋

自黄帝氏作，而生民之命，遂悬于医人之手，其或专心致志，钩深探微[①]，如古所称扁鹊之徒，可以使病者立愈，危者立安，岂不快然无憾。乃世之为医者，吾惧焉，朝学看书，暮即自夸其能，其于药性犹未深辨，脉理犹未深悉，虚实寒热补泄，因应之宜，犹未深解，剽窃肤末，持其一偏之见物焉而不化，卒使疾轻增重，疾重趋危，可悲也夫！余以辛丑秋，筮仕[②]江左，适大都孙公亦官兹土，因得与之交。其为人也，济人之急，扶人之难，好善乐义，光明磊落，有古君子风。甲辰夏，第三子适遘[③]温疫，医者凡数十辈，竟无能名其为何疾者，最后得栗山杨先生《寒温条辨》编，始知其误，而病已不可为矣。嗣后公家复有患是疾者，公乃取是编而详味之，因遵其方以治家之人，无不应手而愈。经时金陵染是疾者甚众，公恻然悯之曰：是不可以独愈吾家人。于是悬帖通衢[④]，使病者咸来取药。公于公退之余，亲问其证[⑤]，按证而予之剂，虽费不吝，虽劳不辞，不取赀，不受谢，踵接于门，欢声载路，金陵内外凡赖公而活者，殆未易更仆数[⑥]焉。吾尝谓人心之善，可以挽天时之疠气而使之平，然不得是编则此疾无由治，或得是编而不广施而博济之，则穷独而罹此疾者终无由治。若公之仁心为质，尽捐其岁俸，以拯人于危殆之际，恩施不自有，真可谓近世所罕见者。乃公之心犹歉然也，公之言曰：吾一子亡，而千百人之命以全，吾何憾焉！所可惜者，书无刊本，而人苦于誊写之难，不可以行远，遂发愿刻是书，捐赀而付梓人。于是书之传益广，其活人也益多，而公之德亦益以无穷矣。呜呼！医岂可轻言哉？苟非体天地好生之心，数十年沉潜于兹，鲜有臻其奥者，如编中所论伤寒温病之殊，与其治法之必不可混，皆凿凿不易，发前人所未发。人命至重也，一药之投，失之毫厘，谬以千里，呼吸之间，生死遂判，片时偶误，虽悔何追。世之人得是编而遵之，又取而融会贯通之，以无负我孙公之意，则咸登寿域可也。为医者其慎宝之哉。

乾隆四十九年岁次甲辰桂月平阴朱续孜敬跋

【校注】

① 钩深探微：探索深意与微妙的事理。

② 筮仕：初次做官。

③ 遘：遇，患。

④ 衢：四通八达，宽敞平坦的道路。

⑤ 证：大安砦本作“症”。

⑥ 更仆数：人多，数不胜数。

邵　序

大都静川孙公，官于江南，与余为同寮①。其人敦以和，直以爽，慷慨好施与，余与之交七载，意气勤勤恳恳，久而弥挚，盖诚笃君子也。甲辰夏，余自淮至白下，公之第三子适以是日殇，相对垂泣，究不辨致殒之为何疾也。余时奉檄②赴昆邑，匆匆别去，今年春旋返金陵，复与公追话曩③昔，公始而愀然④，继乃慨然曰：吾今始知亡儿致殒之由，乃以温症作寒症，向未有深于此者，为之条分而缕辨⑤也。因盛称栗山杨先生《寒温条辨》一书，为发千古未发之秘，且缕述以方药治疾奇效状，并出手录一编授余，曰：因儿亡而得是书，因是书而吾家之患疾者咸获无恙，因一家之获效而得以推及路人。噫！使是书传，儿虽亡无憾矣！今将锓⑥以传世，乞子⑦一言序之。余不知医者也，即公亦素非以医自见者也。兹之捐廉俸，选梓人⑧，汲汲若不可一日缓者，夫固有所信之也。呜呼！公之书，杨氏之书也。杨氏不暇以其书治人，而公治之；杨氏不暇以其书传人，而公传之。则凡因是书而得免疫疠夭札之虞者，杨氏济世之心，亦公济世之心也。世之读是书者，一如公之信杨氏，济人宁有量耶。至其分晰寒温，如快刀破竹，永⑨断葛藤，如明镜取形，不隐毫发。即余不知医者，读之豁然有以自明，况深探之⑩微者乎！愿与天下之人共宝之。

乾隆乙巳夏五山阴无恙邵帆拜手跋

【校注】

① 寮（liáo 聊）：小窗。同寮，同窗，同学。

② 檄：征召文书。

③ 曩：以前。

④ 愀然：忧愁貌。

⑤ 缕辨：大安砦本作“缕晰”，可参。

⑥ 锓：雕刻书版。

⑦ 子：大安砦本作“以”。

⑧ 梓人：刻版工人。

⑨ 永：大安砦本作“斩”，可参。

⑩ 之：大安砦本、书业德本、扫叶山房本作“入”。

庄 序

宝田堂医书成已数年矣，今予奉命两河学使，栗山先生来请序于予，自顾谫[①]陋愧未能也。忆范文正尝曰："不得为良相，愿为良医。"其意与先生有默契焉。予为窃取言之，粤稽[②]盛世，择揆[③]定辅，燮理阴阳，保合太和[④]，推吾老老幼幼之恩勋，猷烂[⑤]如史册朗然，惟医亦然。夫医托于儒，自西汉始穷研经术，深知性天，必因五运岁时，以别六淫杂气，合外内辨虚实，培元气于未衰，起沉疴于将毙。如《伤寒论》创于张仲景，当时兆民赖以生全，万世长存可也。惜经兵燹[⑥]散亡，温病失传，下逮刘氏《直格》[⑦]，王氏《溯洄》[⑧]，其方始差强人意，奈自王叔和妄纂序例，绞乱经文，以冬寒藏变春温，殊觉悖谬，又插入异气四变，更属荒唐，乃一人倡之，百人和之，先传后经注为箴铭，久假不归，幸而喻氏[⑨]非之，以为一盲引众盲，相将入火炕，非口过[⑩]也。可见温病自晋已失所宗，而世人自晋已有被其冤者，何况今日哉。先生初岂业医耶，天性纯一，学有渊源，幼读宋儒名臣言行录，便立志以韩魏、司马自期待。其生平所为光明正大，如日中天而不可揜[⑪]，所以弱冠入痒来，国士之声称。雍正戊申冬，学政山东于公广，科补县学弟子生员，批其卷云：三试经义论策，沉潜理窟如话家常，有关世教，有裨治道，有切于民生，日用粹然，儒者之言，此国士之风也，他日必非常人。卒之乡闱[⑫]十困，信穷通于天命，此其涵养，气识为何如者，每曰雕虫小技，帖括[⑬]浮名，惟医一道，庶获实用，于是熟复《灵》《素》，更详《热论》，发挥仲景之精微，补叔和之遗阙，参以妙悟，得之神解，著为《寒温条辨[14]》。盖丝分缕析，系出王、刘，而探本穷源，祖述经论。仲景《伤寒论》亦曰经。其曰：伤寒外感常气，自气分传入血分；温病内伤杂气，由血分发出气分。又曰：伤寒但有表证，勿论久暂即当发汗；温病虽有表证，实无表邪，断无正发汗之理。又曰：伤寒风寒在表，下不嫌迟；温病热郁在里，下不嫌早。由斯以谈，各有病原，各有脉证，各有治法，各有方论，见真守定，全活甚众，真良医良相之有同功，而寿世寿国之无二辙矣。予振铎而警世曰：最哉！后学听之，寿国者主持国事，留心民瘼[15]，奠金瓯[16]以巩固，奉玉烛[17]以长调，相之任也。寿世者，春台[18]育物，池水生尘，民无夭札之年，国多台耇[19]之老，医之责也。得志泽加于民，不则以仁术济于世，仰答圣天子子惠元元[20]，日昃不遑[21]之至意，讵[22]不盛哉！则夫观此医书，其为郅[23]隆之世之一助也，又何疑焉。先生姓杨氏名璿，字玉衡，栗山其号也。上溯其父讳宓，文学，祖讳廷陈，曾讳楫，文学，高讳清，文学，太高讳思谦，文学，至始祖讳仲友，原籍亳州，明永乐初年迁夏，读书力田，广业四百顷，遂家焉。十三世文庠奕叶[24]相继，诗礼名族，忠孝传家，世居中州之夏邑。康熙丙戌相行年七十，诸凡小心畏天，乐善慎行其身，可为能终矣。

赐进士及第礼部右侍郎辛卯会试总裁甲午河南学政武进年

家眷弟庄存与拜叙于大梁学署乾隆四十年岁在乙未孟春之初

【校注】

① 谫：浅。

② 粤稽：粤，句首助词。稽，到，至。

③ 揆：古称总揽政务者，如宰相。

④ 保合太和：保持四时之气调和。

⑤ 猷烂：猷，功业。烂，灿烂，明光。

⑥ 兵燹：因战乱而造成的焚烧破坏等灾害。

⑦ 刘氏《直格》：刘完素，金元时医家，著有《刘河间伤寒直格方论》。

⑧ 王氏《溯洄》：王安道，明代医家，著有《医经溯洄集》。

⑨ 喻氏：明代医家喻昌。

⑩ 口过：失言。

⑪ 揜（yǎn）：掩盖。

⑫ 乡闱：科举乡试之所。

⑬ 帖括：泛指科举应试文章。

⑭ 辨：大安呰本作“辩”，“辩”通“辨”。下同。

⑮ 瘼：病，疾苦。

⑯ 金瓯：比喻疆土之完固。亦用以指国土。

⑰ 玉烛：四气调和。

⑱ 春台：指春日登眺览胜之处，喻盛世。

⑲ 台耇（gǒu）：长寿。

⑳ 元元：百姓。

㉑ 日昃不遑：日昃，日过午。不遑，不暇。

㉒ 讵：怎。

㉓ 郅：郅，最，极。

㉔ 奕叶：累世，代代。

卢 序

吾闻人之为学也，专则精。有执一业以成名于天下者，何独不然，如医尤不可易为也。虽古之人亦有兼精者，扁鹊之过邯郸也，为带下医；其在周也，为耳目痹医；入咸阳，为小儿医。然[①]今之非鹊而欲为鹊者何多也，此必无一事之能精已。中州杨栗山先生在场屋[②]有声，而卒艰于一第，于是弃举子业，专治岐黄之术。以世人于病寒病温两者之辨不明，故处方多误，以至于杀人，而反诿[③]于病之不可疗也，先生有深痛焉，不惟救耳目所接之人，而且欲救天下之人，此《寒温条辨》之书之所为作也。静川孙公得其书于令嗣楼川明府，如其言以治衙内之人无不效者，更广其术以施之部内，亦十不失一焉，于是为梓[④]其书，以播之海内。栗山仁人也，静川亦仁人也，其生死肉骨[⑤]之功伟矣哉！昔齐臣病已愈，而诸大夫犹有所方者，或以为疑，晏子曰：人有同是病者，则必求方于已愈者，又何疑焉？今人之求静川者必多矣，为其已行之而效也。吾友江宁戴朝咸之祖麟郊先生，亦著有《广瘟疫论》，与此书剖析，亦极相似，皆良书也，皆当家置一编已。

赐进士及第[⑥]诰授朝议大夫翰林院侍读学士杭东里人卢文弨序

【校注】

① 然：大安砦本作“讫”，可参。

② 场屋：科举考试之处，又称科场。

③ 诿：推诿，把过错推给别人。

④ 梓：古代印刷刻板多用梓木，此处名词用作动词，意为刻印。

⑤ 肉骨：大安砦本作“骨肉”。

⑥ 及第：大安砦本作“出身”，义胜。

袁 序

技术之妙，乃进乎道。自司马子长[①]传[②]扁鹊仓公，厥后为史者，类取神奇诡秘之[③]说，以附于正史。予颇疑其非经，然观《周礼》，周公所以治天下者，无一事之不備[④]。至于医师特令上士为之，下逮于鸟兽亦有医，以是知百家技艺，皆圣人之所创制，民生之不可一日无者，其为经纶参赞之功至矣。今世医亦有官，而四方之为医者不少，求如史传之可纪者，未之或闻。中州杨玉衡先生以经世之才，旁治轩岐之术，殆所谓技也，而进乎道者，所著《寒温条辨》一书，破叔和之窠臼，追仲景之精微。余于先生所治病状未详，不能依扁鹊仓公传例。而独闻吾友静川孙君，言甲辰夏秋间，孙君署中颇感温疫，赖先生此书全活甚众。今将捐俸开雕，以广其传。噫！先生此书，救世宝书也。而孙君汲汲[⑤]流布之意，能推其救一家之人者以救世人，是亦仁人君子之用心也夫。

钱塘袁枚序

【校注】

① 司马子长：即史学家司马迁，其字子长。

② 传：为之作传。 司马迁曾为扁鹊、仓公作传。

③ 之：大安喈本作“己”，可参。

④ 僵：音 jiǎng。

⑤ 汲汲：急切的样子。

武 序

余宦游江左，于寅友得静川孙公，其人方正而质直，轻资财，尚意气，悯危拯急，有豪侠风，因与订交者五年于兹矣。比者[①]余以读礼[②]故，蹇寓白门，夏秋间，藉藉[③]传闻，一则曰：孙公之治温疫也，奇而效。再则曰：孙公之施医药也，公以溥[④]。且有喟然叹者曰：孙公之门，日杂沓如市，其廉俸且无几，行将不堪为。继仁道之难，如是夫！余窃心焉讶之，以为向者固未稔[⑤]孙公之精于岐黄也，其神应立效，果何道而致此？冬月初，孙公偶过访，款洽间询其故。孙公瞿然曰：此杨太翁栗山先生《寒温条辨》之力也，我何有哉？乃述其得是书之由，与验是书之效，将欲付之梓人，以公诸天下，因出是书而嘱为叙。余非谙于医者，然反复观玩，见其于"寒温"二字分条析理，截伪归真，如山东父老说农桑事，事事言言皆着实。辄不禁心摹手追，欲尝一试，而况专业家，宜何如信好也哉。余因想孙公年甫逾强仕[⑥]，子七人，成文章者已三人，阅其文，相其貌，皆卓然伟器，他日固未可量。孙公好行其德，理固如斯乎。至于《寒温条辨》作者之卓识苦心，折衷前人，嘉惠后学，则他叙备及之，不复赘而言也。

时乾隆四十九年岁在甲辰仲冬月长至二日晋阳武先振拜撰

【校注】

① 比者：近来。

② 读礼：居丧在家。

③ 藉藉：纷纷。

④ 溥：普遍。

⑤ 稔：知。

⑥ 强仕：男子四十岁。

自 序

汉长沙太守张仲景《伤寒论》为医家鼻祖，其论治伤寒曰：未有温覆而当不消散者，至于治温病则曰：可刺五十九穴。可知温病伤寒划然两途矣。况世之凶恶大病，死生人在反掌间者，尽属温病，而发于冬月之正伤寒百不一二。仲景著书，独详于彼而略于此，何与？盖自西汉至晋，中历两朝，数经兵燹，人物几空，相传《卒病论》六卷，不可复睹矣。《伤寒论》十卷，温病副之，想已遗亡过半。王叔和搜罗遗稿，编为序例，或得之传写，或得之口授，或得之断简残编，使三百九十七法，一百一十三方，流播人间，传之奕祀[①]不为无功。惜其杂以己意，以温病为伏寒暴寒，妄立四变搀入《伤寒论》中，以致无人不以温病为伤寒，无人不以伤寒方治温病，混淆不清，贻害无穷，将经论亦不足传信于世，此其罪有不容逭[②]矣。

自晋以来，千百余年，以伤寒名家发明其论者，不可以数纪。其尤者，如庞安常、许叔微、韩祇和、王海藏、赵嗣真、张璧、王实、吴绶、汪机，与林氏校正、成氏诠注、朱氏《活人书》、陶氏《六书》《景岳全书》、王氏《准绳》，其于冬月正伤寒，各能援古准今，自成一家，无可拟议。道及温病，无一人不崇信叔和，先传后经，一字不能辨别，附会支离，相沿到今，故《尚论篇》曰：自晋以后之谈温病者，皆伪学也。惟刘河间《直格》、王安道《溯洄》，以温病与伤寒为时不一，温清不同治方，差强人意。然于温病所以然之故，卒未能阐发到底，使人见真守定，暨[3]于临证，终属惝恍[4]，何以拯危殆而济安全。一日读《温疫论》，至伤寒得天地之常气，温病得天地之杂气，而心目为之一开；又读《缵论》，至伤寒自气分而传入血分，温病由血分而发出气分，不禁抚卷流连，豁然大悟。因绎经论《平脉篇》，有曰：清邪中于上焦，浊邪中于下焦；又曰：清邪中上曰洁，浊邪中下曰浑，清邪、浊邪便是杂气，中上中下便是血分。热淫于内，故经用刺穴之法，断非伤寒常气，外感气分所有事。乃论杂气伏郁血分，为温病所从出之源，变证之总。所为[5]赤文绿字[6]，开天辟地之宝符，岂叔和序例之造言，与百家剿说[7]雷同之所可比哉。呜乎！千古疑案，两言决矣。于是集群言之粹，择千失之得，零星采辑，参以管见，著《寒温条辨》九十二则，务辨出温病与伤寒另为一门，其根源、脉证、治法、方论，灿然昌明于世，不复搀入《伤寒论》中，以误后学，是则余之志也。知我罪我，何暇计乎。编次已定，撮其大要，弁于简端，夫犹祖述仲景伤寒温覆，温病刺穴之本意云尔。

乾隆四十九年岁次甲辰正月既望栗山老人杨璇书于溧水县署之槐阴轩时年七十有九

【校注】

① 奕祀：世代，代代。

② 逭（huàn）：逃避，免除。

③ 暨：及，到。

④ 惝恍：模糊；恍惚。

⑤ 为：书业德本作“谓”，可参。

⑥ 赤文绿字：传说中的类似河图的符瑞。

⑦ 剿说：抄袭别人的言论为己说。

刻伤寒瘟疫条辨序

智薄宦[①]金陵五年矣。今年夏，第三儿忽感温病，延医治之，百方不效，半月而殒。既悼儿命之不永，而益伤治温病之旧无善方也。盖自张仲景《伤寒论》冠绝古今，然未尝言治温病，非不言也，其书经兵火之余，散佚过半。厥后刘氏《直格》、王氏《溯洄》，虽亦辨伤寒温病之不同，然未能直抉其所以异之故，是以后之医者，仍以治伤寒之方治温病，而愈治愈危矣。自亡儿逝后，合署染此病者几至十人，惊弓之后，益惶迫不知所从，适明府杨公，自溧水来，出其尊甫栗山先生所著《寒温条辨》见示，其言伤寒温病之别也，曰伤寒得天地之常气，风寒外感，自气分而传入血分，温病得天地之杂气，邪毒内入，由血分而发出气分。又曰：伤寒治法急以发表为一义，温病治法急以逐秽为第一义。又曰：伤寒不见里证，一发汗而外邪即解，温病虽有表证，一发汗而内邪愈炽。其言明白洞悉，如易牙之辨淄渑[②]，如离朱[③]之分五色，如冰炭之不同气，南北辕之不相及也，而要归仍本于仲景伤寒用温覆消散，温病用刺穴泻热之两言，盖直以其一心之精微，与古人相揖让于千载之上，每向无字句处千搜万索，钩其元微而显出之。呜呼至矣！智反复细读，旷若发矇[④]，急以其方治家人之病，无不应手而愈。呜呼！使智早见此书，儿之亡或犹可逭[⑤]，然因此书以救吾家之多人，则凡病此而获免，皆先生之赐也，先生之德其可忘耶？又据其方合药，施诸外人，凡以温病来告者，予之药无不霍然起目，踵门求药者至数十百人。因念先生是书，旷代宝书也。智于先生之德，无以为报，爰捐赀付镂木之工，以广其传，俾后之治温病者，悉据是书以治之，活人之数当过于公矣，则先生之德，岂不更大也耶？金陵医士周杓元，顷见是书，即先录副本以去，见今治温病，赫然有殽[6]，使见此书者，皆如周君之信而是式也，民生其有赖也夫！

乾隆五十年十一月朔日北平孙宏智叙

【校注】

① 薄宦：卑微的官职。

② 易牙之辨淄渑：易牙，春秋时齐国名厨。淄渑，淄水与渑水的合称，皆在今山东省，传说二水味不同，混之则难以辨别，而易牙能辨别。

③ 离朱：传说为黄帝时人，视力超常。

④ 旷若发矇：旷，空旷。矇，失明。眼前突然开阔明朗，好像失明的人忽然见物。喻头脑忽然开窍。

⑤ 逭：免除。

⑥ 殽：通“效”。

重刊寒温条辨序

粤稽[①]伏羲书卦[②]，奇偶于以判焉，阴阳于以分焉。彼丽[③]于天者，有日月；丽于地者，有水火；丽于人者，有气血。莫非阴阳对待之理，顾可习焉不察哉。夫医之为道无穷，其理靡罄[④]，而其要则莫切于分阴阳。虽疾有千般，症有万状，而伤寒与温病，则阴阳之最著者也。盖伤寒阴症也，严栗[⑤]表侵，自外之内，从气分入，法在救阳。温病阳症也，怫[⑥]热里郁，由内达外，从血分出，法在救阴。固昭然两大法门也，自来医书，汗牛充栋，如张长沙诸先辈，专重伤寒，吴又可诸君子，专主温病，求其伤寒与温病二书，莹然[⑦]成合璧者，渺[⑧]不可得。我朝经学昌明，名贤辈出，夏邑有杨君栗山者，以儒术而通医术，手辑寒温条辨，编成一函，实为简便，业已刊刻传世。惜其板甚远，兹有本邑卫公和泰昆玉，欲捐赀[⑨]重刊，遐迩遍布，诚寿世活人之盛举也。邦叨[⑩]入黉宫[⑪]，兼肄[⑫]轩岐，今春蒙王锡鑫[⑬]先生，赐以所辑医书，更示以要术，笔耕之暇，登门拜谒，适见案头，校对此书，深嘉其事，特赘数语，以列诸简端。

时同治八年季冬月吉旦南浦左昌邦经菴氏谨序

【校注】

① 粤稽：“粤”，助词，与“聿”“越”“曰”通用，用于句首或句中。稽，考

核。

② 伏羲书卦：伏羲是我国古籍中记载的最早的王之一，传说他始画八卦。

③ 丽：附着。

④ 靡（mǐ 迷）罄：没有穷尽，无；罄，穷，尽。

⑤ 栗：通“凓”。寒、凉。

⑥ 怫（fú 弗）：郁也。

⑦ 莹然：形容通达，透彻。

⑧ 渺：无，空。

⑨ 赀（zī 资）：同“资”。

⑩ 叨：谦辞，叨位，忝居。

⑪ 黉（hóng 红）宫：学校。

⑫ 肄（yì 义）：学习。

⑬ 王锡鑫（1808—1889）：清代医家。名文选，字锡鑫，医术益精，壮年即有医名。著有《活人心法》《亚拙医鉴》《寿世医鉴》等。

卷一

治病须知大运辨

天以阴阳而运六气，须知有大运，有小运，小则逐岁而更，大则六十年而易。大小有不合，大运于阳岁，位居阴，是阳中之阴，犹夏日之亥子时也；大运于阴岁，位居阳，是阴中之阳，犹冬日之巳午刻也。民病之应乎运气，在大不在小，不可拘小运，遗其本而专事其末也。譬之子平[①]，以运为主，流年[②]利钝[③]，安能移其大局乎！病而与大小俱合，无论矣。有于大运则合，岁气相违者，自从其大而略变其间也，此常理也。有于小则合，于大相违，更有于大运岁气俱违者，偶尔之变，亦当因其变而变应之，如冬温夏凉，怪病百[④]出，俱不可以常理论也。总以大运为主，不以岁气纷更[⑤]，强合乎证。又不设成见于中，惟证为的，与司天不合而自合，庶乎其近道矣。若概谓必先岁气，毋伐天和，似非世则之言。尝稽[⑥]东垣李氏，一以补中为主；丹溪朱氏，一以滋阴为重；戴人张氏，一以荡涤为先，皆能表表[⑦]于世。总得挈领提纲，故合一本万殊之妙。否[⑧]则当年岂无岁气，而必各取其一耶。再以痘疹言之，有抱[⑨]要于保元，有独取于辛温，有得意于清泻，是亦治痘之名手，何不见有逐年之分别耶？要知大运之使然，非三氏之偏僻也。如曰偏僻，则当年各操其一以应世，何以得各擅其胜乎？后学不明其故，各效其一而不通变。亦有畏其偏僻，而第[⑩]据证按时，侈[⑪]谈岁气，以示高卓，皆不知循环之大运者也。余留心此道，年近四旬，乡闱已经七因[⑫]，肇于乾隆九年甲子，犹及谢事[⑬]。寒水大运，证多阴寒，治多温补，纵有毒火之证，亦属强弩之末。自兹已后，而阳火之证渐渐多矣，向温补宜重者变而从轻，清泻宜轻者变而从重。迨[14]及甲戌乙亥，所宜重泻者，虽极清极解而亦弗验矣，势必荡涤而元枭之势始杀。至甲申乙酉，荡涤之法向施于初病者，多有首尾而难免者矣。历年已来，居然成一定局。间有温补者，什一千百而已，是大运转于相火矣。凡时行之气，如正伤寒与冬温、风温、暑温、湿温[15]、秋温、飧泻、痎疟、燥咳、吐痢、霍乱，并男妇小儿一切诸证及痘疹，民病火病十八九，何况温病，从无阴证，得天地疵疠旱潦之气，其流毒更甚于六淫，又岂寒水司大运者之所可同年语哉。自古运气靡常，纯驳无定，病故变态靡常，补泻无定，今之非昔，可知后之非今，先圣后圣，其揆[16]一也，易地则皆然矣，任胸臆者，断断不能仿佛。余于当事，时怀冰兢[17]，惟恐偏僻致误，庶几屡经屡验，差可自信，亦有莫挽者，明知其逆不必治，不过热肠所迫耳。

脉义辨

脉义辨引

伤寒温病不识脉，如无目冥行，动辄颠陨[18]。夫脉者，气血之神也，邪正之鉴也。呼吸微茫间，死生关头，若能验证分明，指下了然，岂有差错耶。伤寒脉法，与杂证自是不同，而温病脉法，与伤寒更是大异。今将长沙[19]、《内经》脉法揭于前，继以陶氏浮中沉三诊脉法，又继以温病与伤寒不同诊脉法，诚能洞晰于此，其于治疗也庶几乎。

长沙伤寒脉义

问曰：脉有阴阳，何谓也？答曰：凡脉浮、大、动、滑、数，此名阳也；沉、涩、弱、弦、微，此名阴也。阴证见阳脉者生，按：证之阴者，阴极也，脉之阳者，阳生也。阴证阳脉真阴证也，阳生则阴长，故曰生。如厥阴下利，手足厥逆，脉数，微热汗出，令自愈是也。若脉不数而紧，则死矣。阳证见阴脉者死。河间注云：脉近于绝故也。《类经》注云：证之阳者，假实也；脉之阴者，真虚也。阳证阴脉，即阴证也。按：注既曰假实，知非真阳。既曰真虚，知为真阴。此假阳证，真阴脉，直是阴证似阳也，故注曰即阴证也。若火闭而伏，以致脉沉细脱，此真阳证假阴脉，乃是阳证似阴也，非阴证也。辨[20]之不明，生死反掌。【批：畏斋曰：仲景阳证见阴脉一语，不知糊涂了多少公，得此训话，发人猛醒。】

寸口脉微，名曰阳不足。阴气上入于阳中，则洒淅恶寒也。尺脉弱，名曰阴不足。阳气下陷入阴中，则发热也。阳脉浮[21]阴脉弱者，则血虚。血虚则筋急也。其脉弱[22]者，营气之微也。其脉浮而汗出如流珠者，卫气之衰也。按：阳脉浮，其脉浮之二“浮”字，应是二“濡”字，若是“浮”字，则与卫衰汗出如流珠之义不属。其脉沉之“沉”字，应是“弱”字，若是“沉”字，则与血虚荣微之义不属。悉宜改之。

寸口脉浮为在表，沉为在里，数为在腑，迟为在脏。若脉浮大者，气实血虚也。

寸口脉浮而紧，浮则为风，紧则为寒。风则伤卫，寒则伤荣。卫荣俱伤，骨节烦痛，当发其汗也。

夏月盛热，欲着复衣；冬月盛寒，欲裸其身。所以然者，阳微则恶寒，阴虚则发热也。

寸口脉浮大，而医反下之，此为大逆。浮则无血，大则为寒，寒气相搏，则为肠鸣，医乃不知，而反饮冷水，令大汗出，水得寒气，冷必相搏，其人必䭇[23]音噎。按：“令汗大出”四字，与上下文意不相连贯，当是衍文，宜删之。

诸脉浮数，当发热，而反洒淅恶寒，若有痛处，饮食如常者，当发其痈。脉数不时，则生恶疮也。

伤寒表证，欲发其汗，脉浮有力者，乃可汗之。若浮而无力，或尺脉弱涩迟细者，此真气内虚，不可汗也，汗之则死。

伤寒里证已具而欲下之，切其脉沉有力，或沉滑有力，乃可下之。若沉细无力，或浮而虚者，此真气内虚，不可下也，下之则死。

仲景治少阴病，始得之，反发热，脉沉者，麻黄附子细辛汤主之。此太阳少阴之两感也。有太阳之表热，故用麻黄；有少阴之脉沉，故用附子、细辛，发表温里并行。此证治之奇，脉法之奥，故《内经》曰：微妙在脉，不可不察也。

《内经》脉义

《内经》曰：脉至而从，按之不鼓，诸阳皆然。王太仆[24]注曰：言病热而脉数，按之不鼓动于指下者，此阴盛格阳而致之，非热也。又曰：脉至而从，按之鼓甚而盛也。王太仆注曰：言病证似寒，按之而脉气鼓动指下而盛者，此阳甚格阴而致之，非寒也。东垣治一伤寒，目赤面赤，烦渴引饮，脉息七八至，按之不鼓，此阴盛格阳于外，非热也。用干姜附子汤加人参，数服得汗而愈，亦治法之奇妙也。大抵诊脉之要，全在沉脉中分虚实。如轻手按之脉来得大，重按则无者，乃无根蒂之脉，为散脉，此虚极而元气将脱也。切不可发表攻里，如误治之则死，须人参大剂煎饮之。以上所言，乃脉证治例之妙，水火征兆之微，阴阳倚伏之理，要当穷究其指[25]趣，不可轻易而起切之也。

陶氏伤寒三诊脉义

浮诊法：以手轻按于皮肤之上，切其浮脉之来，以察表里之虚实。尺寸俱浮者，太阳也。浮而紧者为寒在表，浮而数者为热在表。以脉中有力为有神，可汗之；浮而缓者为风在表，可解之，不可汗。浮而无力为虚为无神，不可汗。凡尺脉浮，寸脉浮，俱有力，可汗。若尺脉迟弱者，此真气不足，不可汗也。浮大有力，为实为热，可汗之。浮大无力，为虚为散，不可汗也。浮而长，太阳合阳明。浮而弦，太阳合少阳。凡脉浮主表，不可攻里也。

中诊法：以手不轻不重，按至肌肉之分而切之，以察阳明、少阳二经之脉也。尺寸俱长者，阳明也，浮长有力则兼太阳，表未解也，无汗者宜发汗。长而大有力为热，当解肌。长而数有力为热甚，当平热也。长洪、长滑有力，此胃中实热，可攻之也。尺寸俱弦者，少阳也，宜和之，浮弦有力兼太阳，表未解也，可发汗。弦洪、弦长、弦数、弦滑有力为热甚，宜清解之。弦迟、弦小、弦微皆内虚有寒，宜温之也。凡弦脉只可和，不可汗、下，不可利小便也。

沉诊法：重手按至筋骨之分而切之，以察里证之虚实也。尺寸俱沉细者太阴也，俱沉者少阴也，俱沉弦者厥阴也。沉疾、沉滑、沉实为有力有神，为阳盛阴微，急宜滋阴以退阳也。沉迟、沉细、沉微为无力无神，为阴盛阳微，急宜生脉以回阳也。大抵沉诊之脉，最为紧关之要，以决阴阳寒热，用药死生在毫发之间。脉中有力为有神，为可治。脉中无力为无神，为难治。用药宜守而不宜攻。宜补而不宜泻也。

温病与伤寒不同诊脉义诸书未载

凡温病脉不浮不沉，中按洪、长、滑、数，右手反盛于左手，总由怫热郁滞脉结于中故也。若左手脉盛，或浮而紧，自是感冒风寒之病，非温病也。

凡温病脉，怫热在中，多见于肌肉之分而不甚浮，若热郁少阴，则脉沉伏欲绝，非阴脉也，阳邪闭脉也。

凡伤寒自外之内，从气分入，始病发热恶寒，一二日不作烦渴，脉多浮紧，不传三阴，脉不见沉。温病由内达外，从血分出，始病不恶寒而发热，一热即口燥咽干而渴，脉多洪滑，甚则沉伏，此发表清里之所以异也。

凡浮诊、中诊，浮大有力，浮长有力，伤寒得此脉，自当发汗，此麻黄、桂枝证也。温病始发，虽有此脉，切不可发汗，乃白虎、泻心汤证也。死生关头，全于此分[26]。

凡温病，内外有热，其脉沉伏，不洪不数，但指下沉涩而小急，断不可误为虚寒。若以辛温之药治之，是益其热也。所以伤寒多从脉，温病多从证。盖伤寒风寒外入，循经传也；温病拂[27]热内炽，溢于经也。

凡伤寒，始本太阳，发热头痛，而脉反沉者，虽曰太阳，实见少阴之脉，故用四逆汤温之。若温病始发，未尝不发热头痛，而见脉沉涩而小急。此伏热之毒[28]滞于少阴，不能发出阳分，所以身大热而四肢不热者，此名厥。正杂气怫郁，火邪闭脉而伏也，急以咸寒大苦之味，大清大泻之。断不可误为伤寒太阳始病反见少阴脉沉，而用四逆汤温之，温之则坏事矣。【批：于脉中即见得异，此发前人所未到之旨也。】又不可误为伤寒阳厥，慎不可下而用四逆散和之，和之则病甚矣。盖热郁亢闭，阳气不能交接于四肢，故脉沉而涩，甚至六脉俱绝，此脉厥也。手足逆冷，甚至通身冰凉，此体厥也。即仲景所谓阳厥，厥浅热亦浅，厥深热亦深是也。下之断不可迟，非见真守定，通权达变者，不足以语此。【批：此段议论，乃千古特识，患温者，从此不冤矣。俗医何曾梦见。】

凡温病，脉中诊洪、长、滑、数者轻，重则脉沉，甚则闭绝。此辨温病与伤寒脉浮脉沉异治之要诀也。

凡温病，脉洪长滑数，兼缓者易治，兼弦者难治。

凡温病，脉沉涩小急，四肢厥逆，通身如冰者危。

凡温病，脉两手闭绝，或一手闭绝者危。

凡温病，脉沉涩而微，状如渥漏[29]者死。

凡温病，脉浮大而散，状若釜沸者死。

按：伤寒温病必须诊脉施治。有脉与证相应者，则易于识别，若脉与证不相应，却宜审察缓急，或该从脉，或该从证，务要脉证两得。即如表证脉不浮者，可汗而解；里证脉不沉者，可下而解。以邪气微，不能牵引，抑郁正气，故脉不应。下利，脉实，有病愈者，但得证减[30]，复有实脉，乃天年脉也。又脉法之辨，以洪滑者为阳为实，以微弱者为阴为虚，不待问也。然仲景曰：若脉浮大者，气实血虚也。《内经》曰：脉大四倍以上为关格，皆为真虚。陶氏曰：不论浮沉大小，但指下无力，重按全无，便是阴脉。此洪滑之未必尽为阳也、实也。景岳[31]曰：其脉如有如无，附骨乃见，沉微细脱，乃阴阳潜伏[32]闭塞之候。陶氏曰：凡内外有热，其脉沉伏，不洪不滑[33]，指下沉涩而小急，是为伏热，此微弱之未必尽为阴也、虚也。夫脉原不可一途而取，须以神气、形色、声音、证候彼此相参，以决死生安危，方为尽善。所以古人[34]望闻问切四者缺一不可。【批：脉证两得，此治病之大关键也，业医者深宜留心[35]。】

伤寒脉证辨

太阳经病，头顶痛，腰脊强，身痛，发热恶寒，恶风，脉浮紧，以太阳经脉由脊背连风府，至颠鼎[36]，故为此证。此三阳之表也。仲景曰：大汗后，身热愈甚者，阴阳交而魂魄离也。

阳明经病，身热，目痛，鼻干，不眠，脉洪而长，以阳明主肌肉，其脉挟鼻，络于目，故为此证，此三阳之里也。正阳明府病，由表传里，由经入府也。邪气既深，故为潮热自汗，谵语发渴，不恶寒反恶热，揭去衣被，扬手掷足，或发斑黄狂乱，五六日不大便，脉滑而实，此实热已传于内，乃可下之。若脉弱无神，又当详辨[37]。

少阳经病，往来寒热，胸胁满痛，默默不欲食，心烦喜呕，口苦，目眩，耳聋，脉弦而数，以少阳经脉循胁肋络于耳，故为此证，此三阳三阴之间也，由此渐入三阴，故为半表半里之证。伤寒邪在三阳，但有一毫表证，总以发汗解肌为主。

太阴经病，腹满而吐，食不下，嗌干，手足自温，或自利，腹痛，不渴，脉沉而细，以太阴经脉布胃中，络于嗌，故为此证。

少阴经病，欲吐不吐，脉注胸，邪上逆。心烦，络心故烦。但欲寐，阴主静[38]。口燥舌干，自利而渴，络心故干渴。或咽痛吐利，引衣蜷卧，寒主收引故蜷卧。其脉沉，以少阴经脉贯肾，络于肺，系舌本，故为此证。

厥阴经病，烦满囊缩，脉循阴器。消渴，子盛则母虚，故肾水消而生渴。气上撞心，心中痛热，母盛则子实，故气撞心而痛热。饥不欲食，食即吐蛔，木邪则土受伤。下之利不止，脉沉而弦，以厥阴经脉循阴器，络于肝，故为此证。

按：伤寒自外之内，脉证一定，而传变无常，但不可拘[39]于日数，泥于次序。《内经》次第言之者，以发明其理耳[40]。大抵太阳表证居多，然岂无初病径犯阳明者？岂无发于太阳即少阴受之者？岂无太阳热郁以次而传三阴者？岂无太阳止传阳明、少阳而不传三阴者？所以[41]仲景有云：日数虽多，有表证即宜汗；日数虽少，有里证即宜下。【批：仍从《伤寒论》中看出，温病得于杂气，与伤寒外感风寒不同，是读书得间[42]处。】此二句语活而义广，治伤寒之良法也。

温病脉证辨

《伤寒论·平脉篇》[43]曰：寸口脉阴阳俱紧者，法当清邪中于上焦，浊邪中于下焦，清邪中上名曰洁也，浊邪中下名曰浑也。阴中于邪，必内慄也。慄，竦缩也。按：《经》曰清邪、曰浊邪，明非风、寒、暑、湿、燥、火六气之邪也。另为一种，乃天地之杂气也。种种恶秽，上混空明清静[44]之气，下败水土污浊之气，人受之，故上曰洁，下曰浑，中必内慄也。【旁批：栗山曰：此段乃温病脉证根源也，虽未明言温病，其词意与伤寒绝不相干。《温疫论》以温病得于杂气，《缵论》以温病由血分出，观此益[45]信。】

玩篇中此四十六字，全非伤寒脉证所有事，乃论温病所从入之门，变证之总，所谓赤文绿字，开天辟地之宝符，人未之识耳。大意谓人之鼻气通于天，如毒雾烟瘴谓之清邪，是杂气之浮而上者。从鼻息而上入于阳，而阳分受伤，【旁批：经云：清邪中上焦是也。】久则发热、头肿、项强、颈挛，与俗称大头温、蝦蟆温之说符也。人之口气通于地，如水土物产化为浊邪，是杂气之沉而下者，从口舌而下入于阴，而阴分受伤，【旁批：经云，浊邪中下焦是也。】久则脐筑[46]湫痛，呕泻腹鸣，足膝厥逆，便清下重，与俗称绞肠温、软脚温之说符也。然从鼻从口所入之邪，必先注中焦，分布上下，故中焦受邪，【旁批：经云：阴中于邪是也。】则清浊相干，气滞血凝不流，其酿变即现中焦，与俗称瓜瓤温、疙瘩温，阳毒、阴毒之说符也。此三焦定位之邪也。【批：奇想天开，妙有至理，温病之来历，从此复明于世矣。】气口脉盛属内伤，洪长滑数，阴阳搏[47]激曰紧。若三焦邪溷为一，则怫郁熏蒸，口烂蚀断，卫气通者，游行经络脏腑，则为痈脓。荣气通者，嚏出声唱[48]咽塞，热壅不行，则下血如豚肝，如屋漏，然以荣卫渐通，犹非危候。若上焦之阳，下焦之阴，两不相交，则脾气于[49]中难运，斯五液注下，而生气几绝矣。《缵论》所谓伤寒自气分传入血分，温病由血分发出气分，铁案[50]不移。伤寒得天地之常气，先行身之背，次行身之前，次行身之侧，自皮肤传经络，受病于气分，故感而即动。认真脉证治法，急以发表为第一义，入里则不消矣，未有温覆而当不消散者，何至传入血分，变证百出哉？河间以伤寒为杂病，温病为大病，信然。盖温病得天地之杂气，由口鼻入，直行中焦，流布三焦，散慢[51]不收，去而复合，受病于血分，故积[52]久而发。亦有因外感，或饥饱劳碌，或焦思气恼触动而发者。一发则邪气充斥奔迫，上行极而下，下行极而上。即脉闭体厥。从无阴证，皆毒火也。与伤寒外感，与治伤寒温散，何相干涉？【批：伤寒以脉为主，温病以证为主。】奈何千年愦愦[53]，混为一病，试折衷于经论，宁不涣然冰释哉。治法急以逐秽为第一义。上焦如雾，升而逐之，兼以解毒；中焦如沤，疏而逐之，兼以解毒；下焦如渎，决而逐之，兼以解毒。恶秽既通，乘势追拔，勿使潜滋。所以温病非泻则清，非清则泻，原无多方，时其轻重缓急而救之，或该从证，或该从脉，切勿造次。【旁批：此段明[54]言温病治法与伤寒不同。】

《伤寒论》曰：凡治温病可刺五十九穴。

成注[55]：以泻诸经之温热，谓泻诸阳之热逆，泻胸中之热，泻胃中之热，泻四肢之热，泻五藏之热也。

按：温病脉，《经》曰：寸口脉阴阳俱紧，与伤寒脉浮紧、浮缓不同。温病证，《经》曰：中上焦，中下焦，阴中邪，升降散、增损双解散主方也。与伤寒证，行身背、行身前、行身侧不同。温病治法，《经》曰：刺五十九穴，与伤寒治法温覆发散不同。非以温病，虽有表证，实无表邪，明示不可汗耶。独是河间以伤寒为杂病，三百九十七法，一百一十三方，至详且悉。温病为大病，岂反无方论治法乎？噫，兵燹散亡，传写多讹，错简亦复不少，承讹袭谬，积习相沿，迄今千余年矣。名手林立，方书充栋，未有不令发汗之说。余一人以管窥之见，而欲革故洗新，使之从风，亦知其难。然而孰得孰失，何去何从，必有能辨之者。

温病与伤寒根源辨

西汉[56]张仲景著《卒病伤寒论》十六卷，当世兆民赖以生全。至晋代，不过两朝相隔，共《卒病论》六卷已不可复靓[57]，即《伤寒论》十卷，想亦劫火之余，仅得之读者之口授，其中不无残阙失次，赖有三百九十七法，一百一十三方之名目，可为校正。而温病失传，王叔和搜讨成书，附以已意，指[58]为伏寒，插入异气，似近理而弥乱真。其《序例》有曰：冬时严寒杀厉之气，中而即病者为伤寒，中而不即病，寒毒藏于肌肤，至春变为温病，至夏变为暑病。

成无已注云：先夏至为温病，后夏至为暑病，温暑之病本于伤寒而得之。由斯以谈，温病与伤寒同一根源也，又何怪乎？后人治温病，皆以伤寒方论治之也。殊不知温病另为一种，非寒毒藏至春夏变也。自叔和即病不即病之论定，而后世名家方附会之不暇，谁敢辨之乎！余为拨片云之翳，以着白昼之光，夫严寒中人倾刻即变，轻则感冒，重则伤寒，非若春夏秋风暑湿燥所伤之可缓也。即感冒一证之最轻者，尚尔头痛身痛，发热恶寒，四肢拘急，鼻塞痰喘，当即为病，不能容隐。今为严寒杀厉所中，反能藏伏，过时而变，谁其信之？更问何等中而即病？何等中而不即病？何等中而即病者，头痛如破，身痛如杖，恶寒项强，发热如炙，或喘或呕，烦躁不宁，甚则发痉，六脉如弦，浮紧洪数，传变不可胜言，失治乃至伤生？何等中而不即病者，感则一毫不觉，既而挨至春夏，当其已中之后，未发之前，神气声色不变，饮食起居如常，其已发之证，势更烈于伤寒？况风寒侵入，未有不由肌表而入，所伤皆同荣卫，所中均系严寒。一者何其灵敏，感而遂通，一者何其痴呆，寂然不动，一木而枝殊，同源而流异，此必无之事，历来名[59]家无不奉之为祖，所谓千古疑城，莫此难破。然而孰得孰失，何去何从，芸夫牧竖[60]亦能辨[61]之。【批：人皆知仲景之法自叔和而明，不知亦自叔和而晦，温病之坏始此矣。后贤先传，后经附会阐发，为叔和功臣，非仲景功臣也。兹欲溯仲景之渊微，必先破叔和藩篱。譬诸五谷虽为食宝，设各为区别，一概混种混收，鲜不贻耕者食者之困矣。】再问何等寒毒藏于肌肤？夫肌为肌表，肤为皮之浅者，其间一毫一窍，无非荣卫经行所摄之地，即偶尔脱衣换帽所冒些小风寒，当时而嚏，尚不能稽留，何况严寒杀厉之气，且藏于皮肤最浅之处，反能容忍至春，更历春至夏发耶！此固不待辩而自謳[62]矣。栗山曰：予颇明读书之利害，王[63]安石遵信《周礼》，何如前人蹈弊。医虽小道，是乃仁术也，所以辨之亲切恳至乃尔。乃又曰：须知毒烈之气，留在何经而发何病，前后不答，非故自相矛盾，其意实欲为异气四变，作开山祖师也。后人孰知其为一场懵懂[64]乎。予岂好辩哉，予不得已也。【批：此曰[65]毒烈之气留在何经而发何病，却是正论，却是翻自己的案。可知中而不即病，寒毒藏于肌肤之说，于理大谬矣，质之叔和，何辞以对。】凡治伤寒大法，要在表里分明，未入于腑者，邪在表也，可汗而已；已入于腑者，邪在里也，可下而已。若夫温病，果系寒毒藏于肌肤，延至春夏犹发于表，用药不离辛温，邪气还从汗解，令后世治温病者，仍执肌肤在表之寒毒，一投发散，非徒无益而又害之。且夫世之凶厉大病，死生人在反掌间者，尽属温病，发于冬月正伤寒者，千百一二，而方书混同立论，毫无分别。总由王叔和序《伤寒论》于散亡之余，将温病一门失于编入，指为伏寒异气，妄立温疟、风温、温毒、温疫四变，插入《伤寒论》中混而为一，共证治非徒大坏而将泯焉。后之学者，殆自是而无所寻逐也已。余于此道中，已三折其肱矣，兼以阅历之久，实见得根源所出。【批：南山可移，此案[66]必不可动。】伤寒得天地之常气，风寒外感，自气分而传入血分，温病得天地之杂气，邪毒内入，由血分而发出气分。常气、杂气之说，出自《温疫论》；气分、血分之说，出自《缵论》，皆是千古特识。本此以辨温病与伤寒异，辨治温病与治伤寒异，非杜撰也。一彼一此，乃风马牛不相及也，何以言之？常气者，风寒暑湿燥火，天地四时错行之六气也；杂气者，非风非寒非暑非湿非燥非火，天地间另为一种，偶[67]荒旱潦疵疠烟瘴[68]毒气也。故常气受病，在表浅而易；杂气受病，在里深而难。【批：《温疫论》杂气一语，开温病无穷之法门，《缵论》血分一语，开温病无穷之方论。乡外人家见有发热头痛谵语者，大家惊恐呼为杂疾，此却适中病根，习而不察者吾辈也。】就令如《序例》所云，寒毒藏于肌肤，至春夏变为温病暑病，亦寒毒之自变为温，自变为暑耳。还是冬来常气，亦犹冬伤于寒，春必病温之说，于杂气何与？千古流弊，只缘人不知疵疠旱潦之杂气而为温病，遂与伤寒视而为一病，不分两治。余固[69]不辞谫陋[70]，条分缕晰，将温病与伤寒辨明，各有病原，各有脉息，各有证候，各有治法，各有方论。令医家早为曲突徙薪之计，庶不至焦头烂额耳。

或问《内经》曰：冬伤于寒，春必病温。【批：引经一语道破。】余曰：冬伤于寒，谓人当冬时受寒气也。春必病温，谓人至来春必病热也。亦犹《经》曰：人之伤于寒也，则为病热云尔。东垣云：其所以不病于冬，而病于春者，以寒水居卯之分，方得其权，大寒之令复行于春，开发腠理，少阴不藏，辛苦之人，阳气外泄，谁为鼓舞，阴精内枯，谁为滋养，生化之源已绝，身之所存者热也。故《内经》又云：冬不藏精，春必病温。此水衰火旺，来春其病未有不发热者，于温病何与？温病者，疵疠之杂气，非冬来之常气也。肾虚人易为杂气所侵则有之，非谓伤于寒则为温病也。经何以不曰温病，而必曰病温？盖温者热之始，热者温之终也。岂诸家所谓温病者乎？特辨以正前人注释之谬。【批：辨的精细。】

温病与伤寒治法辨

读仲景书，一字一句都有精义，后人之千方万论，再不能出其范围，余又何辩乎？盖仍本之仲景矣。《伤寒论》曰：凡伤寒之为病，多从风寒得之。风属阳，寒属阴，然风送寒来，寒随风入，本为同气，故寒之浅者即为伤风，风之深者即为伤寒，故曰伤寒从风寒得之。始因表中风寒，入里则不消矣，未有温覆而当不消散者。成氏注：风寒初客于皮肤，便投[71]汤药，温覆发散而当，则无不消散之邪，此论伤寒治法也。其用药自是麻黄、桂枝、大小青龙一派。【批：仍从《伤寒论》中看出，温病治法与伤寒不同，是读书得间处。】《伤寒论》曰：凡治温病，可刺五十九穴。成氏注：以泻诸经之温热，谓泻诸阳之热逆，泻胸中之热，泻胃中之热，泻四肢之热，泻五藏之热也。此论温病治法也，若用药当是白虎、泻心、【批：泻心者，大黄黄连泻心汤也。】大柴胡、三承气一派。末又曰：此以前是伤寒温病证候也，详仲景两条治法，于伤寒则用温覆消散，于温病则用刺穴泻热，温病与伤寒异治判若两冰炭如此。信乎仲景治温病必别有方论。【批：看仲景治法，温病与伤寒原是两门，惜经兵火之余，散亡不传耳，此段接[72]上生下。】呜呼！历年久远，兵燹散亡。王叔和指为伏寒，插入异气，后之名公，尊信附会，沿习耳闻，遂将温病为伤寒，混同论治，或以白虎、承气治伤寒，或以麻黄、桂枝治温病，或以为麻黄、桂枝今时难用，或以为温病春用麻黄、桂枝须加黄芩，夏用麻黄、桂枝须加石膏，或于温病知用白虎、泻心、承气，而不敢用麻黄、桂枝、青龙者，但昧于所以然之故，【批：所以然之故，乃得于杂气也，自血分发出气分也。】温病与伤寒异治处总未洞晰。惟王氏《溯洄》[73]著有“伤寒立法考”“温病热病说”，其治法较若列眉，千年长夜忽遇灯炬，何幸如之。惜其不知温病中于杂气，而于严寒中而不即病，至春夏变为温暑之谬说一样糊涂，以为证治与伤寒异，病原与伤寒同，而未免小视轻忽之也。刘氏《直格[74]》以伤寒为杂病，以温病为大病，特制双解散、凉膈散、三黄石膏汤，为治温病主方，其见高出千古，深得长沙不传之秘。惜其知温病中于杂气，而于伤寒未传阴证，温病从无阴证之治法，无所发明。庸工不能解其理，不善用其方，而猥[75]以寒凉摈[76]斥之也。诸家混淆不清，而二公亦千虑之失也。【批：王、刘二公，分辨温病与伤寒异治，是千古特识，但不知温病为杂气也。因此为辨明以补王、刘所未及，见得真，守得定，老吏断狱，铁案[77]不移，二公当亦心折。二公唯不知温病为杂气，虽治分二门，其[78]实不敢尽变叔和《序例》伏寒、暴寒之说，所以三黄石膏汤、双解散内仍用麻黄，披枝见根，溯流穷源，公于此乃点出金刚眼睛矣。本平脉篇中两次申明，不厌重复，正是婆心恳至处。】余于此道中，抱膝长吟，细玩《伤寒论·平脉篇》[79]曰：清邪中上焦，浊邪中下焦。阴中于邪等语，始翻然顿悟曰：此非伤寒外感常气所有事，乃杂气由口鼻入三焦，怫郁内炽，温病之所由来也。因此以辨温病与伤寒异，辨治温病与治伤寒异，为大关键。故多采王刘二公之论。并《缵论》[80]《绪论》[81]《温疫论》《尚论篇》[82]，及诸前辈方论。但有一条一段不悖于是者，无不零星凑合，以发挥仲景伤寒温覆消散，温病刺穴泻热之意，或去其所太过，或补其所不及，或衍其所未畅，实多苦心云。

行邪伏邪辨

凡邪所客，有行邪，有伏邪，故治法有难有易，取效有迟有速。行邪如冬月正伤寒，风寒为病自外之内，有循经而传者，有越经而传者，有传一二经而止者，有传尽六经不罢者，有始终只在一经而不传者，有从阳经传阴经为热证者，亦有变为寒证者，有直中阴经为寒证者。正如行人经由某地，本无根蒂，因其漂浮之势，病形虽乱，若果在经，一汗而解；若果在胃，一下而愈；若果属寒，一于温补；若果传变无常，随经治之，有证可凭，药到便能获效。所谓得天地之常气，风寒外感，自气分传入血分者是也。先伏而后行者，温病也，无形无声者，难言矣。毒雾之来也无端，烟瘴之出也无时，湿热熏蒸之恶秽，无穷无数，兼以饿殍[83]在野，胔骼[84]之掩埋不厚，甚有死尸连床，魄汗之淋漓自充，遂使一切不正之气，升降流行于上下之间，人在气交中无可以逃避。虽童男室女，以无漏之体，富贵丰亨，以幽闲之志，且不能不共相残染，而辛苦之人可知矣，而贫乏困顿之人又岂顾问哉！【批：杂气侵入，无论贫富强弱。说得淋漓洞快，令人目开心朗。】语云：大兵之后，必有大荒，大荒之后，必有大疫，此天地之气数也，谁能外之。疵疠旱潦之灾，禽兽往往不免，而况人乎。所谓得天气之杂气，邪热内郁，由血分发出气分者是也。当其初病之时，不唯不能即疗其病，而病势日日加重，病家见病反增，即欲更医，医家不解其故，亦自惊疑，竟不知先时蕴蓄，邪微则病微，邪甚则病甚。病之轻重，非关于医，人之死生，全赖药石。故谚有之曰：伤寒莫治头，劳病莫治尾。若果是伤寒，初受肌表，不过浮邪在经，一汗可解，何难之有？不知盖指温病而言也。要其所以难者，总因古今医家，积习相沿，俱以温病为伤寒，俱以伤寒方治温病，致令温魂疫魄含冤地下。诚能分晰明白，看成两样脉证，两样治法，识得常气杂气，表里寒热，再详气分血分，内外轻重，自迎刃而解，何至杀人耶！虽曰温病怪证奇出，如飙举蜂涌，势不可遏，其实不过专主上中下焦，毒火深重，非若伤寒外感，传变无常，用药且无多方，见效捷如影响，按法治之，自无殒命之理。至于死而复苏，病后调理，实实虚虚之间，用药却宜斟酌，妙算不能预定，凡此但可为知者道也。若夫久病枯槁，酒色耗竭，耆[85]老风烛[86]，已入四损不可正治之条，又不可同年而语。

证候辨

或曰：子辨温病与伤寒，有云[87]壤之别，今用白虎、泻心、承气、抵当，皆伤寒方也，既同其方，必同其证，子何言之异也？余曰：伤寒初起，必有感冒之因，冬月烈风严寒，虽属天地之常气，但人或单衣风露，或强力入水，或临风脱衣，或当檐沐浴，或道路冲寒，自觉肌肉粟起，既而四肢拘急，头痛发热，恶寒恶风，脉缓有汗为中风，脉紧无汗为伤寒，或失治，或误治，以致变证蜂起。温病初起，原无感冒之因，天地之杂气，无形无声，气交流行，由口鼻入三焦，人自不觉耳，不比风寒感人，一着即病，及其郁久而发也，忽觉凛凛，以后但热而不恶寒，或因饥饱劳碌，焦思气郁，触动其邪，是促其发也。不因所触，内之郁热自发者居多。伤寒之邪，自外传内；温病之邪，由内达外。伤寒多表证，初病发热头痛，未即口燥咽干；温病皆里证，一发即口燥咽干，未尝不发热头痛。伤寒外邪，一汗而解；温病伏邪，虽汗不解，病且加重。伤寒解以发汗，温病解以战汗。伤寒汗解在前，温病汗解在后。鲜薄荷连根捣，取自然汁服之，能散一切风毒。伤寒投剂，可使立汗，温病下后，里清表透，不汗自愈，终有得汗而解者。伤寒感邪在经，以经传经；温病伏邪在内，内溢于经。伤寒感发甚暴，温病多有淹缠。三五七日忽然加重，亦有发之甚暴者。伤寒不传染于人，温病多传染于人。伤寒多感太阳，温病多起阳明。伤寒以发表为先，温病以清里为主，各有证候，种种不同。其所同者，伤寒温病皆致胃实，故用白虎、承气等方清热导滞，后一节治法亦无大异，不得谓里证同而表证亦同耳。

寒热为治病大纲领辨

客有过而问之者曰：闻子著《寒温条辨》，将发明伤寒乎，抑发明温病也？特念无论伤寒温病，未有不发于寒热者，先贤之治法，有以为热者，有以为寒者，有以为寒热之错出者，此为治病大纲领，盍[88]为我条分而辩论焉。余曰：愿受教。客曰：《内经》云：热病者，伤寒之类也。人之伤于寒也，则为病热。未入于腑者，可汗而已；已入于腑者，可下而已。三阳三阴，五脏六腑皆受病，荣卫不行，脏腑不通，则死矣。又曰：其未满三日者，可汗而已；其满三日者，可下而已。【批：道常尽变，说尽古今病势人情。】《内经》直言伤寒为热，而不言其有寒，仲景《伤寒论》垂一百一十三方，用桂、附、人参者八十有奇。仲景治法与《内经》不同，其故何也？余曰：上古之世，恬淡浑穆[89]，精神内守，即有伤寒，一清热而痊可，此《内经》道其常也。世不古若，人非昔比，以病有浅深，则治有轻重，气禀日趋于浅薄，故有郁热而兼有虚寒，此仲景尽其变也。客又曰：伤寒以发表为第一义，然麻黄、桂枝、大青龙每苦于热而难用，轻用则有狂躁、斑黄、衄血、亡阳之失，致成热毒坏病，故河间自制双解散、凉膈散、三黄石膏汤。【批：双解、凉膈、三黄石膏、六一顺气、大柴胡五方，有治伤寒温病之不同处，观药方辨自知。解毒承气汤，即大承气汤合黄连解毒汤；加白僵蚕、蝉蜕，去栀、柏，即泻心承气汤；加瓜蒌、半夏，即陷胸承气汤。】若麻黄、桂枝、大青龙果不宜用，仲景何以列于一百一十三方之首乎？致使学者视仲景书，欲伏焉而不敢决，欲弃焉而莫之处。夫仲景为医家立法不祧之祖，而其方难用，其故何也？余曰，伤寒以病则寒，以时则寒，其用之固宜。若用于温病，诚不免狂躁、斑黄、衄血、亡阳之失矣。辛温发散之药，仲景盖为冬月触冒风寒之常气而发之伤寒设，不为感受天地疵疠旱潦之杂气而发之温病设，仲景治温病必别有方论，今不见者，其亡之矣[90]。叔和搜采仲景旧论之散落者以成书，功莫大矣。但惜其以自己之说，杂于仲景所言之中，使玉石不分耳。温病与伤寒异治处，惟刘河间、王安道始倡其说，兼余屡验得凶厉大病，死生在数日间者，惟温病为然。而发于冬月之正伤寒者，百不一出，此河间所制双解、凉膈、三黄石膏，清泻内热之所以可用，而仲景麻黄、桂枝、大青龙，正发汗者之所以不可用也。盖冬月触冒风寒之常气而病，谓之伤寒；四时触变疵疠之杂气而病，谓之温病。由其根源之不一，故脉证不能相同，治法不可相混耳。【批：此段辨温病与伤寒之异，辨治温病与治伤寒之异，坦白[91]明亮，毫不蒙混，而笔力足以达之。】客又曰：人有伤寒初病，直中三阴，其为寒证无疑矣。又有初病三阳，本是热证，传至三阴，里实可下，止该用承气、抵当。乃间有寒证可温可补，又用理中、四逆其故何也？余曰：以初本是热证，或久病枯竭，或暴感风寒，或饮食生冷，或过为寒凉之药所攻伐，遂变成阴证，所云寒热未已，寒证复起，始为热中，末传寒中是也。且人之虚而未甚者，胃气尚能与邪搏，而为实热之证。若虚之甚者，亡阳于外，亡阴于内，上而津脱，下而液脱，不能胜其邪之伤，因之下陷，而里寒之证作矣。【批：伤寒直中三阴是寒证，若本是热证，传至三阴热证变为寒证者，王、刘亦未言及，此足补之。】热极生寒，其证多危，以气血之虚脱也。客又曰：寒热互乘，虚实错出，既闻命矣。子之治疗，果何以得其宜，《条辨》之说，可闻否乎？余曰：证治多端，难以言喻，伤寒自表传里，里证皆表证侵入于内也；温病由里达表，表证即里证浮越于外也。【批："侵入""浮越"四字，令人咀嚼不尽。】大抵病在表证，有可用麻黄、桂枝、葛根辛温发汗者，伤寒是也。有可用神解、清化、升降、芳香、辛凉、清热者，温病是也。在半表半里证，有可用小柴胡加减和解者，伤寒是也。有可用增损大柴胡、增损三黄石膏汤内外攻发[92]者，温病是也。在里证，有可用凉膈、承气咸寒攻伐者，温病与伤寒大略同，有可用理阴、补阴、温中、补中调之养之者，温病与伤寒大略同。但温病无阴证。宜温补者，即所云四损不可正治也。若夫伤寒直中三阴之真寒证，不过理中、四逆、附子、白通，一于温补之而已。至于四时交错，六气不节，以致霍乱、疟痢、吐泻、咳嗽、风温、暑温、湿温、秋温、冬温等病，感时行之气而变者，或热或寒，或寒热错出，又当观其何时何气，参酌伤寒温病之法，以意消息而治之。【批：补出寒证治法，又补出时气病治法，何等致密！】此方治之宜，大略如此。而变证之异，则有言不能传者，能知意在言表，则知所未言者矣。客又曰：子之治疗，诚无可易矣。第前辈诸名家，皆以为温暑之病本于伤寒而得之，而子独辨温病与伤寒根源异，治法异，行邪伏邪异，证候异，六经脉证异，并与时气之病异，得勿嫌于违古乎？余曰：吾人立法立言，特患不合于理，无济于世耳。果能有合于理，有济于世，虽违之庸何伤。客唯唯而退。因檃括[93]其说曰：寒热为治病大纲领辨，尚祈临病之工，务须辨明的确，或为伤寒，或为温病，再谛审其或属热，或属寒，或属寒热错出，必洞悉于胸中，然后诊脉定方，断不可偏执己见，亦不可偏信一家之谬说，庶不至于差错也。

发表为第一关节辨

伤寒，冬月感冒风寒之常气而发之病名也。温病，四时触受天地疵疠旱潦之杂气而发之病名也。根源歧出，枝分派别，病态之异，判若霄壤。窃验得凶厉大病，死生人在数日间者，尽属温病，而发于正伤寒者，未尝多见。【批：温病与伤寒异处，不厌重复言之，正是婆心恳切处。从此得解，是作书根本处。】萧万舆[94]《轩岐救正》曰：其值严冬得正伤寒者，二十年来，于千人中仅见两人，故伤寒实非大病，而温病方为大病也。从来伤寒诸籍，能辨温病与伤寒之异治者，止见刘河间、王安道两公，而病源之所以异处，亦未道具出汁浆。余宗其说而阐发之，著为《寒温条辨》。若论里证，或清或攻，或消或补，后一节治法，温病与伤寒虽曰不同，亦无大异。唯初病解表前一节治法，大有天渊之别。【批：前一节治法大异，此论发前人未发之奇。】盖伤寒感冒风寒之常气，自外而传于内，又在冬月，非辛温之药，何以开腠理而逐寒邪？此麻黄、桂枝、大青龙之所以可用也。若温病得于天地之杂气，怫热在里，由内而达于外，【批：伤寒得于常气，温病得于杂气，本又可《温疫论》，王、刘亦未言及，论温病无外感，而内之郁热自发，以补王、刘所未及。论温病证有先见表而后见里者，以补王、刘所未及。】故不恶寒而作渴，此内之郁热为重，外感为轻，兼有无外感，而内之郁热自发者，又多发在春夏，若用辛温解表，是为抱薪投火，轻者必重，重者必死。惟用辛凉苦寒，如升降、双解之剂，以开导其里热，里热除而表证自解矣。亦有先见表证而后见里证者，盖怫热自内达外，热郁腠理之时，若不用辛凉解散，则热邪不得外泄，遂还里而成可攻之证，非如伤寒从表而传里也。病之轻者，神解散、清化汤之类；病之重者，芳香饮、加味凉膈散之类，如升降散、增损双解散，尤为对证之药。故伤寒不见里证，一发汗而外邪自解。温病虽有表证，一发汗而内邪愈炽。此麻黄、桂枝、大青龙，后人用以治伤寒，未有不生者，用以治温病，未有不死者。此前一节治法，所谓大有天渊之别也。【批：伤寒发汗，温病不发汗，此着治法高于常格，异处即在此。】举世不惺[95]，误人甚众，故特表而出之，以告天下之治温病而等于伤寒者，又温病要得主脑，譬如温气充心，心经透出邪火。横行嫁祸，乘其瑕隙亏损之处，现出无穷怪状，令人无处下手，要其用药，只在泻心经之邪火为君，而馀邪自退。每见人有肾元素虚，或适逢淫欲，一值温病暴发，邪陷下焦，气道不施，以致便闭腹胀，至夜发热，以导赤、五苓全然不效，一投升降、双解而小便如注。又一隅之亏，邪乘宿损，如头风痛、腰腿痛、心痛、腹痛、痰火喘嗽、吐血、便血、崩带淋沥之类，皆可作如是观，大抵邪行如水，唯注者受之，一着温病，旧病必发，治法当先主温病，温邪退，而旧日之病不治自愈矣。不得主脑，徒治旧病，不惟无益，而坏病更烈于伤寒也。【批：此论发前人所未发，医家病家多为旧病所误。】若四损之人，又非一隅之亏者可比。伤寒要辨疑似，有如狂而似发狂者，有蓄血发黄而似湿热发黄者，有短气而似发喘者，有痞满而似结胸者，有并病而似合病者，有少阴发热而似太阳发热者，有太阳病脉沉而似少阴者，太阳少阴俱是发热脉沉细，但以头痛为太阳，头不痛为少阴辨之。头绪多端，务须辨明，如法治疗。若得汗、吐、下合度，温、清、攻[96]适宜，可收十全之功，不至传变而成坏病矣。【批：此篇论温病伤寒治法，各见精妙，而其文亦有笔有法，古致错落，忽止忽起，正如断岭连峰出没隐现，一望无际，仿佛[97]张中丞后传。】《伤寒论》中，共计坏病八十有六，故伤寒本无多病，俱是辨证不明，错误所致。如太阳治病，当以汗解，如当汗不汗，则郁热内迫而传经；如发汗太过，则经虚风袭而成痉；如不当汗而汗，则迫血妄行而成衄。大便不可轻动，动早为犯禁。当汗误下，则引邪入里，而为结胸痞气，协热下利。当下误汗，则为亡阳，下厥上竭谵语。小便不可轻利，轻利为犯禁。盖自汗而渴，为湿热内盛，故宜利。如不当利而利，必耗膀胱津液而成燥血发狂；如当利不利，必就阳明燥火而成蓄血发黄。【批：治伤寒大法，不过所云云者，妙在要认的证，才下的药，不然则纸上谈兵矣。】若夫内伤类伤寒者，用药一差，生死立判。盖内伤头痛，时痛时止，外感头痛，日夜不休。内伤之虚火上炎，时时闹[98]热，但时发时止，而夜甚于昼；外感之发热，非传里则昼夜无休息。凡若此等，俱要明辨于胸中，然后察色辨声，详证诊脉，再定方制剂，庶不至误伤人命耳。【批：补出内伤类伤寒来，治法与伤寒自是不同。】

温病非时行之气辨

春温，夏暑，秋凉，冬寒，此四时错行之序，即非其时有其气，亦属天地之常，而杂气非其类也。杂气者，非温非暑，非凉非寒，乃天地间另为一种疵疠旱潦之毒气，多起于兵荒之岁，乐岁[99]亦有之。在方隅有盛衰，在四季有多寡，此温病之所由来也。叔和《序例》有云：春应温而反大寒，夏宜暑而反大凉，秋应凉而反大热，冬应寒而反大温，非其时有其气，一岁之中，长幼之病多相似者，此则时行之气也。【旁批：栗山曰：余读《绪论》，冬月温气乘虚入里，遂至合病，而悟冬温与风温、暑温、湿温、秋温，并疟痢、咳呕、霍乱等证，皆时行之气病也。正如叔和所云，而杂气非其种耳，与温病何干。】观于此言，嘴里说得是时气，心里却当作温病，由是而天下后世之言温病者，胥[100]准诸此，而温病之实失焉矣，而时气病之实亦失焉矣。总缘人不知疵疠旱潦之杂气而为温病，抑不知时行之气，宜热而冷，宜冷而热，虽损益于其间，及其所感之病，岂能外乎四时之本气？【批：伤寒温病时气，方书皆混而一之，得此辨别明白，自可免入错误，此后人发前人未到之处者也。】假令春分后，天气应暖，偶因风雨交集，不能温暖而反大寒，所感之病，轻为感冒，重为伤寒。但春寒之气，终不若隆冬杀厉之气，投剂不无轻重之分，此为应至而不至。如秋分后适多风雨，暴寒之气先至，所感之病，大约与春寒彷彿，深秋之寒，亦不若隆冬杀厉之气为重，此为未应至而至。即冬月严寒倍常，是为至而太过，所感乃真伤寒耳。【批：可知伤寒亦时气之一耳，与温病原非一种。】设温暖倍常，是为至而不及，所感伤寒多合病并病耳，即冬温也。假令夏月，时多风雨，炎威少息，为至而不及，时多亢旱，烁石流金，为至而太过。不及亦病，太过亦病。一时霍乱吐泻、疟痢、咳嗽等项，不过因暑温而已。又若春秋俱行夏令，天地暴烈，人感受之，内外大热，舌苔口裂，腹胁胀满，头痛身痛，状类伤寒而实非伤寒，状类温病而实非温病，此即诸家所谓风温、暑温、湿温、秋温是也。按：此四证，乃时行之气所发，与温病根源不同，而怫热自内达外，与温病证治相同。余每以温病十五方，时其轻重而施之屡效。盖能涤天地疵疠之气，即能化四时不节之气，古人云，方贵明其所以然者，即此也。与冬温差近。按：冬温，即伤寒合病并病也。先解表而后攻里，以外束风寒故也，与四证不同，须明辨之。凡此四时不节之时气病，即风寒暑湿燥火之六气病，所感终不离其本源。正叔和《序例》所云云者是也，于杂气所中之温病终何与焉。误以温病为时气病者，又宁不涣然冰释哉？【批：将一切时气病说得明白坦亮，与温病毫无干涉，令人目开心明。】

按《内经》云：冬伤于寒，春必病温。谓春必病热也，非温病也。霜降后雨水前，风送寒来，寒随风入，伤寒即冬之时气也。又云：春伤于风，夏生飧泄，即春之时气也。夏伤于暑，秋必痎疟，即夏之时气也。【批：何等平易，何等切当，岂无春夏秋冬受伤当时即发者乎？不可执泥。伤非藏于肌肤可知。】秋伤于湿，湿土也，土生金则燥，冬生咳嗽，即秋之时气也。知此便知温病非时[101]气病，乃天地之杂气病也。后人多为叔和所误。

又按：喻氏谓仲景独伤寒一门立法，乃四序主病之大纲也。春夏秋三时虽不同，其外感则一，自可取伤寒之方错综用之。此亦臆断，非确论也。所伤风暑湿燥，飧泄、疟痢、咳嗽亦能杀人，何必以定冬寒为大纲，于三时不立法乎。至于包含万有，百病千方不能出其范围者，自是别具只眼。【批：说的定。】

又按：春伤风，夏伤暑，秋伤湿，冬伤寒，是人感节气之变，虚损家多为气伤也，随感随病者固多，过时而病或亦有之。若中严寒杀厉之气，即至壮之人亦必病，难言过时发矣。诸家注释四伤，皆推求太过，但只平易说去，则经旨自明，而无穿凿之患。

温病是杂气非六气辨

日月星辰，天之有象可观，水火土石，地之有形可求。昆虫草木，动植之物可见，寒暑风湿，四时之气往来可觉。至于山岚瘴气，岭南毒雾，兵凶旱潦薰蒸，咸得地之浊气，犹或可察，而唯天地之杂气，种种不一，亦犹天之有日月星辰，地之有水火土石，气交之有寒暑风湿，动植之有昆虫草木也。昆虫有龙蛇猛兽，草木有桂附巴豆，星辰罗计荧惑[102]，土石有雄硫硇信[103]，万物各有善恶，杂气亦各有优劣也。第无声无形，不睹不闻，其来也无时，其着也无方，感则一时不觉，久则蓄而能通，众人有触之者，各随其气而为诸病焉。或时众人发颐，或时众人头面浮肿，俗名大头温是也；或时众人咽痛声哑，或时众人颈筋胀大，俗名蝦蟆温是也；或时众人吐泻腹痛，或时众人斑疹疔肿，或时众人呕血暴下，俗名搅肠温、瓜瓤温是也；或时众人瘿核红肿，俗名疙瘩温是也；或时众人痿癖[104]足重，俗名软脚温是也。大抵病偏于一方，延门合户，当时适有某气专入某脏腑某经络，专发为某病，故众人之病相同，不关人之强弱，血气之盛衰。又不可以年岁四时为拘，是知气之所来无时也。或发于城市，或发于村落，他处安然无有，是知气之所着无方也。【批：情理宛然。】虽有多寡轻重不同，其实无处不有，【批：温病本杂气，在六气外，来无时，着无方，此论发千古未发之奇，启后人无穷之智，业医者宜大留心。】如瓜瓤温、疙瘩温，缓者三二日死，急者朝发夕死，在诸温中为最重者，幸而几百年来罕有之病，不可以常时并论也。至于肿头发颐、喉痹咽肿、项强反张、流火丹毒，目赤斑疹、腹痛呕泻、头痛身痛、骨痿筋搐、登高弃衣、谵语狂叫、不识人之类，其时村市中，偶有一二人患此。考其证，甚合某年某处众人所患之病，纤悉皆同，治法无二。此即当年之杂气，但目今所钟[105]不厚，所患者稀少耳，此又不可以众人无有，断为非杂气也。况杂气为病最多，然举世皆误认为六气。【批：杂气为病甚于六气，以补河间《原病式》所未及。】假如误认为风者，如大麻风、鹤膝风、历节风、老幼中风、痛风、厉风、痫风之类，概作风治未尝一验，实非风也，亦杂气之一耳；误认为火者，如疔疮发背，痈[106]毒气流注，目赤瘴翳，以及斑疹之类，概作火治，未尝一验，实非火也，亦杂气之一耳；误认为暑者，如疟痢吐泻、霍乱转筋、暴注腹痛，以及昏迷闷乱之类，概作暑治，未尝一验，实非暑也，亦杂气之一耳；至误认为湿燥寒病，可以类推。又有一切无名暴病，顷刻即亡，无因而生，无识乡愚可认为鬼祟，并皆杂气所成，从古未闻者何也？盖因来而不知，着而不觉，人唯向风寒暑湿燥火所见之气求之，而不索之于无声无形，不睹不闻之中，推察既已错认病源，处方未免误投药饵。《大易》所谓，或系之牛，行人之得，邑人之灾也。刘河间作《原病式》，百病皆原于风寒暑湿燥火六气，殊不知杂气为病更有甚于六气者。盖六气有限，现在可测，杂气为无穷，茫然不可测也。专务六气，不言杂气，乌能包括天下之病欤？此吴又可《杂气论》也，余订正之，更其名曰温病是杂气非六气辨。

杂气所伤不同辨

夫所谓杂气，虽曰天地之气，实由方土之气也。盖其气从地而起，有是气即有是病，譬如天地生万物，亦由方土之产也。但植物藉雨露而滋生，动物赖饮食而颐养，盖先有是气，然后有是物，推而广之，有无限之气，因有无限之物也。【批：杂气危害甚于六气，观物益知人矣。人特习而不察耳，至其沉潜理窟，如话家常，又非浅学所能道。】但二五之精[107]，未免生克制化，是以万物各有宜忌，宜者益而忌者损，损者制也。故万物各有所制，如猫制鼠，鼠制象之类。既知以物制物，既[108]知以气制物矣。以气制物者，如蟹得雾则死，枣得雾则枯之类，此有形之气，动植之物皆为所制也。至于无形之气，偏中于动物者，如猪温、羊温、牛马温，岂但人温而已哉。然猪病而羊不病，牛病而马不病，人病而禽兽不病，究其所伤不同，因其气各异也。知其气各异，故谓之杂气。夫物者气之化也，气者物之变也。物即是气，气即是物，知气可以制物，则知物之可以制气矣。夫物之可以制气者，药物也，如蜒蚰解蜈蚣之毒，山甲补蚁瘘之溃，此受物气之为病，是以物之气制物之气，犹或可测，至于受无形之杂气为病，莫知何物之能制矣。惟其不知何物之能制，故勉用汗、吐、下、和四法以决之耳。噫！果知以物制气，一病止用一药，又何烦用四法、君臣佐使、品味加减，分两轻重之劳，并用方投证不投证，见效不见效，生死反掌之苦哉。

杂气有盛衰辨

凶年温病盛行，所患者众，最能传染，人皆惊恐，呼为瘟疫。盖杂气所钟者盛也，以故鸡温死鸡，猪温死猪，牛马温死牛马，推之于人，何独不然！所以兵荒饥馑之岁，民多夭札，物皆疵疠，大抵春夏之交为甚，盖温暑湿热之气交结互蒸，人在其中，无隙可避，病者当之，魄汗淋漓，一人病气，足充一室，况于连床并榻，沿门合境，共酿之气，益以出户尸虫，载道腐墐[109]，燔柴掩席，委壑投崖，种种恶秽，上混空明清净之气，下败水土污浊之气，人受之者，亲上亲下，病从其类。【批：《经》云：清邪中上焦，浊邪中下焦，即亲上亲下，病从其类，二语可征矣。所谓读书有得者是也，岂伤寒外感表证所可同哉。】如世所称大头温，头面腮颐、肿如瓜瓠者是也；加味凉膈散。所称蝦蟆温，喉痹失音、颈筋胀大者是也；增损双解散。所称瓜瓤温，胸高胁起、呕汁如血者是也；加味凉膈散。所称疙瘩温，偏身红肿、发块如瘤者是也；增损双解散，玉枢丹外敷。所称绞肠温，腹鸣干呕、水泄不通者是也；增损双解散。所称软脚温，便清泻白、足重难移者是也。增损双解散，升降散皆可。【批：升降散，温病主方也，此六证可参用。】其邪热伏郁三焦，由血分发出气分，虽有表证，实无表邪，与正伤寒外感之表证全无干涉，人自不察耳，必分温病与瘟疫为两病，真属不通。盖丰年闾里[110]所患者不过几人，且不传染，并不知为温病，以致往往误事。盖杂气所钟者微也。余自辛未历验，今三十余年，伤寒仅四人，温病不胜屈指。乐岁之脉证，与凶荒盛行之年线[111]悉无异，至用药取效，毫无差别。轻则清之，重则泻之，各行所利，未有不中病者。若认为伤寒时气，误投发散，为祸不浅，误投温补，更成痼疾，【批：此两误，业医者更宜留心。】[112]所以陈良佐[113]曰：凡发表温中之药，一概禁用，此尤不可不辨也。

温病瘟疫之讹辨

《伤寒论》曰：凡治温病，可刺五十九穴。只言温病，未有所谓瘟疫也。后人省“氵”加“疒”为“瘟”，即“温”字也，省“彳”加“疒”为“疫”，即“役”字也。又如”病證”之“證”，后人省“登”加“正”为“証”，后又省“言”加“疒”为症，即“證”字也。古文并无“瘟”字、“疫”字、“証”字、“症”字、皆后人之变易耳。不可因变易其文，遂以温病瘟疫为两病。《序例》以冬之伏寒，至春变为温病，至夏变为暑病。又以冬时有非节之暖，名为瘟疫，春分后，秋分前，天有暴寒者，名为寒疫病热云云。其后《活人书》以冬伤于寒，因暑而发为热病，若三月至夏为晚发伤寒。又以非其时有其气，责邪在四时专令之脏，名为春温、夏温、秋温、冬温。云岐子[114]以伤寒汗下过经不愈，如见太阳证，头痛发热恶寒，名为太阳温病；见阳明证，目痛鼻干不眠，名为阳明温病；见少阳证，胸胁痛，寒热呕而口苦，名为少阳温病；见三阴病，名为三阴温病云云。【批：自叔和伏寒、暴寒之论定，而后世诸家循沿旧闻，喻氏谓一盲引众盲，相将入火坑，其是之谓欤。】又以发斑，名为温毒。汪氏以春之温病有三种，有冬伤于寒，至春变为温病者；有温病未已，再遇温气而为瘟疫者；有重感温气相杂而为温毒者。又以不因冬伤于寒，不因更遇温气，只于春时感觉春温之气而病，可名春温云云。诸如此类，叙温者络绎不绝，议温者纷纭各异，其凭空附会，重出叠见，不惟胶柱鼓瑟，且又罪及无辜。果尔，则当异证异脉，不然，何以知受病之原不一也。设使脉证大相悬殊，又当另立方论治法，然则脉证何异，方论治法又何立哉。所谓枝节愈繁而意愈乱，学者不免有多歧之惑矣。【批：见的真，说的透，放的倒。】夫温者，热之始；热者，温之终；故夏曰热病，而春曰温病也。因其恶厉，故名为疫疠，终有得汗而解者，故又名为汗病。俗名为瘟疫者，盖"疫"者"役"也，如徭役之役，以其延门合户，众人均等之谓也，非两病也。此外，又有风温、暑温、湿温、秋温、冬温之名，明明皆四序不节，所谓非其时有其气，乃风、火、暑、湿、燥、寒之邪，天地之常气为病也，于温病何相干涉。总缘人不知天地间另为一种疵疠旱潦之杂气而为温病，俗名杂疾是也。【批：此句凡三见，非重出也，正是大声[115]连呼，唤醒世人处[116]。】诸家愈说愈凿，无所不至矣。噫！毫厘千里之谬，一唱百和之失，千古同悲。余故不辞固陋，详为论辩，以就正于知物君子。《温疫论》曰：温病本于杂气，四时皆有，春夏较多，常年不断，不比凶年之盛且甚耳。《序例》《活人》、汪氏，悉属支离，正如头上安头，伏寒异气，原非温病根源。云岐子则又指鹿为马，并不知伤寒温病原是两途，未有始伤寒而终温病者。若是温病自内达外，何有传经，若果传经，自是伤寒由外之内，而非温病也。又曰：温病初起，杂气热郁腠理，亦发热恶寒，状类伤寒，后但热而不恶寒也，其脉不浮不沉，中按洪长滑数，甚则沉伏，昼夜发热，日晡益甚，虽有发热恶寒、头痛身痛等证，而怫热在里，浮越于外，不可认为伤寒表证，辄用麻黄、葛根之类强发其汗，其邪原不在经，汗之反增狂躁、热亦不减，此温病之所以异于伤寒也。

按：又可《温疫论》以温病本于杂气，彻底澄清，看得与伤寒判若云泥，诸名公学不逮此，真足启后人无穷智慧。独惜泥于邪在膜原半表半里，而创为表证九传之说，前后不答，自相矛盾，未免白圭之玷，然不得因此而遂弃之也，余多择而从之。

四损不可正治辨

凡人大劳大欲，及大病久病，或老人枯槁，气血两虚，阴阳并竭，名曰四损。真气不足者，气不足以息，言不足以听，或欲言而不能，感邪虽重，反无胀满意痞塞之证；真血不足者，通身痿黄，两唇刮白，素或吐血、衄血、便血，或崩漏、产后失血过多，感邪虽重，面目反没赤色；真阳不足者，或厥逆，或下利，肢体畏寒，口鼻气冷，感邪虽重，反无燥渴谵妄之状；真阴不足者，肌肤甲错，五液干枯，感邪虽重，应汗不汗，应厥不厥，辨之不明，伤寒误汗，温病误下，以致津液愈为枯涸，邪气滞涩，不能转输也。凡遇此等，不可以常法正治，当从其损而调之，调之不愈者，稍以常法正治之，正治不愈者，损之至也。一损二损尚可救援，三损四损神工亦无施矣。

按：病有纯虚纯实，非清则补，有何乘除[117]？设有既虚且实者，清补间用，当详孰先孰后，从少从多，可缓可急，才见医家本领。余丙子在，生员张琴斯[118]正年过六旬，素多郁结，有吐血证，岁三五犯，不以为事也。四月间，忽而发热头痛身痛，不恶寒而作渴，乃温病也。至第二日，吐血倍常，理觉眩晕，大热神昏，手足战掉，咽喉不利，饮食不进。病家医家，但见吐血，便以发热、眩晕、神昏为阴虚，头痛、身痛、战掉为血虚，非大补不可救。不察未吐血前已有发热作渴、头痛、身痛之证也。余曰：旧病因温病发，血脱为虚，邪热为实，是虚中有实证也，不可纯补。余用炙甘草汤去桂枝，加归、芍、熟地黄、五味、犀、丹[119]、僵蚕、蝉蜕，二服血已不吐，诸证减去七分。举家归功于参，均欲速进，余禁之竟不能止，又进一服，遂觉烦热顿作，胸腹痞闷，遍体不舒，终夜不寐，时作谵语。余曰：诸证皆减，初补之功也，乃本气空虚，以实填虚，不与邪搏，所余三分之热，乃实邪也。再补则以实填写实，邪气转炽，故变证蜂起，遂与升降散作丸服，微利之而愈。后因劳复，以参柴三白汤治之而愈。后又食复，以栀子厚朴汤加神曲六钱而愈。引而伸之，触类而长之，可以应无穷之变矣。

六经证治变[120]

凡伤寒足太阳膀胱经，从头顶贯腰脊，故头项痛[121]，发热恶寒。然风寒常相因，寒则伤荣，头痛、恶寒、脉浮紧、无汗，麻黄汤主之。开发腠理以散寒，得汗而愈。风则伤卫，头痛恶风、脉浮缓有汗，桂枝汤主之。充塞腠理以散风，汗止而愈。若风寒并受，荣卫俱伤，大青龙汤主之。此三方者，冬月天寒腠密，非辛温不能发散，故宜用也。若夫春夏之温病，其杂气从口鼻而入，伏郁中焦，流布上下，一发则炎热炽盛，表里枯涸，其阴气不荣，断不能汗，亦不可汗，宜以辛凉苦寒清泻为妙。轻则清之，神解、清化、芳香之类；重则下之，增损双解、加味凉膈、升降之类，消息治之。伤寒汗后热不退，此阴阳交而魂魄离也，证亦危矣。其势稍缓者，宜更汗之。若反剧烦躁者，必有夹食夹痰，或兼有宿病，当导[122]其源而治之，若发热烦躁，小便不利，为热入膀胱之本，五苓散主之。温病清后，热不退，脉洪滑数，或沉伏，表里皆实，谵妄狂越，此热在三焦也，加味六一顺气汤、解毒承气汤大下之。伤寒传至阳明，则身热、头痛、鼻干、不得卧，葛根汤。表里俱盛，口渴引饮，脉洪大，白虎汤。此在经之热也。传至少阳，为半表半里之经，往来寒热，胁满口苦而呕，默默不欲食，小柴胡加减和之。过此不解，则入阳明之腑。表证悉罢，名为传里，潮热谵语，唇焦舌燥，大便秘，脉沉实长洪，如痞满燥实四证皆具，大承气汤主之。但见痞满实[123]三证，邪在中焦，调胃承气汤，不用枳、朴，恐伤上焦之气。但见痞满二证，邪在上焦，不用芒硝，恐伤下焦之血也。小腹急，大便黑，小便自利，喜忘如狂，蓄血也，桃仁承气汤、代抵当汤丸。湿热发黄，但头汗出，茵陈蒿汤。伤寒下后，热不退，胸中坚满不消，脉尚数实者，此为下未尽，或下后一二日复发热喘满者，并可用大柴胡汤，或六一顺气汤复下之。若下后仍不解，宜详虚实论治。如脉虚人弱，发热口干舌燥，不可更下，小柴胡汤、参胡三白汤和之。温病下后，厥不回，热仍盛而不退者，危证也。如脉虚人弱，不可更下，黄连解毒汤、玉女煎清之。不能不下，黄龙汤主之。若停积已尽，邪热愈盛，脉微气微，法无可生，至此下之死，不下亦死，用大复苏饮，清补兼施，宜[124]散蓄热，脉气渐复，或有得生者。《医贯》以六味地黄丸料，大剂煎饮以滋真阴，此亦有理。若伤寒腹满而嗌干，则知病在太阴也。口燥咽干而渴，则知病在少阴也。烦满囊缩而厥，则知病在厥阴也。邪到三阴，脉多见沉，倘沉而有力，此从三阳传于三阴，热证也。外虽有厥逆，自利欲寝，舌卷囊缩等证。正所云阳极发厥，止该清之、下之。自是桂枝加大黄、承气、六一一派。【批：六一者，六一顺气汤也。加僵蚕、蝉蜕、黄连，即加味六一顺气汤也。】若本是阳证，因汗下太过，阳气已脱，遂转为阴证。夫邪在三阳，其虚未甚，胃气尚能与邪搏而为实热之证。邪到三阴，久而生变，其虚之甚也。气血津液俱亡，不能胜其邪之伤，因之下陷，而里寒之证作矣，此热变为寒之至理。脉必沉而无力，证见四肢厥逆、心悸惕瞤、腹痛吐利、畏寒战慄、引衣蜷卧，急宜温之补之。阳虚者附子、四逆，阴虚者理阴、补阴。伤寒多有此证治，温病无阴证，热变为寒，百不一出，此辨温病与伤寒六经证治异治之要诀也。【批：伤寒温病治法各别，层叠不乱，足见精密，然运用之妙存乎一心耳。】盖伤寒之邪，风寒外感，始中太阳者十八九。温病之邪，直行中道，初起阳明者十八九，信乎治疗之宜早，而发表清里之宜谛当也。倘审之不谛[125]，而误治之，即成坏病矣。

坏病辨

坏病者，非本来坏病，医坏之也。谓伤寒不当汗而汗，不当下而下，或汗下太早，或汗下太迟，或汗下无力不及于病，或汗下过度虚其正气。如误汗则有亡阳衄血、斑黄谵语、惊惕眩冒；误下则有烦躁呕泻、结胸痞气、下厥上竭等证是也。《伤寒论》

曰：太阳病，已发汗，若吐，若下，若温针，仍不解者，此为坏病，桂枝不中与也。观其脉证，知犯何逆，随证治之。又曰：若已发汗，吐下，温针，谵语，柴胡证罢，此为坏病。观其脉证，知犯何逆，以法治之。前一段桂枝不中与，谓表证已罢，邪已传变；后一段柴胡证罢，谓半表半里之证已罢，邪入更深。仲景随证治之一语，语活而义广。以视王、韩诸公专主温补者，为尽善也。若温病一坏，势虽烈于伤寒，果随证治之，亦有得生者，但不可卤莽灭裂[126]耳。又温病怫热内郁，断无传经之理。伤寒则以七日为一候，其有二候三候不解者，病邪多在三阳经留恋。仲景《伤寒论》原本《内经·热论》一篇，并无过经再经明文，惟有七日太阳病衰，头痛少愈；八日阳明病衰，身热少歇；九日少阳病衰，耳聋微闻；十日太阴病衰，腹减如故；十一日少阴病衰，渴止舌润而嚏；十二日厥阴病衰，囊纵少腹微下，大（火）气皆去，病人之精神顿爽矣。玩本文六衰字，语意最妙。盖谓初感之邪，至七日及十余日尚未尽衰，则可或汗。吐下错误，以致邪气愈炽，则可自当依坏病例治之。岂有厥阴交尽于里，再出而传太阳之事哉？试质之高明。

两感辨

表里俱病，阴阳并传，谓之两感，乃邪热亢极之证。冬月正伤寒，病两感者亦少。一部《伤寒论》仅见麻黄附子细辛汤一证，有太阳之发热，故用麻黄，有少阳之脉沉，故用附子、细辛，发表温里并用，此长沙正伤寒，太阳少阴之两感治法也。《内经》曰：一日头痛发热恶寒，口干而渴，太阳与少阴俱病。即此而推，阳明与太阴两感，自当以阳明太阴二经之药合而治之。《内经》曰：二曰身热目痛，鼻干不眠，腹满不食，阳明与太阴俱病。少阳与厥阴两感，自当以少阳厥阴二经之药合而治之。《内经》曰：三曰耳聋胁痛，寒热而呕，烦满囊缩而厥，水浆不入，少阳与厥阴俱病。病有内外，药有标本，斟酌合法，未必如《内经》所云必死也。惟温病两感最多，盖伤寒两感，外感之两感也；温病两感，内伤之两感也。【旁批：栗山曰：余读景岳书得钱氏论，而悟伤寒温病两感，一感于外，一伤于内。确切不易也。】【批：伤寒两感属于外感，温病两感属内伤，此论精切的当，发从来所未有。】伤寒得于常气，受病在经络，如前注《内经》所云云者是也。温病得于杂气，受病在脏腑，钱氏曰：邪气先溃于脏，继伤于腑，纵情肆欲，即少阴与太阴两感；劳倦竭力，饮食不调，即太阴[127]与阳明两感；七情不慎，疲筋败血，即厥阴与少阳两感。按：钱氏虽未说出温病，实温病确论也。从此分辨温病与伤寒异处，自了然矣。【批：注[128]解谛当[129]。】此所以内之郁热为重，外感为轻，甚而无有外感，而内之郁热自发者，不知凡几。河间特制双解散、三黄石膏汤，为两解温病表里热毒之神方，即以补长沙"凡治温病，可刺五十九穴"之泻法也。《缵论》谓河间以伤寒为杂病，温病为大病，其见高出千古，深得长沙不传之秘，知言哉。余观张、刘二公用方，正以辨温病与伤寒两感异治之要诀也。祖长沙，继河间，以著书立说者，何啻[130]汗牛充栋，未见有方论及此者，间或有之，亦挂一漏百，有头无尾。余斟[131]合前贤，广采众论，于散遗零星中凑集而畅发之，而分析之，务使温病脉证不致混入伤寒病中，温病治法不致混入伤寒方中。后有识者，或不以余言为谬云。【批：扫除一切，省悟一切。】乾隆乙亥、丙子、丁丑、戊寅，吾邑连岁饥馑，杂盛[132]遍野，温病甚行，余推广河间用双解、三黄之意，因定升降散、神解散、清化汤、芳香饮、大小复苏饮、大小清凉散、加味凉膈散、加味六一顺气汤、增损大柴胡汤、增损普济消毒饮、解毒承气汤，并双解、三黄亦为增损，共合十五方。地龙汤亦要药也。入出损益，随手辄应，四年中全活甚众，有合河间心法，读《缵论》不禁击节称赏不置[133]也。地龙汤，即蚓捣烂，入新汲水，搅净浮油，饮清汁，治温病大热诸证。

伤寒合病并病辨

凡伤寒合病，两经三经齐病，病之不传者也。并病者，先见一经病，一二日又加一经病，前证不罢两经俱病也。若先见一经病，更变他证者，又为传经矣。夫三阳合病，必互相下利。【批：《伤寒论》合病止三证。】如太阳与少阳合病，脉浮而弦，自下利者，黄芩汤；太阳与阳明合病，脉浮而长，自下利者，葛根汤；喘而胸满者，不可下，麻黄汤；若心下满、腹痛宜下之，调胃承气汤。阳明与少阳合病，脉弦而长，必下利，其脉不负者，顺也。小柴胡汤加葛根、白芍。若脉不长而独弦，利不止，不食者，名曰负，负者失也，土败木贼则死也。若脉兼滑而数者，有宿食也，宜大承气汤。急从下夺，乃为解围之善着。若脉不滑数而迟弱，方虑土败垂亡，尚敢下之乎？宜小柴胡汤合痛泻要方，或可救之。太阳与阳明并病，太阳未罢，面色缘缘正赤，或烦躁者，桂枝麻黄各半汤。若太阳已罢，潮热大便实，手足濈濈汗出，此内实也，调胃承气汤。若脉弦而长，口苦胸满，壮热者，小柴胡汤加葛根、白芍。若脉弦洪大，热盛舌燥，口渴饮水者，小柴胡汤合白虎。若太阳与少阳并病，头项强痛，眩冒，如结胸状，心下痞硬，当刺大椎第一间、肺俞、肝俞。刺大椎，泻手足三阳经。刺肺腧，使肺气下行，而膀胱之气化出也。刺肝腧，所以泻胆邪也。不善刺者，宜小柴胡汤加瓜蒌、黄连、枳实、桔梗，或柴芩汤。慎不可下。若下之，便成结胸痞气，下利不止等证。【批：《伤寒论》并病止二证。】凡三阳合病，身重腹满、难以转侧、口不仁、面垢、谵语、遗尿、自汗者，白虎汤。若一发汗，则津液内伤，谵语益甚。若一下之，则阳邪内陷，手足厥冷，热不得越，故额上汗出也。惟有白虎汤主解热而不碍表里，在所宜用耳。大抵治法，某经同病，必以某经之药合而治之，如人参败毒散、冲和汤，乃三阳经药。麻黄汤、桂枝汤、大青龙汤，乃太阳经药。葛根汤、白虎汤，乃阳明经药。小柴胡汤，乃少阳经药。凡太阳经未罢，当先解表。若表已解，而内不瘥，大满大实，方可用承气等汤攻之也。按：今伤寒多合病、并病，未见单经挨次相传者，亦未见表证悉罢止存里证者，况多温病，乌能依经如式而方治相符乎。

《绪论》曰：伤寒合病，多由冬月过温，少阴不藏，温病乘虚入里，然后更感寒邪，闭郁于外，寒热错杂，遂至合病，其邪内攻，必自下利，不下利即上呕，邪气之充斥奔迫，从可识矣。必先解表，后清里。其伤寒合病，仲景自有桂枝加葛根汤、葛根加半夏汤、葛根汤、麻黄汤等治法。观仲景治例可见矣。余谓冬月温气乘虚入里，虽曰非其时有其气，到底是天地常气，所以伤寒合病名曰冬温，即此而推，所谓风温、暑温、湿温、秋温亦皆时气也，与温病杂气所得根源不同。

按：伤寒感冒风寒常气，自表传里，故多循序而传，而合病并病为极少。温病因杂气怫热，自里达表，或饥饱劳碌，或忧思气郁，触动其邪，故暴发竞起，而合病并病为极多，甚有全无所触，止是内郁之热，久则自然蒸动。《绪论》之“邪气充斥奔迫”六字，可为伤寒合病并病传神，并可为温病传神。故温病但见太阳少阳证，即可用增损大柴胡汤。但见三阳证，即可用加味凉膈散。俟[134]寒见太阳少阳合病，必俟邪热渐次入里，方可用黄芩汤。见三阳合病，必有身重腹满，谵语自汗，方可用白虎汤，又何论大柴胡、凉膈散乎。太阳阳明并病，在伤寒自是麻黄、葛根之类，盖伤寒但有表证，非汗不解也，在温病自是神解、升降、增损双解之类，不可发汗，里气清而表气自透，汗自解矣。太阳少阳并病，在伤寒，小柴胡汤加减治之，在温病增损大柴胡汤。此辨温病与伤寒，合病并病异治之要诀也。【批：此段议论开扩万古心胸，推倒一世豪杰，令长沙见之当亦无异说矣。】

温病大头六证辨

大头者，天行疵疠之杂气，人感受之，壅遏上焦，直犯清道，发之为大头温也。世皆谓风寒闭塞而成，是不知病之来历者也。若头巅脑后项下，及耳后赤肿者，此邪毒内蕴发越于太阳也。鼻頞两目，并额上面部，㷁[135]爀赤而肿者，此邪毒内蕴发越于阳明也。耳上下前后，并头角赤肿者，此邪毒内蕴发越于少阳也。其与喉痹项肿，颈筋胀大，俗名"蝦蟆温"，正经论所云"清邪中上焦"是也。如绞肠温吐泻湫痛，软脚温骨痿足重，正经论所云"浊邪教中下焦"是也。如瓜瓤温胸高呕血，疙瘩温红肿发块，正经论所云"阴中于邪"是也。【批：引证确切，铁案不移，长沙亦应三肯其首，晋后名家林立，方书充栋，未见有发明温病至此者，妙在仍从《伤寒论》中看出，见得真，放得倒。】古方用白僵蚕二两，酒炒、全蝉蜕一两、广姜黄三钱，去皮、川大黄生，四两，为末，以冷黄酒一盅，蜜五钱，调服三钱，六证并主之。能吐能下，或下后汗出，有升清降浊之义，因名升降散，较普济消毒饮为尤胜。外用马齿苋，入麦曲并醋少许，捣，敷肿硬处甚妙。夫此六证，乃温病中之至重且凶者，正伤寒无此证候，故特揭出言之，其余大概相若。七十余条，俱从伤寒内辨而治之，正以明温病之所以异于伤寒也，正以明伤寒方之不可以治温病也。知此则不至误伤人命耳。

喻氏曰：叔和每序伤寒，必插入异气，欲鸣己得也。及序异气，则借意《难经》，自作聪明，漫拟四温，疑鬼疑神，骎[136]成妖妄。世医每奉叔和《序例》如箴铭，一字不敢辨别，故有晋以后之谈温者皆伪学也。栗山独取经论《平脉篇》[137]一段，定为温病所从出之原，条分缕析，别显明微，辨得与伤寒各为一家，毫无蒙混，不为叔和惑煽，直可追宗长沙矣。畏斋先生识。

【校注】

① 子平：传说宋有徐子平，精于星命之学，后世术士宗之。后以之代指星命之学。

② 流年：一年所行之运程。

③ 利钝：顺利与蹇滞。

④ 百：大安砦本作“自”，可参。

⑤ 纷更：变乱更易。

⑥ 尝稽：尝，曾经。稽，考核。

⑦ 表表：卓异，特出。

⑧ 否：大安砦本作“不”，可参。

⑨ 抱：同治元年重镌本、扫叶山房本、大安砦本、书业德本均作“扼”，当是。

⑩ 第：但，只。

⑪ 侈（chǐ　齿）：夸大，过分。

⑫ 因：疑为“困”，或是形误。困：受挫。

⑬ 谢事：免除俗事。

⑭ 迨：同“逮”，等到。

⑮ 湿温：大安砦本作“淫湿”，可参。

⑯ 揆（kuí　葵）：度也。

⑰ 兢（jīng　经）：戒慎也。

⑱ 颠陨：挫折困顿。

⑲ 长沙：指张仲景，张氏曾任长沙太守，故称张长沙。

⑳ 辨：同治元年重镌本与扫叶山房本均作“辩”。

㉑ 浮：同治元年重镌本作“浮濡”。

㉒ 弱：同治元年重镌本作“沉弱”。

㉓ 饐（yī 噎）：食不下。

㉔ 王太仆：指王冰，号启玄子，又作启元子。唐代中期医学家，曾为太仆令，故称为王太仆。

㉕ 指：通“旨”。

㉖ 分：大安砦本此后存“别”。

㉗ 拂：大安砦本、书业德本均作“佛”，义胜。

㉘ 毒：大安砦本作“邪”，义胜。

㉙ 渥漏：大安砦本、书业德本均作“屋漏”，义胜。

㉚ 减：同治元年重镌本作“实”。

㉛ 景岳：大安砦本作“仲景”。

㉜ 潜伏：大安砦本作“涸藏”，可参。

㉝ 滑：同治元年重镌本与扫叶山房本均为“数”。

㉞ 古人：大安砦本作“古今”，可参。

㉟ 此治病之大关键也，业医者深宜留心：大安砦本作“此治键也，宜留”。

㊱ 鼎：即顶，同治元年重镌本与扫叶山房本均作“顶”。

㊲ 辨：同治元年重镌本与扫叶山房本皆作“辩”。

㊳ 静：大安砦本作“鹊净”，可参。

㊴ 拘：大安砦本作“泥”，可参。

㊵ 耳：大安砦本作“也”。

㊶ 所以：大安砦本作“是以”。

㊷ 读书得间：间隙。指除文字本身外，字里行间所含之意。谓能对字句外之义心领神会。

㊸《伤寒论·平脉篇》：此段引文出自《伤寒论·辨脉法》，杨氏误为《平脉

篇》。

㊹ 清静：大安砦本作“清净”当是。

㊺ 益：大安砦本作“盖”，可参。

㊻ 脐筑：脐筑脐周动悸，如同捣土。筑：捣土用的杵。

㊼ 抟：大安砦本作“搏”，可参。

㊽ 嗢（wà 哇）：声塞而小。

㊾ 于：大安砦本作“滞”，可参。

㊿ 案：同治元年重镌本作“切”，余与底本同。

(51) 慢：扫叶山房本、书业德本均作“漫”，义胜。

(52) 积：同治元年重镌本与扫叶山房本等诸本均作“郁”。

(53) 愦愦：（kuì 溃），昏庸，糊涂。

(54) 明：大安砦本作“切”，可参。

(55) 成注：成，金代成无己，成注，成无己对《伤寒论》所作之注。

(56) 西汉：当为“东汉”之讹。

(57) 覩：同“睹”。

(58) 指：诸本皆为“伪”。

(59) 名：大安砦本作“各”，义胜。

(60) 芸夫牧竖：芸，通“耘”。芸夫，指除草的农夫。牧竖，牧民。

(61) 辨：同治元年重镌本与扫叶山房本均作“辩”。

(62) 詘：同“诎”，辞塞，辞穷。

(63) 王：大安砦本作“正”。

(64) 懵懂：糊涂。

(65) 此曰：大安砦本作“皆”，当是。

(66) 案：大安砦本作“条”，可参。

(67) 偶：大安砦本作“凶”，义胜。

(68) 瘴：此后大安砦本存“之”。

(69) 固：大安砦本作“故”，可参。

(70) 谫陋：浅陋。

⑪ 投：大安砦本作“服”，可参。

⑫ 接：大安砦本作“结”。

⑬ 王氏《溯洄》：王履著《医经溯洄集》。该书提出温病不得混称伤寒，提倡另立一门。

⑭ 直格：大安砦本作“直指”，若作书名则误，不作书名则可参。

⑮ 猥：浅陋狭隘。

⑯ 摈：排斥。

⑰ 铁案：大安砦本作“鍛家”，可参。鍛：小矛也。

⑱ 其：大安砦本作“只”，可参。

⑲《伤寒论·平脉篇》：此处引文，出《伤寒论·辨脉法》，而非“平脉篇”。

⑳《缵论》：即《伤寒缵论》的简称，清代张璐著。

㉑《绪论》：即《伤寒绪论》的简称，清代张璐著。

㉒《尚论篇》：全称《尚论张仲景伤寒论重编三百九十七法》，凡8卷。明末喻昌著。

㉓ 饿殍：饿死的人。

㉔ 胔（zì 自）骼：胔，肉未腐尽的骨植；骼，枯骨。

㉕ 耆：年老，六十岁以上的人。

㉖ 风烛：风中之烛易灭，故以“风烛”喻临近死亡的人。

㉗ 云：大安砦本作“霄”。

㉘ 盍（hé 何）：何不。

㉙ 浑穆：质朴淳和。

㉚ 矣：大安砦本作“也”。

㉛ 坦白：大安砦本作“堪自”，义胜。

㉜ 发：书业德本作“伐”，可参。

㉝ 檃（yǐn 引）括：概括、简而言之。

㉞ 萧万舆：明代福建人，名京，号通隐子，曾为官，亦精医，1644年撰《轩岐救正论》，专题阐述误诊误治弊端。

㉟ 惺（xīng 星）：聪明，清醒。

⑯ 攻：大安砦本作“散”，当是。

⑰ 仿佛：大安砦本作“髣髴”。

⑱ 闹：大安砦本作“闷”，可参。

⑲ 乐岁：丰年。

⑳ 胥：全，都。

㉑ 时：大安砦本、湘潭本均作“特”连下读，可参。扫叶山房本、书业德本均作“是”连下读，误。醉芸轩本作“病”，当是。

㉒ 罗计荧惑：罗，罗睺星。计，计都星。荧惑，火星。

㉓ 雄硫硇信：雄，雄黄；硫，硫黄；硇，硇砂；信，信石。

㉔ 癖：书业德本、扫叶山房本作“痺”，可参。

㉕ 钟：汇聚。

㉖ 疳：《瘟疫论·杂气论》作“疽”，当改之。

㉗ 二五之精：出于宋代周敦颐《太极图说》：“五行之生也，各一其性。无极之真，二五之精，妙合而凝。‘乾道成男，坤道成女。’二气交感，化生万物。”

㉘ 既：大安砦本作“即”，义胜。

㉙ 墐：大安砦本作“殣”，义胜。

㉚ 闾里：平民聚居之处。

㉛ 线：书业德本、醉芸轩本、扫叶山房本均作“纤”，义胜。

㉜ 大安砦本无此眉批。

㉝ 陈良佐：清代医家，浙江绍兴人，曾与杨璿共撰《伤寒辨摘要》等书。

㉞ 云岐子：张璧，金代医家。号云岐子，易州（今河北易县）人，为张元素之子。

㉟ 声：大安砦本作“嘂（jiào 叫）”。

㊱ 处：大安砦本作“此”。

㊲ 乘除：计算，把握。

㊳ 张琴斯：大安砦本作“张芩斯”。

㊴ 犀、丹：大安砦本作“犀角”，义胜。

㊵ 变：依前后标题，疑为“辨”。

⑫1 头项痛：大安砦本作“头痛项强”，当是。

⑫2 导：大安砦本作“寻”，可参。

⑫3 痞满实：大安砦本作“满燥实”，义胜。

⑫4 宜：大安砦本、书业德本、扫叶山房本均作“宣”，当是。

⑫5 谛：详细，仔细。

⑫6 卤莽灭裂：草率、粗率。语出《庄子·则阳》：“君为政焉勿卤莽，治民焉勿灭裂。”

⑫7 太阴：《伤寒辨证·两感》作“太阳”，当改之。

⑫8 注：大安砦本作“此”，当是。

⑫9 谛当：确当，恰当。

⑬0 何啻：何止，岂止。

⑬1 纠：疑为“纠”之形误。

⑬2 盛：书业德本、扫叶山房本均作“气”，义胜。

⑬3 不置：不止。

⑬4 佚：大安砦本、书业德本、醉芸轩本、扫叶山房本均作“伤”，当是。

⑬5 惏：扫叶山房本作“焮”，当是。

⑬6 骎（qīn 侵）：骎淫，逐渐蔓延。

⑬7 《平脉篇》：实为《辨脉法》，或系杨氏误记。

卷二

阳　证

凡治伤寒温病，最要辨明阴阳。若阴阳莫辨，则寒热紊乱，而曰不误于人者，未之有也。如发热恶寒，头痛身痛，目痛鼻干，不眠，胁痛，寒热而呕，潮热谵语，詈骂不认亲疏，面红光彩，唇燥舌黄，胸腹满痛，能饮冷水，身轻易动，常欲开目见人，喜言，语声响亮，口鼻之气往来自如，小便或黄或赤，或混浊或短数，大便或燥秘或胶闭，或挟热下利，或热结旁流，手足自温暖，爪甲自红活，此阳证之大略也。伤寒阳证，有表有里，随证治之，方论详后，用宜分清。温病阳证，有表证无表邪，一于清热导滞而已，尤要辨明是伤寒是温病，断不可混而一之。伤寒得天地之常气，由气分传入血分；温病得天地之杂气，由血分发出气分。【批：伤寒温病是紧要关隘，先要分清路分[①]。】但其中证候相参，从来混淆，倘分别一有不清，则用药死生立判矣。今人不辨寒温，好用热药，而不知凉药之妙且难也。

阴　证

凡伤寒未传寒中而为阴证，与阴寒直中三阴而为阴证，或恶寒战栗，面时青黑，或虚阳泛上，面虽赤而不红活光彩，身重难以转侧，或喜向壁卧，或踡卧欲寐，或闭目不欲见人，懒言语，或气微难以布息，或口鼻之气自冷，声不响亮，或时躁扰，烦渴不能饮冷，或唇青，或胎黑而滑，手足厥逆，爪甲青紫，血不红活，小便清白或淡黄，大便下利或寒结，或热在肌肉之分，以手按之，殊无大热，阴胜则冰透手也。虽是发热，与阳证不同，不可以面赤烦渴误作阳证，须要辨别明白。其用药自是理中、四逆、白通一派。温病无阴证，然或四损之人，亦有虚弱之人，但其根源是温病，即温补药中亦宜兼用滋阴之味，若峻用辛热，恐真阴立涸矣。仲景伤寒少阴病，于附子汤、真武汤中用白芍即此义也。景岳理阴煎、大温中饮，自谓云腾致雨之妙自我创始，其实亦本仲景此义而为之者也。后人之千方万论，未有见出乎范围之外者。

阳证似阴

阳证似阴，乃火极似水，真阳证也。盖伤寒温病，热极[②]失于汗下，阳气亢闭郁于内，反见胜已之化于外。故凡阳厥，轻则手足逆冷，凉过肘膝，剧则通身冰冷如石，血凝青紫成片，脉沉伏涩，甚则闭绝。以上脉证悉见纯阴，犹以为阳证何也？及察内证，气喷如火，谵语烦渴，咽干唇裂，舌苔黄黑或生芒刺，心腹痞满胀痛，舌卷囊缩，小便短赤涓滴作痛，大便燥结或胶闭，或挟热下利，或热结旁流，或下血如豚肝，再审有屁极臭者是也。粗工不察，但见表证，脉体纯阴，便投温补，祸不旋踵[③]，大抵阳证似阴，乃假阴也，实则内热而外寒。在伤寒以大承气汤下之，有潮热者，六一顺气汤，热甚合黄连解毒汤。在温病双解、凉膈、加味六一、解毒承气之类，斟酌轻重消息[④]治之，以助其阴而清其火，使内热既除，则外寒自伏。《易》所谓“水流湿[⑤]”者即此义也，此与阳胜格阴例同。王太仆所谓病人身寒厥冷，其脉滑数，按之鼓击指下者，非寒也。余谓温病火闭而伏，多见脉沉欲绝，不尽滑数鼓击也。要在详证辨之。

阴证似阳

阴证似阳，乃水极似火，真阴证也。【批：似阴似阳二证分析不清，生死立判。温病无阴证。】盖伤寒传变三阴而为阴证，或阴寒直中三阴而为阴证。阴胜于内，逼其浮游之火发于外，其脉沉微而迟，或沉细而疾，一息七八至，或尺衰寸盛，其证面赤烦躁，身有潮热，渴欲饮水，或咽痛，或短气，或呕逆，大便阴结，小便淡黄，惊惶不定，时常郑声，状类阳证，实阴证也。粗工不察，但见面赤烦渴，咽痛便秘，妄投寒凉，下咽立毙。大抵阴证似阳，乃假阳也，实则内寒而外热，急以白通、附子、通脉四逆汤之类加人参，填补真阳，以引火归源，但使元气渐复，则热必退藏。《易》所谓"火就燥"者即此义也。此与阴盛格阳例同。王太仆所谓身热脉数，按之不鼓击者，非热也。但阳证似阴，与阳证，伤寒温病家通有之。而阴证似阳，与阴证，此值[6]正伤寒家事，温病无阴证。古人未曾言及，后人多不知此，吴又可其先觉乎。

按：寒热有真假者，阳证似阴，阴证似阳是也。盖热极反能寒厥，乃内热而外寒，即真阳假阴也。寒极反能燥热，乃内寒而外热，即真阴假阳也。假阴者最忌温补，假阳者最忌寒凉，察此之法，当以脉之虚实强弱为主。然洪长滑数，强实有力，真阳脉固多，而沉伏细涩，六脉如绝，假阴脉亦不少。【批：假阴脉最足误人，宜细心辨之。】可知不惟证之阴阳有真有假，即脉之阴阳亦有真有假。死生关头，全在此分。噫！医道岂易哉。

吴又可曰：阴阳二证，古方书皆对待言之，以明其理。世医以阴阳二证，世间均等，临诊之际，泥于胸次，往来踌躇，最易牵人误揣，甚有不辨脉证，但窥其人多蓄少艾[7]，或适在娼家，或房事后得病，或病适至行房，问及于此，便疑为阴证。殊不知病之将至，虽童男室女，旷夫寡妻，僧尼阉宦，势不可遏，与房欲何涉焉！即使素多少艾，频宿娼家，房事后适病，病适至行房，此际偶值病邪，气壅火郁，未免发热，到底终是阳证，与阴证何涉焉！况又不知阴证，实乃世间非常有之证，而阳证似阴者何日无之。究其所以然者，不论伤寒温病，邪在胃家，阳气内郁，不能外布，即便四逆，所谓阳厥是也。仲景云：厥微热亦微，厥深热亦深。其厥深者，轻则冷过肘膝，脉沉而微，重则通身冰冷，脉微欲绝。虽有轻重之分，总之为阳厥。因其触目皆是，苟不得其要领，于是误认者良多。况且温病每类伤寒，再不得其要领，最易混淆。夫温病杂气直行中焦，分布上下，内外大热，阴证自何而来！余治温病数百人，仅遇一二正伤寒，即令正伤寒数百人，亦不过一二真阴证，又何必才见伤寒，便疑为阴证，况多温病，又非伤寒者乎！人亦可以憬[8]然思、翻然悟矣。按吴氏温病无阴证一语开万古之屯蒙[9]，救无穷之夭枉。

按：仲景曰：阳证见阴脉者死。《类经》注云：证之阳者，假实也；脉之阴者，真虚也。阳证阴脉即阴证也。夫证之阳而曰假实，自是假阳证矣，假阳证自是真阴证可知矣。脉之阴而曰真虚，自是真阴脉矣，真阴脉自是真阴证更可知矣。此真阴假阳，所谓真阴证似阳是也。即王太仆所谓“阴盛格阳”是也，宜用温补之药无疑矣。今人一遇壮热烦渴，谵语狂乱，登高弃衣，而声音嘹亮，神色不败，别无败坏阳德之状，但厥逆脉伏，沉涩如绝，便以为阳证见阴脉而用温补之药，祸不旋踵，殊不知证现内热外寒之象，脉见沉伏微细之形，火郁亢极，阳气不能交接于四肢，故体厥脉厥状类阴寒，此真阳假阴，所谓阳证似阴是也。即王太仆所谓“阳盛格阴”是也。乾隆甲戌、乙亥，吾邑连间数年温毒盛行，眼见亲友病多阳证似阴，用附子理中汤而死者若而[10]人。用八味丸料及六味丸，合生脉散而死者又若而人。医家病家，皆以为死证难以挽回，卒未有知其所以误者，余深悯焉。因古人格阴似阴，体厥脉厥之说，精心研究，颇悟此理。温病无阴证，伤寒阴证百中一二，庸工好用热药，且多误补其虚，故患阴证似阳者少，坏事亦不若阳证似阴者之多也。每参酌古训，又兼屡经阅历，实验得阳证似阴乃火极似水，阳邪闭脉，非仲景所谓阳证阴脉也。辄用升降、凉膈、加味六一、解毒承气之属，随证治之，无不获效，不必疑也，特书之以为误认阳证阴脉之戒。可知仲景云“阳证见阴脉”者，所谓“戴阳”是也，所谓“孤阳飞越”是也，所谓“内真阴而外现假阳之象”是也，非真阳证也。夫天之所以生物，人之所以有生者，阳气耳。脉证俱无真阳之气，故曰死。岂若阴证见阳脉者之尚有生机乎？如阳证阳脉，即不药亦无害生理。惟阳证似阴，乃火郁于内，反见胜已之化于外，脉自亢闭，实非阴脉，此群龙无首之象，证亦危矣。【批：引证确切，千古疑案可释然矣。】[11]然犹在可死可不死之间，若早为清泻之，脉自复而愈。至若贫贱人饥饱劳伤，富贵家酒色耗竭，则此[12]四损不可正治之辈，又当别论。甚至脏腑久虚，痰火久郁，一着温病，正不胜邪，水不胜火，暴发竟起，一二日即死者，其脉或浮洪而散、状若釜沸，或沉微而涩、状若屋漏，每遇此等脉证，徒为悼叹而已。

阳毒阴毒

《伤寒论》曰：阳毒之为病，面赤斑斑[13]如锦文，咽喉痛，吐脓血。五日可治，七日不可治，升麻鳖甲汤主之[14]。

《伤寒论》曰：阴毒之为病，面目青，身痛如被杖，咽喉痛。五日可治，七日不可治，升麻鳖甲汤主之[15]。

按：阴阳和正气也；阴阳偏异气也。正气者，四时错行之气也。异气者，四时不节之气也。而杂气非其种也。杂气者，兵凶旱潦，疵疠烟瘴，一切恶秽不正之气也。此气适中人之阳分，则为阳毒；适中人之阴分，则为阴毒。观其所主之药，二证一方，并不用大寒大热之剂，可知长沙所谓阳毒、阴毒乃天地之杂气，非风寒暑湿燥火之六气也，岂若后人之所谓阳毒、阴毒乎？要之后人所谓阳热极盛，固是阳毒；阴寒极盛，固是阴毒，终非长沙所以立名之本义。此二证者，即所称温病是也。即大头温、蝦蟆温、瓜瓤温，以及痧胀之类是也。吴又可温病无阴证之论，实本长沙阳毒、阴毒中于杂气之说，受毒有浅深，为病有轻重，一而二，二而一者也。王太仆曰：此阳盛格阴而致之，非寒也。凡中此杂气之人，不止咽喉痛身痛，甚至心腹绞痛，大满大胀，通身脉络青紫，手足指甲色如靛叶，口噤牙紧，心中忙乱，一二日即死者，此类是也。但刺尺泽、委中、十指出血，即令服玉枢丹最妙，拨正散尤为奇方，男左女右吹入鼻中，虽危必苏，以增损双解散主之。

表　证

发热恶寒恶风，头痛身痛，项背强痛，目痛鼻干，不眠，胸胁痛，耳聋目眩，往来寒热，呕而舌苦，脉浮而洪，或紧而缓，或长而弦，皆表证也。在伤寒，风寒外入，但有一毫表证，自当发汗解肌消散而愈，其用药不过麻黄、桂枝、葛根、柴胡之类。在温病，邪热内攻，凡见表证，皆里证郁结浮越于外也，虽有表证实无表邪，断无正发汗之理。故伤寒以发表为先，温病以清里为主，此一着最为紧要关隘。【批：所谓前一节治法，大有天渊之别者此也。俗医何曾梦见，此论前人未到。引证谛当。】今人一遇温病，便以为伤寒，遂引经论先解其表乃攻其里之说，此大谬也。总因古今医家，俱将温病与伤寒看成一证，不分两治。如王宇泰、张景岳旷代名手也，其论伤寒证治妙矣至矣，蔑[16]以加矣。至说到温病，犹是老生常谈，他何足道。人每以大剂麻黄、葛根等汤强发其汗，此邪原不在经，汗之徒损经气，热亦不减，转见狂躁。盖发汗之理，自内由中以达外，今里热结滞，阳气不能敷布于外，即四肢未免厥逆，又安能气液蒸蒸以透表，如缚足之鸟焉能飞升！又如水注之器，闭其后窍，前窍焉能涓滴！惟用升降、双解，里热一清，表气自透，不待发散，多有自能汗解者。此中玄妙，王刘[17]二公其先觉乎？

表里兼证

表里俱见之证，疑似之间，最宜详晰。盖在表者宜汗，在里者宜下。今既两证相兼，如欲汗之，则里证已急；欲下之，则表证尚在。在伤寒自表传里，通宜大柴胡汤两解之。在温病自里达表，轻则增损大柴胡汤，重则加味六一顺气汤主之。

里　证

不恶寒反恶热，掌心并腋下濈濈汗出，腹中硬满胀痛，大便燥结或胶闭，或热结旁流，或协热下利，谵语发狂，口渴咽干，舌黄或黑，舌卷或裂，烦满囊缩而厥，脉洪而滑，或沉实，或伏数，此里证之大略也。温病与伤寒表证实不同，里证无大异，亦须辨明治之。

按：伤寒有表证，自当汗之。然脉有忌汗者七条，证有忌汗者十一条。有里证，自当下之。然脉有忌下者十四条证，有忌下者二十二条，此尤不可不知也。《伤寒论》三百九十七法，一百一十三方，详且尽矣。兼以诸家阐发无余，观之自明，何须余赘。是集特辨温病根源脉证治方与伤寒大异，令业医者分别清楚，不以伤寒混治温病，是则余之志也已。

又按：讱庵[18]云：汗、吐、不、和，古人治病之四法。景岳云：若无邪气在上不可轻吐，亦无多法，栀子豉汤吐无形之虚烦，瓜蒂散吐有形之实邪。一法以莱菔子为末，温水调服一钱，良久即吐。和解，小柴胡汤加减足矣。二法之外，最切于病，无过汗下。正伤寒之当汗当下者，已逐条分晰矣。温病无正发汗之理，惟下证最多，特为指明，莫厌其烦。

面黄　身黄以下共计温病下证五十二条

黄者土色也，脾胃于五行属土，阳明之脉荣于面，黄则湿热郁于脾胃之中，熏灼上蒸于面，甚则身黄如橘子色，此大热之象。并宜茵陈蒿汤合升降散，再酌病情合三承气汤下之。下后热退，汗自出，黄自消矣，或以温酒洗之。

《内经》曰：能合脉色，可以万全。《难经》曰：望而知之之谓神。故看病者，先要察色，然后审证、切脉，参合以决吉凶也。如肝热则左颊先赤，肺热则右颊先赤，心热则额先赤，肾热则颐先赤，脾胃热则满面通赤也。又面色黄为温为热，白为气不调，青为风寒，黑为阴寒也。自准头[19]、年寿[20]、命宫[21]、法令[22]、人中，皆有气色可验。又若伤寒阴寒内盛，逼其浮阳之火行于面，亦发赤色，非热证也，此为戴阳，四逆汤加葱白。夫阳已戴于头面，不知者更用表药，则孤阳飞越，危殆立见，可不慎哉。温病无阴证。

目暗不明　目赤　目黄　目瞑　目直视　目反折

目者至阴也，五藏六府精华之所系，水足则明察秋毫，如常而瞭瞭者，里无邪也。至于目暗不明，乃邪热居内焚灼，肾水枯涸，不能朗照。若赤，若黄，若瞑，若直视，若反折，邪俱在里也。若不急下，则邪热愈炽矣。并宜加味凉膈散加龙胆草。

薛氏曰：凡开目而欲见人者，阳证也，开目而不欲见人者，阴证也。目中不了了，目睛不和，色赤，热甚于内也。目瞑者，必将衄也。目睛黄者，将发身黄也。或瞪目直视，或戴眼反折，或目胞陷下，内多虚证。或睛暗而不知人者，亦有虚证，皆难治也。

舌白苔　黄苔　黑苔

凡伤寒邪在表者，舌无苔。邪在半表半里，白苔而滑。肺主气而色白。故凡白苔犹带表证，止宜和解，禁用攻下。有尖白根黄，尖黄根白，或尖白根黑，及半边黄白而苔滑者，虽证不同，皆属半表半里。若传里则干燥，热深则黄，甚则黑也。然黑舌止有二种，有火极似水者，为热极；有水极似火者，为寒极。细辨之，黑色亦自不同。热极者色黑而苔燥，或如芒刺，再验必小便赤涩，大承气汤下之；寒极者色青灰而苔滑，再验必小便清白或淡黄，理中汤加附子温之。又温病与伤寒舌色不同，伤寒自表传里，舌苔必由白滑而变黄、变黑，不似温病热毒由里达表，一发即是白黄黑诸苔也。故伤寒白苔不可下，黄则下之；温病稍见黄白苔，无论燥润，即以升降散、加味凉膈散下之，黑则以解毒承气汤急下之。下后间有三二日里证去，舌尚黑者，苔皮未落也，不可再下，务在有下证方可下。有一种舌俱黑而无苔，此经气，非下证也。妊娠多有此，阴证亦有此。又有一种舌，屡经汗下消导，二便已通，而舌上青灰色未退，或湿润，或虽不湿润亦不干燥，不可因其湿润妄投姜、附，亦不可因其不湿润而误与硝、黄。此因汗下过伤津液，其脉必虚微无力，急宜救阴为主，炙甘草汤、左归丸料，或六味地黄丸料合生脉散滋其化源。又有一种舌，真阴亏损，火胜津枯，干燥涸极，唇裂鼻煤舌黑，宜以凉水梨浆治其标，左归、六味滋其本，庶或可生。若执用承气、凉膈则殆矣。

【批：实热火胜而焦，虚热水亏而枯。分辨不清彼此，无一生矣，仔细勘验脉证，毕竟不同。】杜清碧[23]三十六舌法，三十五舌属热，惟一舌属寒，大抵热多寒少。三十六法已觉其烦，后广至一百有余，真属蛇足。大鹅梨削薄片，于新汲水中，去渣饮汁，即梨浆是也。

舌白砂苔　舌紫赤色

舌上白苔干硬如砂皮，一名水晶舌。乃自白苔之时，津液干燥，邪虽在胃，不能变黄，急下之。紫赤亦胃热也，亦宜下之。

舌芒刺

热伤津液，此热毒之最重者，急下之。

舌　裂

日久失下，血液枯涸，多有此证。又热结旁流，日久不治，在下则津液消亡，在上则邪火毒炽，故有此证，急下之，裂自满。

舌短　舌卷　舌硬

此皆邪气胜，真气亏，急下之，舌自舒。

唇燥裂　唇焦色　口臭　鼻孔如烟煤

此胃家实，多有此证，急下之。鼻孔煤黑，温毒在胃更甚，急下之。

口燥咽干　气喷如火　扬手掷足　大便极臭　小便赤黑　小便涓滴作痛

此皆内热之极，急下之。

潮　热

邪热在胃，宜下之。

善太息

此胃家实，呼吸不利，胸膈痞闷，每欲饮气下行[24]故然，宜下之。

心下满　心下痛　心下满痛　心下高起如块　腹胀满痛　腹痛按之愈痛　小腹满痛

此皆胃家邪实，内结气闭，急下之，气通则已。

头胀　头胀痛　头汗　头痛如破

此皆胃家邪实，气不下降，急下之，胀痛立止。头汗亦宜下之，则热越而遍身汗出矣。

谵语　发狂　蓄血如狂

此胃家实，阳邪胜也，急下之。有气血两虚，躁烦如狂者，不可下，须辨之。

温　疹

治法不外清散，增损双解散加紫萍。

小便闭

此大便秘，气结不舒，因而小便不通也。急下之，大便行，小便立解。

大便燥结　转屎气极臭

此下之无辞。但有血液枯竭者，无表里证，虚燥不可下，宜六味地黄丸料加麦冬、五味，煎成，入人乳，减半饮之。一方用白菜自然汁、大麻仁[25]汁、生芝麻汁等分，入蜜和服自通。或用蜜煎导法。

大便胶闭

其人平日大便不实，一遇温邪便蒸作极臭，状如黏胶，愈蒸愈黏，愈黏愈闭，以致胃气不能下行，温毒无自而出，不下即死。若得黏胶一去，无不愈者。

协热下利

其人大便素或不调，邪热乘胃，便作烦渴。一如素日泻泄稀粪而色不败，其败色但焦黄而已。午后潮热，便作泻泄，子后热退，泻泄亦减，次日不作潮热，利亦止，为病愈。若潮热复作，利不止者，以增损大柴胡汤彻其余邪，而利自止。

热结旁[26]流

此胃家实，邪热壅闭，续得下利纯臭水，全然无粪，日三五度，或十数度，急以加味六一顺气汤下之，得结粪而利自止。服药后不得结粪，仍稀水旁流，及所进汤药，因大肠邪胜，失其传送之职，知邪犹在也，病必不减，仍以前汤更下之。或用解毒承气汤。如虚并加人参，无参以热[27]地一两、归身七钱、山药五钱煎汤，入前药煎服，累效。盖血不亡气亦不散耳。

脉厥　体厥

脉厥，沉伏欲绝。体厥，四肢逆冷，凉过肘膝，半死半生，通身如冰，九死一生。此邪火壅闭，阳气不能四布于外，胃家实也，急以解毒承气汤大清大下之。下后而郁热已解，脉和体温，此为病愈。若下后而郁热已尽，反见厥者，为虚脱，宜补。若下后郁热未尽，仍见厥者，更下之，厥不回者死。

按：温病厥逆皆下证，伤寒厥逆多兼下利，则阳热变为阴寒者十之五。盖木盛则胃土受克，水谷奔迫，胃阳发露，能食则为除中[28]。木盛则肾水暗亏，汲取无休，肾阳发露，面赤则为戴阳。戴阳尚多可救，除中十不救一。所以温之灸之，以回其阳，仍不出少阴之成法也。但厥而下利，阴阳之极[29]甚微，不可不辨也[30]。

下后脉反浮

里证下后，宜脉静身凉。今脉浮，身微热，口渴，神思或不爽，此邪热溢于肌表，里无大留滞也。虽无汗，宜白虎汤。若大下后，或数下后，脉空浮而虚，按之豁然如无，宜玉女煎加人参，覆杯则汗解。以其人或自利经久，或他病先亏，或本病日久不痊，或反复数下，以致周身血液枯涸。石膏、知母、麦冬辛凉除肌表散漫之热邪，人参、熟地、牛膝滋阴以助周身之血液，于是经络泽润，元气鼓舞，腠理开发，此邪从荣解，汗化于液之义也。

下后脉复沉

下证脉沉而数，下后脉浮，当得汗解，以热邪溢于气分也。今下后二三日，脉复沉者，余邪复瘀到胃也，宜更下之。更下后，脉再浮者，仍得汗解，宜白虎汤。以白虎发汗，亦里热除而表邪自解之义，非比麻黄、桂枝发散风寒也。

下后脉反数

应下失下，口燥咽干而渴，身反热减，四肢时厥，欲得近火壅被，此阳气伏也。下后厥回，身复热，脉大而反数，舌上生津，不甚饮水，此里邪渐去，郁阳暴伸也。柴胡清燥汤以和解之。此证类近白虎，但热渴既除，又非白虎所宜也。

下后身反热

应下之证，下后当脉静身凉，今反发热者，此内结开，正气通，郁阳暴伸也。即如炉中伏火拨开，虽焰不久自息，与下后脉反数义同。

下后反痞

邪气留于心胸，令人痞满。下之痞应去，今反痞者，以其人或因见他病先亏，或因禀赋娇怯，气血两虚，下之益虚，失其健运，邪气留止，故致痞满。今愈下而痞愈甚，若用行气破气之剂，转成坏病矣，宜参归养荣汤，中病即止。

下后邪气复聚

里证下后，脉不浮洪，烦渴减，身热退，三五日后复发热者，亦无伤食劳役，乃余邪尚有隐伏，因而复发，此必然之理。不知者，每归咎于医家误也。再酌前方下之，慎勿过剂，以邪热微也。

急证急攻（伤寒无此证治）

杂气流毒，怫郁三焦，其病不可测识。一发舌上白苔如积粉，譬如早服凉膈、承气等方下之，至午后舌变黄色，烦满更甚，再急下之，至晚舌变黑刺，或鼻如烟煤，仍加硝黄大下之。所谓邪微病微，邪甚病甚，非药之过也。此一日之间而有三变，几日之法一日行之，稍缓则不及救矣，若下后热渴除苔不生方愈。更有热除胎脱，日后热复发苔复生者，再酌前方下之，不必疑二也。尝见温病有一二日即死者，乃其类也。丁亥五月，监生李廉臣女，年十八，患温，体厥脉厥，内热外寒，痞满燥实，谵语狂乱，骂詈不避亲疏，烦躁渴饮，不食不寐，恶人与火，昼夜无宁刻，予自端阳日诊其病，至七月初三始识人，热退七八而思食，自始至终以解毒承气汤一方，雪水熬石膏汤以服，约下三百余行，黑白稠黏等物，愈下愈多，不可测识，此真奇证怪证也。廉臣曰：若非世兄见真守定，通权达变，小女何以再生。戊子秋，举人李煦南长公，约年十五，患温，脉沉伏，妄见妄言，如醉如痴，渴饮无度，以加味凉膈散连下一月而苏。又予甥年二十一，患温，初病便烦满囊缩，登高弃衣，渴饮不食，日吐血数十口，用犀角地黄汤加柴、芩、连、栀、元参、荆芥穗灰十剂，间服泻心、承气汤七剂，诸证退而饮食进。越五日，小便不通，胀痛欲死，予细诊问，脉仍沉，脐间按之劲疼，予思此土实气闭不舒，因而小水不利也，以大承气汤下黑血块数枚，而病始痊。此皆证之罕见者也，可见凡下不以数计，有是证即投是药。但恐见理不明，认证不透，反致担阁[31]，而轻重缓急之际，有应连日，有应间日下者，如何应多，如何应少，其间不能如法，亦足误事，此非可以言传，临时酌断可也。此等证治亦少，姑存以备参考。

发　热

凡治伤寒温病，当发热之初最为紧要关隘，即宜详辨脉证治疗，此时用药稍不确当，必变证百出而成坏病矣。如温病发热，杂气怫郁三焦，由血分发出气分，断无正发汗之理。而发热头痛，身痛而渴，为热之轻者，神解散、小清凉散之类。如发热气喷如火，目赤舌黄，谵语喘息，为热之重者，加味凉膈散、增损三黄石膏汤之类。如发热厥逆，舌见黑苔，则热之极矣，加味六一顺气汤、解毒承气汤大清大下之。若正伤寒，自当详发热之表里虚实以施治。如翕翕而热者，表热也。谓若合羽所覆，明其热在外也，桂枝麻黄各半汤、桂枝二越婢一汤、葛根汤选用。蒸蒸而热者，里热也。谓若熏蒸之蒸，明其热在内也，白虎汤、黄连解毒汤、泻心汤选用。太阳经以表为标膀胱为本。凡发热，头项痛，腰脊强，脉浮紧，无汗，此寒在标也，麻黄汤汗之。发热，脉浮缓，自汗，此风在标也，桂枝汤和之。发热，脉紧而兼缓，此风寒并在标也，大青龙汤发之。若脉浮发热，烦渴小便不利，此热在本也，五苓散两解之。阳明经以肌肉为标胃为本。凡发热目痛，鼻干不眠，无汗，葛根汤，热甚加黄芩、知母主之者，乃热在标也。若表里俱热，渴饮水浆，汗出，脉洪数，白虎汤主之者，乃热在标本也。若不恶寒反恶热，或蒸蒸而热，内实不大便，脉洪数有力，调胃承气汤下之者，乃热在本也。少阳经主半表半里，从乎中治，脉弦，发热头痛，口苦耳聋，胸满胁痛，往来寒热，心烦喜呕，默默不欲食者，小柴胡汤主之。若标病止宜小柴胡汤加减，若本病因邪深入，不能传散，多以柴胡加芒硝汤，或大柴胡汤。大抵热在太阳忌下，热在阳明忌利小便，热在少阳忌汗、忌下、忌利小便。至传入三阴，则不发热，惟少阴经能发热，然少阴发热有二证，初病即见少阴证，脉沉反发热，麻黄附子细辛汤；若下利清谷，里寒外热，手足厥逆，脉微欲绝，身反不恶寒，此阴盛格阳，内寒而外热也，理中汤加附子，或通脉四逆汤。盖阳邪传阴经而下利者，乃是热利，阳陷入阴，外所以无热，自是白头翁汤、黄连阿胶汤一派。如阴邪入阴经而下利者，乃是里寒自利，寒既在里为主，则阳气必客于外，外所以反热，非理中、四逆何以御之。【批：内[32]阳而外无热，内阴而外反热，辨之不明，用药死生立判。】要知虽皆发热，毕竟不同，发于阳而发热者，头必痛，发于阴而发热者，头不痛，此为辨也。又太阳以恶寒发热为病进，恐邪气传里也。厥阴以厥少热多为病退，喜阴尽阳复也。然热气有余，则又为内痈便血之兆矣。发热多端，不可不详辨也。

按：《伤寒论》之论内痈，止于三句中，即以三证辨内痈为极确，文法精练，不可不细玩之。第一句，诸脉浮数，当发热，而反洒淅恶寒。谓脉浮数，本当发热而反多洒淅恶寒者，内痈也。第二句，若有痛处，谓浮数之脉，主邪在经，当一身尽痛，而痛偏着一处者，内痈也。第三句，饮食如常。谓病伤寒，当不欲饮食，而饮食如常者，内痈也。读仲景书，可不于一字一句深求其义哉？景岳治肺痈有桔梗杏仁煎，治肠痈有肠痈秘方，通治有连翘金贝煎，外又有蜡矾丸。皆神方也。谨采以备用。外科之法门，亦仲景热盛内痈之说，有以开之。

恶　寒

伤寒恶寒者，不见风亦恶寒，身难发热，不欲去衣被也。恶寒属表证，而有虚实之分，以有汗者为虚，无汗者为实也。但有恶寒为表不解，若欲攻其热，当先解其表，麻黄、桂枝之属是也。必[33]不恶寒反恶热，此为表解，乃可清里，白虎、承气之属是也。然又有少阴之恶寒者，则蜷卧足冷，脉沉细，四逆汤温之，不可发汗。心[34]振寒，脉微细者，内外俱虚也，真武汤主之。又有止称背恶寒者，盖人背为阳，腹为阴，阳气不足，阴寒气盛，则背为之恶寒，阳微阴盛之机已露一斑。《伤寒论》云：少了病一二日，口中和，背恶寒者，当灸之，处以附子汤者是也。又有阳气内陷入阴中，表阳新虚，有背微恶寒者。《伤寒论》云：伤寒无大热，口燥渴，心烦，背微恶寒者，白虎加人参汤主之者是也。盖微，不甚也。若少阴，则寒甚也。二者一为阴寒气盛，一为阳气内陷。盖阴寒为病，不能消耗津液，故于少阴病则曰口中和。及阳气内陷。则热灼津液为干，故于阳明病则曰口燥渴也。二者均为背恶寒，要辨阴阳寒热不同，亦于口中润燥可知，不可不仔细审之也。又有伤寒恶寒，全不发热，六脉紧细，乃素禀虚怯而不能发热，此太阳寒伤荣证。但极虚感寒，无正[35]发汗之理，宜理阴煎、大温中饮以滋其阴，而云腾致雨之妙，则景岳有心得矣。若温病恶寒，口燥咽干，舌黄唇焦，乃阳盛格阴，内热则外寒，非恶寒也。盖恶寒表证也，得就暖处便解，外寒重证也，虽近火烈不除，轻则神解散，甚则升降散、增损双解散，岂可与正伤寒恶寒同日语哉！

恶　风

恶风者，见风则恶，密室中则无所恶也。虽属表证，而发散又自不同。若无汗恶风，则为伤寒，当发其汗，麻黄汤；有汗恶风，则为中风，当解其肌，桂枝汤；里证虽具，而恶风未罢者，皆当先解其表也。又有汗多亡阳与风湿皆有恶风之证，盖汗出漏不止，则亡阳外不固，是以恶风也，以桂枝加附子汤，温其经而固其卫。风湿相搏，骨节烦痛，湿盛自汗而皮腠不密，是以恶风也，以甘草附子汤，散其湿而实其卫。若温病，恶风等于恶寒，阳伏于内，阴格于外，不过初病一二日，后则恶湿[36]不恶风寒矣。要之邪热内郁，轻则发越于外而手足温，重则内外格拒而通身凉，死生关头，惟在识与不识耳。神解、芳香、升降、凉膈等方斟酌得宜，万无一失。

头　痛

太阴少阴，有身热而无头痛，盖二经皆不上头故也。厥阴，有头痛而无身热，盖厥阴与太阳会于巅也。若身热又头痛，皆属三阳经也。伤寒太阳头痛，发热恶寒无汗，麻黄汤；头痛发热，恶寒有汗，桂枝汤；阳明头痛，不恶寒反恶热，白虎汤；不大便，调胃承气汤。头痛甚者必衄，葛根汤去大枣加葱白；少阳头痛，头角痛，或有耳中痛，或口苦发热，或往来寒热，脉弦数，并宜小柴胡汤。厥阴头痛，呕而吐沫，吴茱萸汤；又厥阴头痛，脉微浮为欲愈，如不愈小建中汤。若温病头痛，或头胀痛，乃热郁结于内，上攻头面三阳，断不可发表，【批：温病头痛，禁用风药，恐邪气上升也，清邪里热，表证自退。】轻则神解散、清化汤治之，重则增损双解散、升降散合内外而治之。里气一通，头痛自止，不可拘伤寒头痛当解表，不可攻里之例也。

身痛

凡伤寒太阳病，身体痛，骨节痛者，若恶寒无汗，脉浮紧者，麻黄汤汗之；若脉浮缓，恶风自汗者，桂枝汤和之；若风寒并中，脉浮紧而缓者，大青龙发之。少阴病，身体痛，骨节痛，手足厥，脉沉者，附子汤主之。然此阴阳二证，一般身痛，用药则相去云[37]壤，浮沉之脉，要在指下辨识。若误发少阴经汗，必动其血，或从口鼻出，或从目出，少阴脉入肺络心，太阳脉起目内眦。则为下厥上竭而死，或可以当归四逆汤救之。凡一身尽痛，发热发黄，头上汗出，背强，小便不利者，湿也，茵陈蒿汤。凡发汗后，身疼痛，脉沉迟者，桂枝新加汤。凡身痛下利清谷者，表里俱寒也，原文先救里，四逆汤；次救表，桂枝汤。若温病，杂气热郁三焦，表里阻隔，阴阳不通，身体痛，骨节痛，以及头痛项强，发热恶寒恶风，目痛鼻干不眠，胁痛耳聋，寒热而呕，一切表证状类伤寒，实非风寒外感之邪，通宜清热解郁以疏利之，如神解散、芳香散、升降散、加味凉膈散、增损双解散之类，随其轻重酌量用之。里气一清，表气自透而外证悉平矣。故温病凡见表证，皆里证郁滞浮越于外也。不知者，一见身痛头痛，发热恶寒等证，便以为伤寒而用麻黄、青龙以发其汗，则坏病蜂起矣。此即所谓前一节治法大有天渊之别也，王刘两公其先觉乎。【眉批：表证皆里证浮越于外，是不可正发汗，之所以然处，前辈名公[38]大知此者，除王、刘、吴、喻，无多人焉。习俗之旧染，难以骤更耳，言之可胜呜咽。】

不 眠

阳盛阴虚，则昼夜不得卧。阴盛阳虚，则嗜卧不欲起。盖夜以阴为主，阴气盛则目闭而卧安。若阴为阳扰，故烦躁而不眠也。温病热郁三焦，阴不敌阳，大渴引饮，烦躁不眠，轻则增损大柴胡汤，重则增损双解散，两解表里之热毒以治之。若太阳伤寒，脉浮数，身痛无汗，烦躁不眠，大青龙汤或桂枝麻黄各半汤。若发汗后不眠，脉浮数，微热烦渴，小便不利，五苓散；若大汗后，胃中干燥，不眠，烦渴欲饮水者，少少与之愈。脉数大者，白虎汤或竹叶石膏汤，不用五苓。又太阳伤寒，脉浮，以火劫汗，亡阳惊狂，起卧不安，桂枝去芍药加蜀漆牡蛎龙骨救逆汤。阳明经病，目痛鼻干不眠，葛根汤。内热多加黄芩、知母。若自汗，脉洪数，经府俱热，烦渴，舌燥，不眠，白虎汤。若大热，错语呻吟，干呕不眠，黄连解毒汤。少阳病往来寒热，口苦、心烦不眠，脉弦数，小柴胡汤加黄连、栀子。若虚弱人，津液不足，加酸枣仁、五味子、麦冬。少阴病得之二三日以上，心烦不眠，黄连阿胶汤生鸡子黄。凡汗、吐、下后，烦渴不眠，剧者懊侬不眠，此邪热乘虚客于胸中，烦热郁闷而不得散也，栀子豉汤。凡下后虚烦不眠，参胡温胆汤、加味温脾[39]汤。

多 眠

凡病者多不得眠，伤寒反多眠者，以卫气昼则行阳，夜则行阴，行阳则寤，行阴则寐。阳气虚阴气盛，则目瞑，故多眠，乃邪气传于阴而不在阳也。昏昏闭目者，阴司阖也。默默不言者，阴主静也。凡伤寒头痛发热，神昏多眠者，表证也，宜解表为先，疏表汤。若得汗后，脉浮细，身凉嗜卧者，此阳邪去而阴气复，可不药而愈。设胸满胁痛，风热内攻而喜眠者，邪传少阳也，小柴胡汤加桔梗、枳壳。少阴病得之二三日，表邪未悉并阴，但欲寐，脉微细，无里证者，麻黄附子甘草汤以微发其汗则愈。少阴病，欲吐不吐，心烦多眠，自利而渴，小便色白者，真武汤。凡脉微细欲绝，或踡卧恶寒向壁，或身重逆冷，皆属少阴，附子汤。若温病多眠，三阳合病，目合则汗，小清凉散合白虎。谵语有热者，增损三黄石膏汤加大黄。盖凡胃中有热者，亦欲多眠，但神昏气粗而大热，绝不似少阴之踡卧足冷也。

自　汗

自汗者，不因发散而自然汗出也。然有表里之别，虚实之异焉。凡伤寒太阳病，汗出恶风，反微恶寒者，表未解也，宜桂枝汤，或小建中汤，或黄芪建中汤，随证用之。阳明病，发热汗多者，急下之，大承气汤。阳明病，脉迟，虽汗出不恶寒，表证罢里证实者，急下之，大承气汤。夫脉迟，乃热郁阳明，火邪闭脉也。【批：伤寒热郁阳明尚且闭脉，何况温病。】里实乃身重，短气腹满而喘，濈濈汗出也。非若邪气在表而汗出之可缓也。漏风亡阳者，桂枝加附子汤。凡阴证四逆，额上及手背冷汗出者，与自利厥逆大汗出者，急以四逆汤温之。凡自汗出，小便难，脉沉者，桂枝附子汤加茯苓。若温病邪热内结，误服表药，大汗亡阳，烦渴不解，大复苏饮。不因误表而自汗者，增损三黄石膏汤，里实者加大黄。愈后每饮食及惊动，即自汗出，此表里虚怯也。人参固本汤如[40]黄芪、牡蛎、麻黄根以固之。若发热而利，自汗不止者死。若大汗出，热反盛，狂言不止者死。若汗出发润，喘不休者死。若汗出如珠，不流者死，此又不可不知也。

盗　汗

盗汗者，睡着而汗出也，是由邪在半表半里，何者？若邪气一切在表与卫，则自然汗出也，此则邪气侵行于里，外连于表，及睡则卫气行于里，乘表中阳气不致，津液得泄，故但睡而汗出，觉则气散于表而止矣。杂病盗汗者，或阳虚血热，补中益气汤加防风、麻黄根、生地黄、牡丹皮。或阴虚火动，当归六黄汤加浮麦、麻黄根。伤寒盗汗，责于半表半里，知其胆有热也。《伤寒论》曰：微盗汗出，反恶寒者，表未解也，小柴胡汤主之。《伤寒论》曰：阳明病，脉浮而紧，必潮热，发作有时，但浮者，必（盗）自汗出，【按：盗汗是少阳证，自汗事阳明证，但“浮者必盗汗出”句之“盗”字，应是“自”字，当改之，可与白虎汤。】病愈脉静身凉，数日后，忽得盗汗及自汗者，此属表虚，并宜黄芪汤加防风、麻黄根。若温病盗汗，邪热内郁，外侵于表，升降散或增损大柴胡汤加牡蛎、龙胆，或龙胆末二钱，猪胆汁同温酒调服。

头　汗

凡热邪内蓄，蒸发腠理，偏身汗出者，谓之热越。若身无汗，则热不得越，上蒸于阳，故但头汗出也。热不得越，阳气上腾，头汗出谵语者，在伤寒大柴胡汤、凉膈散；在温病增损大柴胡汤、加味凉膈散。头汗出齐颈而还，渴饮水浆，小便不利，此为热郁在里，身必发黄，在伤寒茵陈蒿汤，在温病加味凉膈散加茵陈蒿。

心下满，头汗出，水结胸也，并宜柴胡陷胸汤。阳明病，下血谵语，此为热入血室。此证兼男子言，不仅妇女也。但头汗出者，在伤寒小柴胡汤加归尾、桃仁、穿山甲、丹皮、栀子；在温病柴胡清燥汤加穿山甲、桃仁、黄连、大黄、芒硝。又伤寒五六日，已发汗而复下之，胸胁满微结，小便不利，渴而不呕，往来寒热，心烦，但头汗出者，柴胡桂枝干姜汤。又伤寒五六日，头汗出，微恶寒，手足冷，心下满，口不欲食，大便难，脉沉细者，此为阳微结，必有表复有里也。脉沉亦在里也。汗出为阳微，假令纯阴结，不得复有外证，悉入在里，此为半在里半在外也。脉虽沉紧细，不得为少阴病，所以然者，阴不得有汗，今头汗出，故知非少阴也，可与小柴胡汤。设不了了者，得屎而解，柴胡加芒硝汤。若中湿，误下之，头汗出，小便利者死。又下后，额上汗出而喘，小便反秘者亦死。二[41]者乃头汗之逆，以阴阳上下俱脱也。关格不通，不得尿，头无汗者生，有汗者死。若元气下脱，额上汗如贯珠者死。《脉经》曰：阳气上出，汗见于头，五内枯干，胸中空虚，医反下之，此为重虚也。盖头汗有生死之分，须详辨之。按：脉细者，应是脉沉细者，观下文"脉沉亦在里也"之"亦"字自知，当补之。"脉虽沉紧"之"紧"字，当是"细"字，若是"紧"字，与上下文义不属，当改之。

手足心腋下汗

凡潮热手足濈濈汗出，为阳明胃实也。腋下濈濈汗出，为兼少阳胆实也。在伤寒大柴胡汤，在温病增损大柴胡汤。若大便秘硬者，在伤寒大柴胡汤加芒硝，在温病加味六一顺气汤。若手足心濈濈汗出，大便难而谵语者，此有燥粪，为热聚于胃也。在伤寒调胃承气汤，在温病加味凉膈散。《伤寒论》曰：阳明病，中寒不能食，小便不利，手足心濈濈汗出，此欲作痼瘕。大便必初硬后溏，胃中虚[42]，水谷不别故也。癥瘕者，寒气结而为积也，厚朴生姜甘草半夏人参汤，或理中汤加木香、槟榔，不可不下也。若额上及手背絷絷汗出者，此属阴证伤寒，通脉四逆汤温之，此皆不可不辨也。

结胸痞气

《伤寒论》曰：病发于阳，而反下之，热入里作结胸。谓表证当汗也，而医反下之，则外邪乘虚内陷，结于心膈，乃结胸也。《伤寒论》曰：太阳病，脉浮动数，【批：浮则为风，动则为痛，数则为热。】头痛发热，微盗汗出，反恶寒者，表未解也。而反下之，动数变迟，膈内拒痛，胃中空虚，客气动膈，短气烦躁，心中懊侬，阳气内陷，心下因硬，则为结胸，大陷胸汤主之。若不结胸，但头汗出，余无汗，齐颈而还，小便不利，身必发黄，栀子豉汤主之。又曰：太阳病，重发汗而复下之，不大便，舌上燥而渴，日晡潮热，从心下至小腹硬满而痛不可近者，大陷胸汤主之。又曰：伤寒呕而发热，柴胡证具，而以他药下之，其柴胡证仍在者，复与小柴胡汤，必蒸蒸振汗而解。若心下满而硬痛者，此为结胸也，大陷胸汤主之。又曰：伤寒六七日，结胸实热，脉沉而紧，心下硬痛者，大陷胸汤主之。又曰：结胸无大热，此为水结在胸胁也。但头汗出者。大陷胸汤主之。《活人》云：宜逐其水，小半夏茯苓汤，小柴胡汤去大枣加牡蛎亦可。又曰：小结胸病，正在心下，按之则痛，脉浮滑者，小陷胸汤主之。又曰：病应汗解，及[43]以冷水噀[44]之，或灌之，其热被却不出，弥更益烦，肉上粟起，意欲饮水，反不渴者，服文蛤散。若不瘥，与五苓散。寒实结胸，寒饮结于胸中。无热证者，与小陷胸汤，白散亦可服。崔行功[45]曰：伤寒误下，结胸欲绝，心胸高起，手不可近，用大陷胸汤。恐不得瘥，此下后虚逆，气已不理，当以枳实理中丸，先理其气，次疗诸疾，古今用之如神。且误下之初，未成结胸者，急宜频服理中汤加枳壳、桔梗，自得解散，更不作结胸也。又有衄血不尽，血结胸中，手不可近，漱水不欲咽，身热喜忘如狂，腹胁胀满，大便黑，小便利，犀角地黄汤加大黄主之。妇人血结胸胁，揉而痛，不可抚近，海蛤散主之。凡结胸，脉沉紧、沉滑、沉实，或数大有力者，乃可攻之。若脉微沉细，手足冷者，为难治。若欲救之，宜四逆汤。凡结胸，有兼发黄或发斑，或厥逆者，皆为最重之证。又结胸证悉具，烦躁者死。又结胸脉浮大者，不可下，下之则死。须详辨之。张景岳曰：结胸治法，仲景俱以大陷胸汤主之。然以余之见，惟本病不因误下而实邪结胸，下连小腹，燥渴谵妄，脉来沉实者，正大陷胸汤所宜用也。至于太阳少阳表邪未解，因下早结胸，而复用大陷胸汤，是既因误下而又下之，恐不得瘥，不若用枳实理中丸、柴胡陷胸汤，以缓治之为妙。

余按崔张皆谓不得瘥者，恐复下之过也。不知仲景大有所见，尽误下结胸危证也，缓则死矣。结胸而用陷胸者，有病则病受之。观大病瘥后，从腰以下有水气者，用牡蛎泽泻散峻攻，何反不顾其虚耶。盖病势危急，设用缓剂，阴水袭入阳界，驱之无及，可见活人之事迂阔[46]者无济[47]也。

《伤寒论》曰：病发于阴而反下之，因作痞，以下之太早故也。谓内挟痰食，外感风寒，里之阴虚已受邪热，中气先伤也。或热微下证未全，不任转泻也，而医反下之，则里之微热虽除，表之邪热又至，表邪乘虚内陷，结于心下，但硬满而不痛，虽不结胸，亦成痞气也。若不因下早而为痞气者，或痰，或食，或气，或血为之结也。各有寒热不同，要在辨而治之。大约轻者，通用枳壳桔梗汤。若实热而为痞者，内实热盛不大便，手足温，其脉关上浮，大黄黄连泻心汤。如寒热偏胜者，上有湿热，下有陈寒也，心下痞，而复恶寒汗出者，附子泻心汤。如寒多热少，胸满脉濡者，半夏泻心汤。如胃不和，心下痞硬，干呕，胁下有水气者，生姜泻心汤。如下利腹鸣者，非热结也。但以胃中虚，客气上逆，故心下痞硬，甘草泻心汤。要之泻心非泻心火之热，乃泻心下之痞满也。如痞满胃寒咳逆，理中汤。如外证未除，而数下之，为重虚其理[48]，邪热乘入，遂挟热而利，心下痞硬，表里不解者，桂枝人参汤，即理中汤加桂枝而易其名，为治虚痞下利之的方也。如汗吐下后，胃虚停饮痞硬，噫气不除，旋覆花代赭石汤，此辅正匡邪，蠲饮下气之妙方也。如本以下之，故心下痞，与诸泻心汤不解，其人渴而烦躁，小便不利，五苓散。邪在上而治在下，使浊气出下窍，而清阳之在上焦者，自能宣化，乃藏实而泻其府也。盖五苓有两解之功，润津滋燥，导饮荡热，亦消痞满之良方也。如发热汗出不解，心下痞硬，或吐，或下利，脉滑数，或关脉沉紧，大柴胡汤。盖外邪不解，转入于里，心下痞硬，呕吐下利，攻之则碍表，不攻则里证又迫，计惟有大柴胡汤，合表里而两解之。

余按：大凡结胸痞气，未经攻下而成者，此或痰，或食，或气，或血凝滞而然，先须柴胡陷胸汤、柴胡枳桔汤以开之，开之不愈，则攻下之。曾经下后，此为外邪陷入而为结胸痞气，时其轻重，当下则下，缓则误矣。若不分曾下未下，但见心下胀满，便以为结胸痞气，辄用攻下之剂，反成真结痞矣。又按：结言胸，痞言心下，结言按之石硬，痞言按之濡，结言寸脉浮关脉沉，痞不言寸而但言关上浮，可以知其病之分，治之异矣。然此皆为正伤寒言之也。若温病郁热内攻，火性上炎，一发即心胸结痞，脉洪滑数，或伏沉，自是热实结胸痞气，特患下之不早耳，非大小陷胸，或陷胸承气、加味凉膈等方下之不为功。凡结胸，不问寒热虚实迟早，便用罨[49]法，生姜、葱白等分，生萝卜加倍，如无，以子代之，三味共捣一处，炒热，白布包作饼，罨胸前结痛处。此法须分二包，冷则轮换，无不即时开通，但不宜太热，恐炮烙难受也。更以温手顺下操之，自无不愈，并治一切痞满胀痛，真妙法也。

张氏《发明》曰：成注云，无热而恶寒者，发于阴也。既无热而又恶寒，其为阴证明矣，安有下之之理，下之岂止作痞而已哉。夫仲景谓阴阳者，指表里而言也，非此之谓也。病在表则当汗，而反下之，因作结胸。病虽在里，尚未入府，而辄下之，因成痞。所以成结胸者，误下之故也。所以成痞气者，下之太早故也。经曰：脉浮而紧，浮则为风，紧则为寒。风则伤卫，寒则伤荣。又曰：脉浮而紧，复下之，紧反入里则作痞。由此言之，风邪入里则结胸，寒邪入里则为痞。然此亦皆太阳病之所致，非阴证之谓也。又曰：病在阳，应以汗解。阳指表证而言明矣。况痞证诸条，未有因无热恶寒下之而成者，此成注之误也。按此说深合经义，故录之。

腹满

腹满者，腹中胀满也。腹满不减者为实，时满时减者为虚。以手按之，坚硬而痛不可按者为实；可揉可按而软者为虚。《伤寒论》曰：凡伤寒太阴之为病，腹满而吐食不下，自利益甚，时腹自痛。若下之，必胸下结梗[50]。自利益甚，宜理中汤加藿香、厚朴、陈皮、半夏，甚则四逆汤。腹满时减复如故，此虚寒从下而上也，理中汤加厚朴、木香。病人自言腹满，他人以手按之不满，此属阴证，切不可攻，宜四逆汤温之。凡汗解后腹满，厚朴生姜半夏甘草人参汤。本太阳证而反下之，因而腹满时痛者，桂枝加芍药汤。大实痛者，桂枝加大黄汤。少阴病六七日，腹胀不大便者，大承气汤。凡发汗后不解，腹胀满痛者，大承气汤。凡潮热腹满，短气而喘，内实者，大柴胡汤加厚朴、槟榔。胸中有热欲呕吐，胃中有寒作满痛者，黄连汤。温病无阴证，热郁失下，邪火久羁[51]，腹胀满痛者，升降散、加味凉膈散加枳实、厚朴。大抵阳热为邪，则腹满而咽干，便秘谵语。阴寒为邪，则腹满而吐利，食不下。与夫曾经汗吐下后腹满，治各不同。故为医者，要知邪气所起所在，审其所起，知邪气之由来，观其所在，知邪气之虚实。汗下之不差，清补之适当，则十全之功可得也。按："自利益甚"四字，当在"必胸下结痛[52]"句之下，不应在"吐食不下"句之下。若在此句下，则是已吐食不下而自利益甚矣。仲景复曰"若下之"三字，无所谓也，当移[53]之。

小腹满

小腹满者，脐下胀满也。胸膈满为邪气，小腹满为有物，物者何？尿与血耳。小腹满，小便不利者，尿涩也。在伤寒，自气分传入血分，宜五苓散、猪苓汤。在温病，自血分发出气分，宜神解散，升降散。小腹满，小便自利者，蓄血也。在伤寒，桃仁承气汤、代抵当汤丸。在温病，解毒承气汤加夜明砂、桃仁、丹皮、穿山甲。又伤寒小腹满，厥逆，真武汤。小腹满，不结胸，按之痛，厥逆，脉沉迟，冷结关元也，四逆汤加吴茱萸，外灸关元穴。温病无阴证。

腹　痛

凡腹中痛，按而痛甚为实，按而痛减为虚。阳邪腹痛者，痛不常久，阴邪痛者，痛无休歇。伤寒腹痛，须明部分。中脘痛，属太阴脾经分，脉沉迟而寒者理中汤，甚加附子。阳脉涩，阴脉弦，脉三阳急为瘕，三阴急为疝，此伤寒瘕疝发于内，故腹中急痛。小建中汤。散结安瘕，治在阳明太阴。不瘥，小柴胡汤。和中定疝[54]，治在少阳厥阴。脐腹痛属少阴肾经分，脉沉者真武汤。小腹痛属厥阴肝经分，阳郁厥逆者，当归四逆汤加吴茱萸、生姜。阴寒厥逆者，四逆汤加吴茱萸。若太阳病下之早，因而腹痛者，属太阴也，桂枝加芍药汤。若内实腹痛，绕脐刺痛，烦躁，发作有时，此有燥粪也，调胃承气汤。大实腹满而痛，脉实者，大承气汤。若脉弦，口苦发热，腹中痛者，小柴胡汤去人参，加炒白芍。寒热交作，腹中痛者，小柴胡汤加肉桂、白芍，寒多去黄芩。大抵伤寒腹痛，有虚有实，有寒有热，要在辨脉证而治之。温病腹痛，乃杂气潜入，邪火郁滞阳明也，以升降散、加味凉膈散，消息[55]治之。温病无阴证，实与热自不屑言，即有虚者，亦当先去其急，而后理其缓也。张子和曰：良工先治其实，后治其虚。今之庸工，不敢治其实，惟误补其虚，举世不知其非，奈何！

烦热

烦热者，因发热而烦躁不安也，惟温病为特甚。此盖杂气伏郁三焦，邪火亢闭，怫热燔灼，故心神无定耳。增损双解、增损三黄石膏之属，消息治之。若伤寒有表邪，不得汗出而烦躁者，其脉浮缓而紧数，大青龙汤。若烦而渴，脉弦数者，乃半表半里证也，小柴胡汤加知母、天花粉。若烦渴舌燥，大汗出，饮水，脉洪数有力者，阳明经腑证也，白虎汤，甚则调胃承气汤。若手足厥，下利而烦，脉沉细而软者，此则阴证之类烦也，急以人参、附子温之。若手足厥，阳气受于胸中，四肢为诸阳之本。邪结胸，寒饮伏停，阳气隔塞。心中满而烦，饮作烦闷。此非少阴之脏寒也，争以瓜蒂散吐之（瓜蒂、赤小豆）。若内伤劳役，阴虚火动而烦者，身倦自汗，尺脉浮虚者，补阴益气煎加白芍滋之。凡伤寒五七日，两手六部脉皆至，六脉同等。大烦邪欲外散，故作烦热。而口噤不能言，其人躁扰者，邪正相争。欲作汗解也。若脉和大烦，邪欲向外，大有作汗之机。目肿睑内际黄者，太阳主目上纲，阳明主目下纲，目肿面[56]内际黄者，土旺而邪欲散也。此亦欲作汗解也。所以言大烦者，以肌表大热，则是邪热欲泄达于外也，故为欲解。间有大战者，然必以脉为主，若脉不至而大烦，不能言，反解上条。脉不和而睑黄大烦，反解次条。其病为进，又不可执一而论也。

潮 热

潮热者，如潮水之潮，其来不失其时。盖阳明属土，应时则旺于四季，应日期则旺于未申，故必日晡发者为潮热。阳明内实也，宜下之。若一日三五发者，乃是发热，非潮热也。又须切脉之滑大沉实，再审其人脐腹胀满，以手按之则硬而痛，手足心并腋下濈濈然有汗，此内实有燥粪也。在伤寒大柴胡汤，或调胃承气汤。在温病增损大柴胡汤，或加味凉膈散加龙胆草。务要酌度适中病情，不可太过不及。若伤寒，发在寅卯辰巳时分，且未可下，宜小柴胡汤加减与之。若少阳邪并阳明，发潮热，大便溏，小便自可，胸胁痛不去者，主以小柴胡汤。又胁下硬满，不大便而呕，舌上白苔者，可与小柴胡汤，则上下通和，濈然汗出而解。至于温病，邪郁胃中，但有潮热，悉以增损大柴胡汤，甚则加味六一顺气汤。凡伤寒潮热者，先以小柴胡汤，如热不除，内实可下者，以大柴胡汤。此大略也。

往来寒热

伤寒往来寒热，邪正分争也。盖寒为阴，热为阳，里为阴，表为阳。邪客于表，与阳相争则发寒矣。邪客于里，与阴相争则发热矣。表邪多则寒多而热少，里邪多则热多而寒少。邪在半表半里之间，外与阳争而为寒，内与阴争而为热，表里之不拘，内外之无定，由是寒热往来而无常也，故以小柴胡汤，立诸加减法以和之。又往来寒热与寒热如疟，似是而实非也。寒热如疟者，作止有时，正气与邪气争则作，分作[57]止矣。往来寒热，则发作无时，往来无常，日三五发或十数发，此其与疟异也。虽治往来寒热属半表半里，当和解之，又有病至十余日，热结在里，复往来寒热，自宜大柴胡汤下之。凡少阳证，往来寒热，必先与小柴胡汤和之。服后不解，其脉反浮者，与柴胡桂枝汤，使邪从表而散。其脉如数者，与大柴胡汤，使邪从里而出也。温病伏邪内郁，往来寒热，多属热结在里，阴阳不和，增损大柴胡汤主之，如升降散，乃此证妙药也。盖升清可以解表，降浊可以清里，则阴阳和而内外俱彻矣。若施之伤寒，则又不可。

谵语

谵语者，语言讹谬而气盛也。经曰：实则谵语。盖邪热深入，蓄于胸中，则昏其神气，遂语言无次而妄说也。邪热轻者，惟睡中谵语，醒则无矣。邪热重者，即不睡亦谵语。如热极者，詈骂不避亲疏，不识人，此神明之乱也。谵语盖非一端。伤寒发汗多亡阳谵语，以胃为水谷之海，津液之主，汗多津液亡，胃中燥，必发谵语，此非实热，故不可下，以柴胡桂枝汤和其荣卫，以通津液后自愈。谵语不恶寒反恶热，白虎汤。腹满身重，难以转侧，口不仁不知味也，面垢，谵语，遗尿自汗，脉滑实者，白虎汤。潮热，手足腋下濈濈汗出，其脉沉实，或滑数有力，大便难而谵语者，大承气汤。温病热郁三焦，神昏气乱，谵语不识人，时其轻重，以升降、凉膈、六一、解毒承气之类，消息治之。若误服表药，谵语闷乱者，增损三黄石膏汤加大黄。若蓄血谵语，大便黑，小便利，在伤寒，桃仁承气汤；在温病，解毒承气汤加夜明砂、桃仁、穿山甲、丹皮。下利谵语，脉滑而数，有宿食也，在伤寒六一顺气汤加黄连；在温病加味六一顺气汤。此非内寒而利，乃燥粪结实，胃中稀水旁流之物也，必须能辨滑数之脉，乃可下之。此证最难酌度。温病多有体厥脉厥者，更须下之，此《内经》通因通用之法也。若下后下证悉除，三五日后谵语不止者，此邪气已去，元气未复，宜柴胡养荣汤加辰砂一钱。大抵谵语脉短则死，脉自和则愈。或气上逆而喘满，或气下夺而自利，皆为逆也。

郑声

郑声者，郑重频繁，谬语谆谆不已而气微也。经曰：虚则郑声。如老人遇事谇语[58]不休，成氏以为声转其本音，二理并通，故两存之。盖郑声，乃因内虚正气将脱而言，皆不足之状。如手足厥，脉沉细，口鼻气息短少，所说语言轻微无力，气少难以应息者，皆阳气微也。若神昏气促，不知人事者死。如气不促，手足颇温，其脉沉细而微者附子汤。或内热不可用附子者，人参三白汤、五福饮、七福饮之类，随证加减治之。所谓伤寒温病，四损不可正治者此类是也。娄氏曰：谵语气虚独言也。此出《素问》。予用参、芪、归、术治之屡验。按此即所谓郑声也。大抵谵语、郑声，态度无二，但有虚实之分，须详辨之。

发狂

凡发狂，本属阳明实热之证。盖阳明为多气多血之经，或伤寒阳邪传入胃府，或温病阳邪起自胃府，热结不解，因而发狂。《内经·脉冲解篇》曰：胃者土也，故闻木音而惊者，土畏木也。其恶火者，热甚则畏火也。其恶人者，以阳明厥则喘而惋[59]，惋则恶人也。其病甚则弃衣而走，登高而歌，或数日不食，或踰垣上屋者，以四肢为诸阳之本，阳盛则四肢实，实则能登高也。其弃衣而走者，以热盛于身也。其妄言骂詈，不避亲疏而歌者，以阳盛为邪也。又曰：阴不胜其阳，则脉流薄疾乃狂。又曰：邪入于阳则狂。是皆以阳明热邪上乘心肺，故令神志昏乱若此，此阳狂也。伤寒温病虽根源不同，至于发狂，皆邪热已极，使非峻逐火邪则不能已。故但察其大便硬结，或腹满而坚，或湿滞胶闭，或协[60]热下利，或热结旁流有可攻之证，酌用大小承气、凉膈、六一、解毒承气之类下之。如无胀满结实等证，而惟胃火使然者，但以白虎、解毒、三黄石膏、大小清凉之属，清其火邪，其病自愈。外有伤寒如狂发狂二证，以太阳邪热不解，随经入府，重则发狂，轻则如狂，此热搏[61]血分，蓄血下焦，故宜桃仁承气与代抵当下之。温病多蓄血阳明，以黄连解毒汤，送下代抵当汤丸去桂加牛膝、丹皮。近见别有一种如狂之证，或由失志而病，其病在心。或由悲忧而病，其病在肺。或由失精而病，其病在肾。或由郁怒思虑，饥饿劳碌而病，其病在肝脾，此其本病已伤于内，而邪气复侵于外，则本病必随邪而起矣。其证所谓“虚狂”是也。外无黄赤之色，刚暴之气，内无胸腹之结，滑实之脉，或不时躁扰而禁之则止，或口多妄诞而声息不壮，或眼见虚空，或惊惶不定，察其上，口无燥渴，察其下，便无硬结，是皆精气受伤，神魂不守，其证与伤极发狂者反若冰炭，而时医不察，但见错乱，便谓阳狂，妄行攻下，必致杀人。凡治此者，须辨血气阴阳四损何在。其有虚而挟邪者，邪在阳与气分，宜补中益气汤、大温中饮。邪在阴与血分，宜补阴益气煎、理阴煎。设有邪气闭结，势不能不下者，必以黄龙汤，或大柴胡汤加人参。其虚而无邪者，在阳与气分，宜八珍、十全，肾气丸料、右归丸料。在阴与血分，宜六味丸料、左归丸料。其虚而挟寒者，宜四逆汤加人参、右归丸料。其虚而挟火者，宜六味丸料、左归丸料。此方治之宜，大略如此。若夫润泽之，则在医者活法耳。

发斑疹

发斑者，轻如蚊迹，重如锦纹，其致此之由，总因热毒不解。或当汗不汗，则表邪不解。当下不下，则里邪不解。当清不清，则火盛不解。阳证误用温补，则阳亢不解。必须察脉之浮沉，人之虚实，热毒之轻重而治之，断不可执成氏不可汗，不可下之说。凡邪气自外而入，深入不解，则又自内而出，表里相乘，势所必至，原非表虚证也。但使内外通达，则邪由表里而解矣。即如犀角地黄汤，乃治斑之要药。人知此汤但能凉血解毒，而不知此汤尤善解表散邪，若用之得宜，里气一清，必通身大汗，热邪顿解，何为不可汗耶。发斑大热，狂躁引饮，又何为不可下耶。凡斑出赤红者为胃热，紫红者为热甚，黑色者为胃烂也。鳞红起发者吉，最忌稠密成片。如热甚脉洪数烦渴者，以白虎汤合犀角地黄汤加僵蚕、蝉蜕、青黛。如热毒内蕴，烦心不得眠，错语呻吟者，犀角大青汤加僵蚕、蝉蜕，或增损三黄石膏汤加青黛、犀角。热燥便结者，俱加酒大黄。如斑发已尽，外热稍退，内实便秘谵语者，以加味凉膈散微下之。【批：胃热干燥，荣气不舒，得凉药以滋其阴，则胃中和而大汗出矣。】温病与伤寒治法同，盖僵蚕、蝉蜕尤斑疹要药也。至于阴证，亦时有发斑者，状加蚊迹，多出胸背手足间，但稀少而淡红，身虽热而安静。以其人元气素弱，或因欲事伤肾，当补不补，则阴凝不解。或误服凉药太过，以致变成阴证。寒伏于下，逼其无根失守之火，聚于胸中，熏灼肺胃，传于皮肤而发斑点，补阴益气煎加干姜、附子。寒甚脉微，大建中汤、通脉四逆汤，则真阳回阴火降，而证乃痊，此治本不治标也。温病无阴证，若夫疹与斑等乃温病中之重证也，治同温病，伤寒百不出一。总缘杂气之毒郁于胃中，无所施泄，发于皮肤而为疹，增损双解散主之，加紫背浮萍五七钱，或重加石膏、大黄、芒硝，清散得宜，未有不出者。如身出而头面不出，此毒气内归，危候也。急以大蟾蜍一个，捣和新汲水。去渣痛饮之，自出，屡验。若温病有久而甚者，烦躁昏沉，只用蟾蜍心三两个，捣[62]和水饮一二次，定心安神而病去矣，勿以为微而忽之。凡斑疹，脉洪长滑数易治，脉沉伏弦微难治。黑如果实靨[63]者死，不可不知。

发　黄

凡伤寒温病皆发黄，多由阳明湿热，与合曲相似。而发[64]热汗出者为热越，不得发黄也。但头汗出，身无汗，际[65]颈而还，或心中懊恼，或渴饮水浆，小便不利，或赤或黄，或混浊，肚腹胀满，或痛或不痛，或燥结，脉来沉实有力，此皆瘀热在里。熏蒸于皮肤之上，身黄如橘子色者，在伤寒茵陈蒿汤，在温病加味凉膈散加茵陈蒿。右[66]方治里证有三承气，便于三承气中合茵陈蒿汤，或加味茵陈蒿汤，随证施治，方为尽善。外用黑豆一升，黄蒿四两，煮滚汤一锅，倾铜盆内，搅稍冷，入鸡子清[67]七八个，以手指搅起白沫，敷身黄处，黄散，温覆汗出而愈。又伤寒有身黄发热者，栀子柏皮汤。伤寒有瘀热在里表者，麻黄连翘赤小豆汤。此瘀热在表而发黄，故用表药。设泥“里”子[68]，岂有邪在里而反治其表之理哉！夫伤寒温病，至于发黄为疾已甚，多有不治之证。形体如烟熏，直视头摇，是为心绝。环口黎黑，柔汁[69]发黄，是为脾绝[70]，当辨之。

蓄血

蓄血者，瘀血蓄结于内也。身黄如狂，屎黑，善忘，皆蓄血之证。许学士[71]云：血在上则善忘，血在下则发狂。盖伤寒病在太阳，则当发汗。或不汗，或汗迟，或脉盛汗微，邪无从出，故随经入府，结于膀胱，乃为蓄血。温病起无表证，而惟胃实，阳明郁热失下，邪火久羁，故肠胃蓄血多，膀胱蓄血少。亦有血为热搏，下注膀胱者，虽腐为黑血，溢于肠间，结粪得瘀而润下，然真元已惫矣。医者必察人胸脐旁、小腹，但有硬满处，以手按则痛者，便为蓄血。若蓄血阳明，不必问其小便。若小腹硬满而小便自利，则膀胱之气化行，而与尿涩气不化不同也，允为有形之蓄血矣。温病与伤寒治法亦无大异。《保命集》[72]分三焦。上焦胸胁手不可近，在伤寒犀角地黄汤加大黄，在温病再合黄连解毒汤。中脘脐间手不可近，在伤寒桃仁承气汤加丹皮、枳壳，在温病去肉桂，再合黄连解毒汤。脐下小腹手不可近，在伤寒代抵当汤丸，在温病以黄连解毒汤送下此丸，去肉桂，加丹皮、牛膝。夫伤寒温病至于蓄血，实病证之奇异，治法之精微，能审诸此，垂手取效，可为妙也，然而难矣。实者可救，虚者多危。

衄血

经络热盛迫血妄行，出于鼻者为衄。伤寒责其血热在表也，温病责其血热在里，浮越于表也。犀角地黄汤加芩、连、柴、栀、元参、僵蚕、蝉蜕，甚加大黄，入蜜、酒、小便，冷服。凡伤寒阳明病，口干鼻燥能食者，知邪不在里而在经，故必衄也，葛根汤去大枣，加葱白、黄芩。不止，黄芩汤去枣，加生茅根、生艾、生藕、生荷叶、生侧柏叶，小便煎。太阳病脉浮紧，发热无汗而衄者愈。太阳病衄血，及服桂枝汤后衄血者，为欲解。亦可服犀角地黄汤加茅花如无，以根代之。脉浮大，发热下利，衄血干呕者，黄芩汤去大枣，加生地汁、童便。衄血烦而渴欲饮水，水入即吐者，先服五苓散，后服竹叶石膏汤。不止，茅花汤即茅花五钱，小便煎服是也。或于凉血药中，磨京墨三茶匙亦妙。汗后热退，衄血不止，用草纸折数层，浸入新汲水中，贴顶门上及项脊，温则易之，必止。少阴病，但厥无汗而强发之，必动其血，或从口鼻出，或从目出，是为下厥上竭，为难治，可与当归四逆汤。仲景曰：衄家不可发汗，汗出必额上陷，脉急紧，直视不能瞬，不能眠。又曰：亡血家，不可发表，汗出即寒慄而振。二说皆为久衄，亡血已多，故不可汗。若热毒蕴结成衄，脉浮紧者，麻黄汤；脉浮缓者，桂枝汤。若脉已微，二药必不可用。脉细者，黄芩汤去大枣，加生地、童便；脉滑数者，犀角地黄汤。大抵衄血、吐血、下血，脉微小者生，脉实大者死。或衄后、吐后、下后，脉微小易治。若热反盛，脉反洪数者死也。若衄而头汗出，或身上有汗不至足者，皆难治也。

吐　血

伤寒诸阳受邪，其邪在表，当汗不汗，热毒深入，故吐血也，麻黄汤汗之。内有瘀血者，桃仁承气汤利之。服桂枝汤后吐血者，犀角地黄汤加茅花。凡久病虚弱，外有寒形，内有火邪，风寒闭塞，壅遏里热，以致吐血者，麻黄芍药人参汤主之。凡吐血鲜红色者，皆热也，犀角地黄汤以凉之。凡吐血紫黑成块，脉沉迟细，口不渴，小便清，为瘀血寒凝也，宜理中汤加丹皮、肉桂之辛温以散之。若脉洪数，仍属热，宜桃仁承气汤以行之。温病吐血与衄血，皆属热毒内郁，经络火盛，火载血液而妄行，大清凉散，或犀角地黄汤合泻心汤。有瘀血紫黑成块者，加桃仁、大黄以利之。按：麻黄芍药人参汤证出自《准绳》，《伤寒论》无此证。因东垣治一寒士感寒吐血，用麦冬饮子合仲景麻黄汤各半服之，甚善，故并载之以为后学津梁。乾隆乙巳季冬科试，先君六旬有六，冒雪归家，风寒郁热以致头痛、发热、恶寒、吐血，诸医不效，余甚惊惶，斟酌东垣此汤，一服而愈。前因吾父中风，留心医道，三年内未敢处方，自是而悟。识真脉证，方未有不效者。噫！医道之难在此矣。辨中有发经论所未发者，实千古不易正理，后学宗之，自不覆晋人辙矣。畏斋。

【校注】

① 分清路分：大安砦本作“分析明白”。

② 极：大安砦本作“辄”，可参。

③ 旋踵：旋转脚跟。祸不旋踵，形容灾祸极速。

④ 消息：斟酌。

⑤ 水流湿：水往低湿处流。《易经·乾》：“同声相应，同气相求。水流湿，火就燥。云从龙，风从虎。圣人作而万物睹。本乎天者亲上，本乎地者亲下，则各从其类也。”

⑥ 值：通直，犹但也。

⑦ 少艾：年轻美好的女子。

⑧ 憬(jǐng 景)：觉悟。

⑨ 屯蒙：《周易》一卦名，喻蹇滞、晦暗。

⑩ 若而：若干。《经传释词》：“若而者，不定之词也。”

⑪ 大安砦本无此眉批。

⑫ 则此：扫叶山房本和同治元年重刻本均作“此则”。

⑬ 斑斑：大安砦本作“发斑”，可参。

⑭ 此段经文出自《金匮要略·百合狐惑阴阳毒病脉证治第三》，非《伤寒论》

言。

⑮ 此段经文出自《金匮要略·百合狐惑阴阳毒病脉证治第三》，且为“升麻鳖甲汤去雄黄，蜀椒主之”，非《伤寒论》言。

⑯ 蔑（miè）：无。

⑰ 王刘：王，指王覆；刘，指刘完素。

⑱ 讱庵：汪昂，字讱庵，清代医家，安徽休宁人。撰有《素问灵枢类纂约注》《本草备药》《汤头歌诀》等书，文字浅显扼要，流传甚广。

⑲ 准头：鼻尖。

⑳ 年寿：指眉心与鼻尖之间的部位。

㉑ 命宫：相术家语，两眉之间。

㉒ 法令：相术家语，鼻端之两旁下，食仓之左及禄仓右方之部位也。

㉓ 杜清碧：杜本，字伯原，号清碧。元代清江（今属江西）人。博学善文，兼通医学。对舌诊有专攻，尝扩敖氏舌诊法十二图为三十六图，并列治法方药，撰成《敖氏伤寒金镜录》一卷，为我国最早的舌诊专著。

㉔ 饮气下行：扫叶山房本和同治元年重刻本均作“引气下行”。

㉕ 大麻仁：大安砦本作“火麻仁”。

㉖ 旁：大安砦本作“傍”。“傍”通“旁”。下同。

㉗ 热：大安砦本、醉芸轩本均作“熟”，当是。

㉘ 除中：古病名。见《伤寒论·厥阴篇》：厥阴病出现四逆，下利者，应当不能食，若中气将绝，而凡能食者，称为除中，属危象。

㉙ 极：大安砦本作“机”，当是。

㉚ 也：大安砦本作“出”。

㉛ 阁：通“搁”，停止，迟误。

㉜ 内：大安砦本作“伏”，可参。

㉝ 必：湘潭本作“其”，当是，醉芸轩本脱，可参。

㉞ 心：诸本同，误，《伤寒论·辨太阳病脉证并治上》为“必”。

㉟ 正：大安砦本作“有”。

㊱ 湿：醉芸轩本作“热”，当是。

㊲ 云：大安砦本作“霄”。

㊳ 公：大安砦本作“于”，义胜。

㊴ 脾：醉芸轩本、湘潭本均作“胆”，可参。

㊵ 如：书业德本、醉芸轩本、扫叶山房本均作“加”，当是。

㊶ 二：大安砦本作“三”，当是。

㊷ 虚：《伤寒论·辨阳明病脉证治》作“冷”。

㊸ 及：书业德本、扫叶山房本均作“反”，当是。

㊹ 噀（xùn 迅）：含在口中而喷出。

㊺ 崔行功：唐代官吏，知医，恒州井陉（今属河北）人。著有《千金秘要备急方》一卷。

㊻ 迂阔：迂远而不切实际。

㊼ 剂：大安砦本作“济”，义胜。

㊽ 理：大安砦本作“里”，当是。

㊾ 罨（yǎn 掩）：覆盖，敷。

㊿ 梗：大安砦本、醉芸轩本作“硬”，当是；扫叶山房本、书业德本作“痛”，可参。

51 羁：停留。

52 痛：诸本均作“痛”，据上文及《伤寒论·辨太阴病脉证并治》当改作“硬”。

53 移：据文意，疑为“删”。

54 疝：大安砦本作“痛”，可参。

55 消息：消，消减；息，增长。斟酌加减。

56 面：大安砦本、醉芸轩本作“而”，当是。

57 作：醉芸轩本、湘潭本作“则”，义胜。

58 谇（suì 岁）语：责骂，诘问。

59 惋：（wǎn）：内热。《素问》言：“夫志悲者惋，惋则冲阴。”

60 协：大安砦本作“胁”，可参。

61 搏：大安砦本作“捕”，可参。

⑥② 捣：原本脱，据大安砦本补。

⑥③ 靥（yè 叶）：面颊上的微涡。喻疹之透发不充而陷如靥。

⑥④ 而发：大安砦本作“如身”，可参。

⑥⑤ 际：大安砦本作“至”，义胜。

⑥⑥ 右：扫叶山房本、书业德本、醉芸轩本均作“古”，当是。

⑥⑦ 清：大安砦本作“青”，“青”通“清”。

⑥⑧ 子：据扫叶山房本、醉芸轩本作“字”，当是。

⑥⑨ 汁：醉芸轩本作“汗”，义胜。

⑦⓪ 脾绝：五脏绝候之一，指脾气绝出现之危重证脉。

⑦① 许学士：许叔微，字知可，江苏仪征人。曾任宋集贤院学士，故人称许学士。

⑦② 《保命集》：《素问病机气宜保命集》的简称。金代刘完素撰于1186年。

卷三

头目眩

眩者，头旋眼[1]黑也。伤寒头眩，多因汗吐下，虚其上焦元气之所致也。伤寒邪在半表半里，表中阳虚，故时时头目眩，葛根汤。风家多头目眩，亦当解肌葛根汤。《伤寒论》曰：少阳，口苦咽干目眩。小柴胡汤加天麻、川芎。《伤寒论》曰：阳明病，但头眩不恶寒，故能食而咳，其人必咽痛。能食为阳明中风，四逆散加天麻、桔梗。《伤寒论》曰：太阳伤寒，误吐误下后，心下逆满，气上冲胸，里虚气上逆也。起则头眩，表虚阳不足也。脉沉紧，邪在里。不可汗。发汗则动经，身为振振摇者，汗则外动经络，损伤阳气，则不能主持诸脉也。桂苓术甘汤以温经益阳，或真武汤以实卫止汗。

按：《真经》云：上虚则眩，下虚则厥。头目眩皆属虚，宜温经补阳之剂。吴氏治伤寒汗出过多，头眩，身摇发热，脉虚数，人参养荣汤倍人参，加天麻，少佐酒炒黄柏，二服而愈。易老[2]云：头旋眼黑，非天麻不能定，少佐黄柏以滋肾水也。若血虚头眩，四物汤加人参、天麻。气虚头眩，四君子汤加天麻、川芎。伏痰头眩，二陈汤加南星、白术、天麻、川芎。内兼痰火上攻，再加酒炒黄芩、竹沥、姜汁。若元气虚脱者，人参养荣汤、大建中汤俱加天麻、川芎。内伤劳役者，补中益气汤加天麻、川芎。惟温病头目眩及头胀、头痛、头汗，并目赤、目黄、目不明、目直视、目反折，与伤寒治法不同，俱系杂气伏郁中焦，邪热亢闭，上攻头目，乃胃家实也。通宜升降散、加味凉膈散清利之。头眩疼量加大黄，目眩赤等证量加龙胆草，酒炒。

咳　嗽

咳谓有声无痰，嗽谓有痰无声，咳嗽则有声有痰也。肺主气，形寒饭[3]冷则伤之，使气逆而不散，冲击咽膈，令喉中淫淫如痒，习习如梗而咳嗽也。有寒者，有热者，有停饮者，有在表者，有在里者，有在半表半里者，病各不同，治亦有异。如伤寒停饮与表寒相合而咳嗽者，小青龙汤或金沸草散。停饮与里寒相合而咳嗽者，真武汤。邪热在半表半里而咳嗽者，小柴胡汤加贝母、知母、天花粉，肺热去人参，加沙参。凡阴证手足厥逆而咳嗽者，四逆汤加五味子。若温病伏热内郁咳嗽，白虎汤合升降散、小清凉散加竹叶。若烦闷则加味凉膈散、增损三黄石膏汤并加桔梗。夫咳为肺疾，必待发散而后已，然又有不可发散者。《伤寒论》曰：咳而小便利，不可发汗，发汗则四肢厥逆。又曰：咳而发汗，踡而苦满，腹中腹坚，此为逆也。不知发汗犹为温病所大忌者，岂止小便利一节乎。又咳而脉数者，为心火刑肺金则死。

口燥咽干

引饮曰渴，不引饮曰燥干。凡伤寒少阳，邪在中焦，口苦舌干，不甚渴，脉弦者，小柴胡汤。少阳脉弦，往来寒热而呕，口燥咽干者，小柴胡汤。口干少津液，脉浮紧微数者，白虎加人参汤。阳明无大热，背恶寒，口燥咽干者，白虎加人参汤。少阴病得之二三日，口燥咽干，急下之以存津液，大承气汤。此热在下焦，烁枯肾水，下不可缓也。若温病怫热内郁，未有不口燥咽干者，小清凉散、增损三黄石膏汤，再看兼证消息之。凡伤寒汗吐下后，津液少，口燥咽干，及虚人水衰火旺，口燥咽干，以补阴益气煎加麦冬、黄柏、知母、天花粉，以滋其水。若脉沉足冷者，多难治。温病下后须酌之，不可骤补。脉沉足冷，宜大下之，不可以伤寒例拘也。

咽痛

凡伤寒咽痛有多般，务宜详辨，不可一例以为热也。太阳病误下，脉若浮紧，必咽痛，此热邪仍在上膈也，小建中汤加桔梗。误汗亡阳漏风而咽痛，此阳虚而阴气上乘也，干姜附子汤。阳明病六七日不大便，热蒸头痛而咽痛者，调胃承气汤。热传少阴而咽痛者，以其经上循喉咙故也，脉必数而有力，证必燥渴引饮，小便秘涩短赤，急当下夺[4]以泄其热也，大承气汤。少阴咽痛，四逆，泻利下重者，四逆散加薤白、桔梗。少阴病一二日，咽痛者，与甘草桔梗汤即瘥。此汤为阴阳通用之剂。少阴病下利清谷，里寒外热，脉微欲绝，面赤咽痛，此阴盛格阳也，通脉四逆汤加桔梗。有直中阴经而咽喉骤痛，不肿不渴，始病无发热头痛，脉来沉紧而细，或疾数无伦，或呕吐清水，或泻利清谷，或燥极闷乱，渴不能饮，此寒气客于少阴之经，虚阳上逆之候，附子汤、干姜附子汤加人参急温之，或可救疗。大抵阳邪上逆而咽痛，宜甘寒以解其热。阴寒邪塞而咽痛，宜辛温以解其结，此大较[5]也。若夫肾气本虚，龙火势盛，必挟痰饮于上而肿痛闭塞也，当砭破出血，涌泄痰涎，后用六味地黄丸料加牛膝、麦冬、五味子频服。又有真阴亏损，肾水枯涸，阴寒直中而咽痛者，附子理阴煎大剂浓煎饮之。若温病怫郁中焦，流布上下，即见少阴经口燥舌干，咽喉肿痛不利之证，以其脉贯肾络于肺系舌本故也，增损双解散加元参、牛蒡子。或增损普济消毒饮倍桔梗加荆芥穗。升降散尤为对证之药。

渴

凡伤寒发渴，或因热耗津液，或因汗下太过，当分六经而治。

太阳热在表不渴，若热入膀胱之本，脉浮数，小便不利，微热发渴者，五苓散，切不可与白虎汤。阳明病脉长，标热不恶寒，无汗而渴者，葛根汤加黄芩、知母，减麻黄二钱。若阳明热传胃中，本热恶热，濈濈汗出而渴，脉洪大而数者，白虎汤，切不可与五苓散。若阳明本热内实，或蒸蒸而热，潮热烦渴，口燥咽干，大便实者，调胃承气汤，或大柴胡汤。少阳脉弦数，口苦咽干，发热而渴，及心烦喜呕而渴，或往来寒热而渴，并宜小柴胡汤去半夏，加陈皮、知母、麦冬、天花粉。太阴自利则不渴，惟少阴则口渴饮水也。小便色白者，此下虚有寒也，脉沉，附子汤。厥阴渴欲饮水者，少少与之愈。以其传经尽，欲饮水为欲愈之候也。若身寒厥逆，脉滑而口渴者，此里有热也，白虎加人参汤。凡阴证，烦躁口渴不能饮水，此虚阳上迫而为假热，脉沉足冷者，四逆汤加人尿、猪胆汁冷饮之。若温病一发即烦渴引饮，以郁热自内而达外也。故《直格》[6]曰：身热为热在表，引饮为热在里。温病本末身冷不渴，小便不赤，脉不洪数者，未之有也。轻则白虎汤加白僵蚕、蝉蜕、天花粉，重则增损三黄石膏汤加大黄。凡病忽欲饮水者为欲愈。盖肠胃燥，不能散邪，得水则和其胃气，汗出而解。若不与水，则干燥无由作汗，遂至闷乱也。【批：伤寒温病，大渴欲饮凉水，而世医禁用，不解何故。】但当察邪热之轻重，宁少与之。若热少与多，不能渗化，则停蓄为支结，喘呕下利，肿满等证。《要诀》[7]曰：亦有下利清谷，纯是阴证，而反见渴者，此阴在下格阳于上，兼因泻泄，津液既去，枯燥而渴，虽引饮自少，而常喜温，不可设[8]寒剂，宜理中汤加附子、四逆汤加人参以温之。景岳曰：水为天一之渚，凉能解热，甘可助阴，非苦寒伤气者之比。【批：景岳此论发前人所未发，每见乡曲人害温病，饮凉水而汗出热退，此即助阴解热之义也，此即里热清而表邪自解之义也。】如阳虚无火者，其不宜水无待言也。其有阴虚火旺者，元气既衰，精血又涸，则津液枯燥，多见鼻干唇烈[⑨]，舌苔黑色，二便闭结，使非借天一之清[⑩]，何以济燃眉之急，故先以冰水解其标，继以甘温壮水之剂培其本，水药并进，无不可也。其有内真寒而外假热，阴盛格阳之证，察其元气，非甘温大补，则不足以挽回，察其喉舌，则些小辛热又不可以近口。有如是者，但将甘温大补之剂煎成汤液，用冷水浸冷饮之，此以假冷之味解上焦之假热，而以真热之性复下焦之真阳，是非用水而实亦用水之意。《内经》所云：伏其所主而先其所因是也。【批：韩懋所谓真对真、假对假者此也。】

漱水不欲咽

伤寒阳明病，凡内有热者欲饮水。今欲漱水而不欲咽，是热在经，里无热也。阳明多血多气，经中热极，迫血妄行，故知必作衄也，犀角地黄汤加茅花。有太阳表证者汗之，麻黄汤。外证无寒热，欲漱水不欲咽，必发狂，此蓄血停留也，桃仁承气汤下血乃愈。少阴脉沉细，厥逆，时烦躁作汤，欲漱水不欲咽，四逆汤温之。又下利，厥逆无脉，干呕烦渴，欲漱水不欲咽，白通汤。不瘥，白通加人尿猪胆汁汤。大抵阴证发燥烦渴，不能饮冷水，或勉强饮下，良久仍吐出，或饮水而呕者，皆内寒也。盖无根失守之火，游于咽嗌之间，但欲漱水不能饮水也。若饮水不吐，复欲饮者，热也。若温病杂气怫郁三焦，邪热内炽，渴欲饮水者多矣。间或有漱水不欲咽者，必其人胃中湿饮过甚，或伏火未散，或蓄血停留，俱未可知，但口舌干而不欲咽也。轻则小清凉散、升降散清降之，重则解毒承气汤大泻之。不可拘伤寒阳明热在经，里无热之例也。

呕　吐

呕者声物俱出，吐者无声出物。伤寒太阳阳明合病，下利而呕者，葛根加半夏汤。少阳阳明多呕证，脉弦发热，口苦而呕，或寒热往来而呕，并宜小柴胡汤倍半夏、生姜。先渴后呕者，为水停心下，小半夏加茯苓汤。先呕后渴者，为欲解，可与水饮。太阳少阳合病，自利而呕者，黄芩加半夏生姜汤。少阳邪甚，发热呕不止，必[11]下急，郁郁微烦者，大柴胡汤。三阳发热而呕，俱用小柴胡汤。发热不解而烦，伏饮与邪热相搏作烦闷。渴欲饮水，胃干希水自救。水入即吐，伏饮内作，水不得入。名曰水逆，五苓散。伤寒本自寒（下）格，医复吐下之，寒格更逆吐下。若食入口即吐，干姜黄连黄芩人参汤。太阳误吐下，心中（温温）嗢嗢欲吐，而胸中痛，大便溏，腹微满，郁郁微烦者，调胃承气汤。若未曾吐下者，大柴胡汤。太阴腹满，或吐食不下，脉沉者，理中汤加厚朴、陈皮、半夏、生姜，寒甚加附子。少阳脉沉迟，饮食入口即吐，心中（温温）嗢嗢欲吐，复不能吐，手足厥者，四逆汤。厥阴干呕吐涎沫者，吴茱萸汤。若呕而脉弱、小便复利，身有微热，见厥者难治，可与四逆汤救之。若下利无脉，干呕烦者，白通加人尿猪胆汁汤。若阴厥呕而不渴，干姜附子汤。至于温病呕吐者，胃中伏火，郁而攻发也，增损三黄石膏汤、加味凉膈散加石膏清利之，自止。若有宿粪燥结，时时呕吐者，此为下格，亦宜加味凉膈散、升降散通之。如病愈后，脉证俱平，往往有下格之证，所云病愈结存是也，但常作哇声，上下通气，故不呕而能食，俟胃气渐复，津液流通，宿粪自然润下也，断不可攻。如下格常呕则气闭矣，通之则宿粪除而呕吐止。语云“欲求南风，须开北牖[12]”，正谓此也。大抵呕吐清水，即为寒证。若胃中有热，必是涎液酸水。病机曰：诸呕吐酸，水液浑浊，皆属于热。诸病水液，澄澈清冷，皆属于寒。此可见矣。凡胃热甚，服药呕吐不纳者，愈吐愈服，三服后，火性渐消，然后徐徐用药，即不吐。凡过药不可用甜物，须嚼生姜为妙。按："伤寒本自寒下"之句之"下"字，应是"格"字。"心中温温欲吐"句"温温"二字，应是"唱唱"，盖"嗢嗢"者，吐饮之状也，皆当改之。

喘

喘无善证。温病内热怫郁，三焦如焚，气上冲胸而喘者，加味凉膈散。腹胁满痛而喘者，解毒承气汤。若自脐下气海动气而喘者不治。正伤寒则宜辨六经寒热治之。太阳表有寒发喘者，脉浮紧，恶寒无汗也，麻黄汤加厚朴。表有风发喘者，脉浮缓，恶风有汗也，桂枝加厚朴杏仁汤。内有寒，心下有水气，干呕汗出而喘者，小青龙汤。凡发汗后，汗出而喘无大热者，表寒未解也，麻黄杏仁甘草石膏汤。太阳经病误下之，脉促者，表未解也。喘而汗出者，葛根黄连黄芩汤。阳明病内实不大便，腹满短气，发潮热而喘者，大柴胡汤加厚朴、杏仁。凡阴证厥逆，脉沉细而微，气促而喘，无汗者可治，四逆汤加细辛、五味子。少阴病，反发热，脉沉而喘，麻黄附子细辛汤。凡虚人脉沉，手足厥逆而喘者，五味子汤。凡暴感风寒，脉浮无汗而喘者，苏陈九宝汤。凡热甚有痰，脉弦滑数而喘者，不可汗，不可下，小柴胡汤去人参加陈皮、贝母、天花粉和之。胸满者加枳实、桔梗。心下满者加枳实、黄连。舌燥饮水者加石膏、知母。凡伤寒止于邪气在表而喘者，心腹必濡而不坚，设或腹满而喘，则又为可下之证，须酌之。大抵诸喘为恶，谓肺中邪胜而兼虚也，所以阴证发喘，尤为恶候。下元虚损之人，肾气上乘而喘，急以肾气丸料引火归源，可救十之一二。若兼动息摇肩，戴眼直视，汗出厥逆者，立毙。以邪气上盛，正气欲脱，必至喘满。经曰：直视谵语，喘满者死。又身汗如油，喘不休者为命绝也。

短　气

短气者，气短不能相续，似喘而不摇肩，似呻吟而无痛处，其证多端，实为难辨，表里寒热虚实，稍不明切，误治者多矣。一者太阳表证不解，汗出不彻，其人面色缘缘正赤，阳气怫郁，烦躁不安，其身不知痛所在而短气者，宜微汗则愈，桂枝麻黄各半汤。二者太阳病发于阳而反下之，阳气内陷，遂成结胸。心下硬满高起，气促而短，脉沉滑而实者，大陷胸汤。脉浮大而虚者，柴胡陷胸汤。三者阳明病，内实不大便，腹满潮热而短气者，大柴胡汤。四者干呕短气，痛引胁下，汗出不恶寒者，此表解里未和也，十枣汤。控涎丹亦可。五者短气烦躁，心中懊恼者，栀子豉汤。六者少阴病，脉沉细迟，四逆，面上恶寒有如刀刮，口鼻之气难以布息而短促者，通脉四逆汤加人参。七者因汗吐下后，元气虚弱，脉来微细，气不相续而短促者，大建中汤。八者风湿相搏，一身尽痛，小便不利，恶风不欲去衣被而短气者，甘草附子汤。九者食少饮多，水停心下，妨[13]闷短气者，茯苓甘草汤，兼小便难，五苓散。大抵心腹胀满，按之硬痛而短气者，为里实，宜承气辈。若心腹濡软不胀满而短气者，为表邪，宜泻心辈。若少气不足以息，脉微弱而短促者，为气虚，宜理中辈。此伤寒短气之大略也。若温病郁热内迫，气多急促，须看兼证。舌上白苔如屑，清化汤、增损三黄石膏汤。若苔黄及黑色而短气，加味凉膈散，或解毒承气汤急下之。若病者属四损之辈，又当详辨。盖短气有类于喘，但短气则气急而短促，不似喘之摇肩而气粗也。大抵气急而不相续多属实，少气不足以息多属虚，以此辨之，百不一失。

呃逆

呃逆者，气上逆而呃忒也。《内经》作哕，即此字之声也，即此证也。勿误作咳逆。咳逆者，咳嗽之甚也，非呃逆也。呃逆者，才及咽喉则遽止，呃呃然连续数声，而短促不长也。如伤寒胃热失下，内实而大便硬呃逆者，脉必应指有力，调味承气汤。便软者，生姜泻心汤。胃虚有热呃逆者，橘皮竹茹汤。有痰饮者，脉必弦滑，小半夏生姜汤。脉细微呃逆者，胃寒也，橘皮干姜汤、丁香柿蒂汤。《金匮要略》曰：其气自脐下直上冲于胸嗌间而呃逆者，此阴证也。其病不在胃也，乃肝肾虚寒之极，而挟阴火上冲，以病本下虚，内已伏阴，或误服寒冷之药，遂令寒极于下，逼其相火上冲，率集于胃中而呃逆，亦欲尽也，急服肾气丸料。又病人呃逆烦躁，自觉甚热，他人以手按之，其肌肤则冷，此为无根失守之火，散乱为热，非实热也，乃水极似火，阴证似阳也。若不识此，误用凉药，下咽立毙。大建中汤，或附子汤加肉桂、干姜急温其下，真阳回阴火降，呃忒[14]乃止也。如寒极呃忒不已者，兼用硫黄、乳香等分为末，酒煎嗅之，或以艾汤调服硫黄末二钱，或艾灸中脘、关元、气海更妙。凡呃逆而二便不通者，属实热。凡呃逆而厥逆自利者，属虚寒。凡呃逆不尿腹满者，不治。凡久病而见呃逆者，此真气已衰，不治。凡舌短灰黑，及头汗，不得尿，与自利腹痛而呃逆者，不治。凡呃逆脉散者死。按：以上论伤寒呃逆寒热死生之论，无遗蕴矣。若温病无阴证不在此例。佛热攻发，火性炎上，气逆而呃呃连声也。治法各从其本证而消息之，大概不外清化、升降、加味凉膈以清热导滞为主。如见白虎证则投白虎，见承气证则投承气，膈间痰闭则用涤痰汤、滚痰丸，但治本证呃自止，其余可以类推矣。

按：呃逆一证，古无是名，欲谓打搁忒是也。其在《内经》本谓之哕，因其呃呃连声，故今人以呃逆名之，于义亦妥。孙真人云：遍寻方论无此名，遂以咳逆为哕，致令后世讹传，乃以咳逆、呕吐、哕、干呕、噫气之类，互[15]相淆乱，纷纷聚讼，自唐迄今。余用析而判之曰：哕者，呃逆也，非咳逆也。咳逆者，咳嗽之甚也，非呃逆也。干呕者，无物之吐即呕也，非哕也。噫者，饭食之息，即嗳气也，非咳逆也。呕者有声有物也，吐者无声出物也。后人但以此为鉴，则异说之疑，可以尽释矣。

蛔厥

陶氏曰：吐蛔虽有大热，忌用冷药，犯之必死。胃中有寒，则蛔上膈，大凶之兆，急服理中安蛔散，待蛔定，却以小柴胡汤退热，此说谬甚。【批：陶说无理之甚，误人不浅。】又伤寒吐蛔责于寒，杂证吐蛔责于热，此说亦谬。纷纷聚讼，迄无定见。余按伤寒七八日，脉微而厥，肤冷，其人躁无暂安时者，此为脏厥，非蛔厥也，四逆汤主之。至于肝脏或寒或热，以致胃无谷气，蛔不安其位，至咽而吐，须看本证消息治之。如寒则静而复时烦，宜乌梅丸、理中安蛔散；如热则烦呕不止，宜黄连解毒汤、白虎汤，俱加川楝子、使君子、乌梅，此大略也。若治温病而用理中、乌梅，正如抱薪投火，轻病致重，重病致危。盖温病无阴证，若至吐蛔，则表里三焦热郁亢极，不思现在事理，徒记纸上文词，因之误人甚众。胃热如沸，蛔动不安，下气不通，必反于上，蛔因呕出，此常事也，酌用增损三黄石膏汤、加味凉膈散，俱加川楝子、使君子、乌梅，则热退而蛔自不出耳。大抵胃脘忽痛忽止，身上乍寒乍热，面上时赤时白，脉息倏[16]乱倏静，皆吐蛔之候也，须早辨之。

厥逆

厥逆，阴阳之气不相顺接，手足寒凉便为厥也。凡有四逆者，使当早察寒热虚实而施治。大抵病至发厥，正气已极，但有阴厥阳厥之分，辨之一差，死生立判。凡伤寒阳厥者，必先因热甚不解，而后发厥也。仲景曰"厥深热亦深，厥微热亦微"是也。切其脉虽沉而有力，四肢虽凉有时而温，或手足心温，戴氏以为指甲却暖，大便燥实，谵语发渴，扬手掷足，畏热喜冷，与之冷水则咽，此乃阳厥之候。仲景曰：厥逆手足冷，脉滑者，里有热也，白虎汤主之。刘河间曰：肢体厥逆，惟心胸有热，以凉膈散养阴退阳，不宜速下。大便不秘者，以黄连解毒汤调之。故凡厥证，可速下者，内有燥粪也，必以手按人之脐腹上下左右，或硬或痛，或腹中转气下矢极臭者，有燥粪也，乃可下之，宜调胃承气汤。近有阳证，自腰以上常热，两脚常冷。盖三阴脉上不至头，故阴证头不痛，三阳脉下不至足，故阳证亦足冷也。孙兆[17]曰：凡阴证胫冷，两臂亦冷，若胫冷臂不冷，则非下厥上行，所以知是阳微厥也。阳厥虽曰阳邪在里，甚不可下。盖伤寒以阳为主，厥逆有阴进之象，若复用苦寒下之，则阳益亏矣，是在所忌，宜四逆散轻剂以和之。又有邪传厥阴，误下厥逆，寸脉沉迟，尺脉不至，咽喉不利，吐脓血，泄利不止，麻黄升麻汤主之。凡伤寒阴厥者，初病无身热头痛，便就恶寒，直至臂胫以上，过乎肘膝，引衣踡卧不渴，或兼腹痛吐泻，小便清白或淡黄，切其脉沉迟微细无力，此为阴经直中真寒证，不从阳经传入，自是白通、四逆一派。又有初是阳证[18]传阳经，或因复着外寒，或因误服凉药太过，或因误下而致虚极，则积阴盛于下，阳气衰于上，变成阴证，真武汤加人参。又有病者，手足厥冷，言我不结胸，小腹满，按之痛者，此寒气结在膀胱关元也，四逆汤加吴茱萸。大抵阳厥，邪热转入转深，狂乱谵语，必然神志昏愦，人事迷惑；阴厥便利不渴，身踡多卧，醒则人事了了，神志清明，此大端也。若温病厥逆，无阴厥。杂气伏郁，阳热内迫，格阴于外，气闭不能达于四肢，甚有通身冰凉，其脉多沉滑，或沉伏，或沉细欲绝，或六脉俱闭，所云“体厥”“脉厥”是也。证多怪异不测之状，轻则升降散、增损双解散、加味凉膈散，重则加味六一顺气汤、解毒承气汽斟酌下之，岂可与伤寒阳厥并论哉！若数下后，厥不回，热不退者死。亦有下数十次，利下数十行，厥方回热方退而得生者。正所云急证急攻，下之或可活，不下必死无疑矣。此则温病厥逆治法也。外有坏病，多厥逆烦躁者，不独阳极阴极也，当辨阳伤阴伤治之。阳伤则宜滋养后天胃气，兼助下焦真阳，补阴益气煎，或大温中饮；阴伤则宜滋补先天真阴，兼清血中之热，左归丸料，或六味地黄丸料，俱加青蒿、地骨皮。是在临证活法，不得如初病厥逆例治也。

大便自利

自利者，不因攻下自然溏泻也。要在辨寒热而治之，庶几无差，大抵伤寒阳热之利与阴寒之利不同。阳利，渴欲饮水，小便色赤或深黄，发热后重，粪色焦黄，或为肠垢，所去皆热臭，脐下必热，得凉药则愈；若阴利，则不渴，小便色白或淡黄，厥逆脉沉迟，洞下清谷或为鹜溏，粪色淡黄或白，脐下多寒，得温补药则愈。三阳下利身热，太阴下利手足温，少阴、厥阴下利身凉无热，此其大概耳。伤寒合病家皆作自利。太阳阳明合病下利，葛根汤；太阳少阳有[19]病下利，黄芩汤；少阳阳明合病下利，小柴胡汤加葛根、白芍。合病发热自利，皆为表邪，不可例以为里证也。唯有阳明一证，脉浮而迟，浮为风，迟为寒。表热里寒，内寒外热。下利清谷者，胃中虚冷，不能化谷。四逆汤以温中止利，则里气和而表邪散矣。自利不渴属太阴，以其脏有寒也，当温之，宜四逆辈，则宜用理中汤可知矣。若寒甚厥逆脉沉者，附子必加之。若腹满小便不利者，宜五苓散合理中汤。若呕者，加半夏、生姜。自利而渴属少阴，虚故引水自救，下利脉微者，与白通汤以通其阳而消其阴。利仍不止，厥逆无脉，干呕烦者，白通加人尿猪胆汁汤。借胆汁向导之力，以引汤药深入。服汤后脉暴出者死，气因泄脱也。脉续出者生，阳气渐复也。少阴病，腹痛，小便不利，四肢沉重疼痛，自下利者，此为有水气，或咳，或呕，或小便利者，真武汤去白芍加干姜，以运脾渗水为务。少阴病，下利清谷，里寒外热，手足厥冷，脉微欲绝，身反不恶寒，面时色赤，通脉四逆汤。少阴病，吐利，手足厥冷，烦躁欲死者，吴茱萸汤。少阴病，下利六七日，咳而呕渴，心烦不得眠者，猪苓汤。自利不止，里寒下脱，此利在下焦，赤石脂禹余粮汤。服汤后，利仍不止，当利其小便，与猪苓汤。少阴病，四逆，或咳，或悸，或小便不利，或腹中痛，或泻利下重者，四逆散加薤白。此亦阳邪传至少阴，陷入于里，而不得交通阳分，故不以苦寒攻之，而但以此散和之。少阴病，自利清水，色青，心下必痛，口干燥者，急下之以存津液，大承气汤。盖热邪传入少阴，逼迫津水注为自利，质清而无渣秽相杂，色青而无赤黄相间，此正阳邪暴横，反类阴邪，但阳邪传自上焦，其入肝下必痛，口必干燥。设系阴邪，则心下满而不痛，口中和而不燥，必无此枯槁之象，故宜急下以救其阴也。厥阴下利清谷，里寒外热，汗出而厥者，通脉四逆汤。下利腹胀满，身体疼痛者，先温其里，四逆汤，乃攻其表，桂枝汤。

此总以温里为急也。下利脉大者虚也。以强下之太早故也。设脉浮革，因而肠鸣者，当归四逆汤。大汗出热不去，内拘急四肢痛，又下利厥逆而恶寒者，四逆汤。恶寒脉微而复利，利止亡血也。盖亡血本不宜用姜、附以损阴，阳虚又不当用归、芍以助阴。此利后恶寒，阳气下脱已甚，故必用四逆汤以复阳为急也，再加人参则阳药愈为得力，阳生则阴长。设用阴药，必致腹满不食，或重加泄利呕逆，转成下脱而死矣。下利谵语者，有燥粪也。盖下利则热不结、胃不实，何缘得有谵语？此必热反于胃，内有燥粪，故虽下利而结者自若也，必用小承气汤以荡热润燥，微攻其胃则愈。热利下重与下利欲饮水者，以有热在肠胃故也，俱宜白头翁汤。下利后更烦，按之心下濡者，为虚烦也，宜栀子豉汤。若温病怫郁内盛，发热烦渴，小便色赤，大便自利，升降散主之。内热甚而利不止，燥闷狂乱者，增损三黄石膏汤加酒大黄，腹满痛更加之。挟热下利者，因其大便素溏，邪忽乘胃便作烦渴，午后潮热便作泻泄，宜升降散、小承气汤彻其余邪而利自止。热结旁流者，以胃家实，邪热壅闭，大便先秘，续得下利，纯臭水全然无粪，以加味六一顺气汤下之，得结粪而利立止。若不得结粪，仍下臭水，及所进汤药，因大肠邪深，失其传送之职，知邪犹在也，再以前汤重下之，虚甚则宜黄龙汤。此《内经》“通因通用”之法也。大抵下利脱气至急，五夺之中惟此为甚，故不厌详审。伤寒下利日十余行，脉反实大者死。伤寒发热下利至甚，厥不止者死。夫厥证，但发热则不死，以发热则邪出于表，而里证自除，下利自止也。若反下利，厥逆有加，则其发热，又为真阳外散之候，阴阳两绝，故主死也。伤寒发热，下利厥逆，燥不得卧者死。夫燥不得卧，肾中阳气越绝之象也。下利手足厥逆，皆为危候，以四肢为诸阳之本也，加以发热燥不得卧，不但虚阳发露，真阳亦烁尽无余矣，安得不死。《金匮要略》曰：六腑气绝于外者，手足寒。五脏气绝于内者，利不禁。气已脱矣，孰能治之？

大便脓血

长沙著便脓血，无死证。世医用温热之药，罔或得痊，殊不知此证属热者十之九。古人云：见血无寒。又云，血得热而妄行。温热之药岂可轻投。如伤寒太阳病，误发淋家汗因便脓血，宜猪苓汤。由小便淋沥所致，利其小便自愈。经曰："淋家不可发汗，发汗则便脓血"是也。太阳病以火熏之，不得汗，其人必躁，到不解，必清圊也。血，黄连阿胶汤。阳明病无表里证，发热虽脉浮数可下，下之脉数不解，下利不止，脓热便脓血者，地榆散。二证乃热势迫血下行，折其火邪自愈。其在少阴，下利便脓血，不腹痛，与四五日腹痛，小便不利便脓血者，俱桃花汤主之。盖调[20]正气涩滑脱，亦辛以散之之意也。又少阴七八日，一身手足尽热，以热在膀胱，必便血也。此脏腑合病，白头翁汤主之。厥阴先厥后热，下利必自止。若不利，必便脓血。又厥少热多，其病当愈，四五日至六七日热不除者，必清脓血。又下利脉数而渴者，令自愈。设不瘥，必清脓血。又下利寸脉反浮数，尺中自涩者，必清脓血。四证皆传经之热邪也，悉白头翁汤主之。若温病怫热结滞，火势下注，阳实阴虚，大便脓血，甚如豚肝，如烂瓜肉、屋漏水者，大清凉散、增损三黄石膏汤，或当归导滞汤加减消息治之。予用升降散治此大证，而得愈者若许人，真神方也。

小便不利不通

凡伤寒小便不利，当分六经施治，不可与杂证同论。而温病小便不利，又不可与伤寒同论也。太阳病汗下后，仍头项强痛，发热无汗，心满微痛，小便不利者，桂枝去（桂）芍加白术茯苓汤。太阳病，发热脉浮烦渴，小便不利者，五苓散。但有汗多者不可用也。阳明病，脉浮发热，渴欲饮水，小便不利者，猪苓汤。若汗多者，小便原少，不可用也。若脉洪大，舌燥饮水，小便不利者，白虎汤，或玉泉散合六一散亦可。若大便乍难乍易，小便不利而热者，此有燥粪也，调胃承气汤。若头汗出，壮热渴欲饮水浆，小便不利者，必发黄也，茵陈蒿汤加木通、滑石。少阳病，发热口渴，或呕，或心下悸，小便不利，脉弦数者，小柴胡汤加白茯苓。口干燥去半夏，加陈皮、麦冬、竹叶。太阴病，腹满自利，小便不利，无热脉沉者，理中汤合五苓散，加厚朴、木香，分利其水而大便自实也。少阴病，四五日小便不利，四肢重沉自下利者，真武汤。少阴病四逆，或咳，或悸，或泻利下重，或小便不利者，四逆散加白茯苓。厥阴病，寒闭厥逆，脉沉囊缩，小便不利者，四逆汤加木通、白茯苓，或灸气海、关元，或以葱白捣炒熨法治之。大抵膀胱为津液之府，气化而能出。若有汗多者，津液外泄，小便自少，不可利之，恐亡津液也，待汗止小便自行矣。若温病小便不利，因阳明热郁气结不舒，故小水涩滞而短少也，以升降散通之，则清气一升，而浊气自下降矣。若心滞热小便不利者，宜小复苏饮。又小便不通，其因有二，有热郁者，有寒凝者。温病皆热郁，用玄明粉芒硝亦可三钱，鸡子清一枚、蜂蜜三匙，和一处，或新汲水，或灯心煎汤，或车前草汁调服。甚则以解毒承气汤下之，利水无益也。伤寒有热郁，亦有寒凝。寒则茯苓四逆汤。或以盐入脐中，蒜片盖之，堆艾叶于上，灸七壮自通。或以炒盐熨脐，并治腹痛，皆妙法也。热则以八正散通之。

《缵论》曰：伤寒小便不利，以脉浮者属气分，五苓散；脉沉者属血分，猪苓汤。而温病之小便不利，脉浮者属气分，猪苓汤；脉沉者属血分，承气汤。盖伤寒自气分而传入血分，温病由血分而发出气分，【旁批：千古双眼。[21]】不可以此而碍彼也。【批：《缵论》气分血分二语，诠解伤寒温病，言简意赅，透骨彻髓，读医至此，如梦初觉，千古疑案，两言而定。[22]】

小便自利

伤寒小便不[23]利，正因不当利而反自利也。如太阳阳明自汗，不应小便利，而反自利者，寒为膀胱不禁，热为蓄血使然，是以伤寒之一证也，安得不辨治乎。太阳小便自利，以饮水多，必心下悸，桂枝甘草汤。身黄小便当不利，今反自利，其人如狂，下焦蓄血也，代抵当汤丸。二便俱自利，六脉沉迟，四逆汤。阳明自汗，应小便不利而反自利，津液内竭也。粪虽硬不可攻，宜蜜煎导法。一法以白菜自然汁、大麻仁汁、生芝麻汁等分，入蜂蜜三匙调服，一二次自下。凡大便闭，小便自利，知其热在内也，宜承气辈。大便通，小便清白自利，知其内虚寒也，宜四逆辈。若温病小便自利，无阴证，乃邪热干于血分，蓄血尿血，邪留欲出，小便数急，膀胱不约而自遗也，升降散，或桃仁承气汤去桂加丹皮、牛膝、枳壳合黄连解毒汤，去其邪热，自愈。

小便数

小便数者，频[24]来而短少也，膀胱积热，热则小便涩，乃水行不快，淋沥而数起也。在伤寒自外传内，五苓散、猪苓汤；在温病由内达外，神解散、升降散。又太阳伤寒，脉浮大自汗，脚挛急，心烦，微恶寒，小便数者，此虚寒所致，桂枝加附桂汤主之，不可行桂枝汤。得之便厥，咽干吐逆，烦躁谵语，与甘草干姜汤以复其阳，厥愈足温，再与芍药甘草汤，其脚即伸。若阳明犹有余风生热，胃气不和谵语者，少与调味承气汤和之。又小便数，肾与膀胱俱虚，客热乘之，为虚不能制水也，人参三白汤加熟地、黄柏、知母、麦冬。

心悸

悸者，心中筑筑然动，怔忡不安也。伤寒心悸之由，不过气虚停饮两端。气虚由阳气内弱，心下空虚，正气内动而为悸也，小建中汤，甚则大建中汤，或人参三白汤。脉沉心悸，头眩身瞤振，真武汤。停饮，由水停心下，心属火而恶水，水既内停，心不自安而悸，茯苓甘草汤，或五苓散分利之。脉结代，心动悸，炙甘草汤。又发汗过多，其人必叉手冒心，心悸喜按，桂枝甘草汤，甚则炙甘草汤。又发汗过多，心液虚耗，脐下悸者，欲作奔豚，肾乘心虚上凌而克之，故动惕于脐间。茯苓桂枝甘草大枣汤。寒热心悸，小便不利，心烦喜呕，小柴胡汤。心神不宁，怔忡不寐，朱砂安神丸。若温病心悸，郁热内盛，火性上冲，加味凉膈散、增损三黄石膏汤，看兼证消息之。

痉

痉者，如角弓反张也。以胃[25]为总筋，筋急而缩之故。由于湿生热，热生痰，痰生风，风火弥甚，木胜克土，筋不能荣。轻则瞤惕瘛疭，手足战掉，重则鼻煽目直，头折臂反。在伤寒以六一顺气汤下之；在温病以加味六一顺气汤下之。盖泻土所以泻木也。若伤寒有不可下者，以四物汤合桂枝汤加黄连吴茱萸炒、黄芩、防风、钩藤，则血和风火自有灭也。

肉瞤筋惕

瞤者，肌肉蠕动。惕者，筋脉动跳也。此因发汗攻下太过，邪热未解，血虚气夺，筋肉失其所养，故惕惕而跳动也。凡伤寒惕瞤兼肢冷者，真武汤；轻者，桂苓甘术汤。汗下后虚极而惕瞤者，人参养荣汤、大建中汤；汗下后虚极，烦而不得眠惕瞤者，加味温胆汤。若不经汗下而肉瞤筋惕，潮热来尤甚，大便必[26]结，小便赤满[27]，以手按脐旁硬痛，此燥粪也，大柴胡汤加芒硝。如初病便见肉瞤筋惕，必先元气虚损，或失血，房室劳役，及新产崩漏，致有是证，人参养荣汤。若误用表药，必无生理。倘不详辨寒热虚实，而欲治之无差，难矣！若温病而见惕瞤之证，此阳明火毒陷入厥阴。阳明主润宗筋，燔灼津液，弗荣而动，加味六一顺气汤、解毒承气汤消息治之。设有虚而惕瞤者，必入四损不可正治之条。一实一虚，其脉证毕竟有辨，随证变治，全赖医者活法耳。

舌卷囊缩

扁鹊曰：舌卷囊缩者死。然在古人虽曰死证，亦不可不尽心以救之。但有因热极而卷缩者，有因寒极而卷缩者，要在详细辨之。凡热极者宜下。伤寒从三阳热证传至厥阴，而见此证者，乃肺气燔灼，水受火困而不得舒纵。讱庵云：阳明之热陷入厥阴。阳明主润宗筋，宗筋为热所攻，弗荣而急，引舌与睾丸，为热急危殆之候，男子则囊缩，妇人则乳头缩。如脉实便秘，口[28]渴烦满之极，六一顺气汤加黄连。若温病邪郁中焦，流布上下，以致肺肝受伤，水不胜火，阴不敌阳，筋脉弗荣，故有此证，加味六一顺气汤，或解毒承气汤。凡寒极者宜温。伤寒始病无热恶寒，便厥逆无脉而见此证，乃厥阴虚寒。内则经血失养而引急不舒，外则肢体踡曲而下部不温，乃肝气垂绝之候，急用四逆汤加人参、肉桂、吴茱萸温之，并灸关元、气海，及葱熨法，温病无阴证。

循衣抹床

华佗曰：伤寒循衣抹床者死。《伤寒论》曰：伤寒若吐若下后不解，不大便五六日至十余日，日晡潮热，不恶寒，独语如见鬼状。若剧者，发则不识人，循衣抹床，惕而不安，微喘直视，脉弦滑者生，涩者死。微者，但发热谵语，大承气汤主之。若一服利，止后服。又曰：伤寒手足躁扰，捻衣抹床，小便利者，其人可治。【批：小便利则水出高源，肺气不逆可知也，膀胱化行，肾水不枯可知也，故曰可治。】可见此证非大实即大虚，但参其证，审其音，察其脉，而分治之。实而便秘，大承气汤。虚极热极，不下必死者，黄龙汤。虚而便[29]滑，独参汤，厥逆加附子。若亡血者，又当用生地黄连汤。大抵阴阳二气将绝者，则妄言撮空也。娄全善[30]曰：尝治循衣抹床数人，皆用大补气血之剂。一人兼瞤振脉代，遂于补剂中加肉桂五分，亦振止脉和[31]而愈。汪讱庵曰：妄言撮空，有因气虚阳脱而然者，皆宜用参附补剂，两说确有至理。若温病，阳明邪热亢闭，上乘心肺，致令神志昏愦，多有撮空之证，宜解毒承气汤下之。如火盛精枯，用熟地一两、归身七钱、山药五钱煮汤，入前药煎服，每收奇功。若久病神昏，气血阴阳四损者，自当从娄、汪之说而消息之。

按："弦脉者生"之"弦"字，当是"滑"字。弦为阴负之脉，岂有必生之理，惟滑脉为阳，始有生理，况滑者通也，涩者塞也。凡物之理，未有不以通为生而涩为死者，宜改之。

烦 躁

烦者，心不安而扰扰，心胸愠怒，如有所解[32]，外不见形，为热尚轻。躁者，身不安而聩乱，手足动掉，若无所指[33]，内外不宁，为热最剧。凡伤寒表邪热盛，脉浮紧，不得汗出而烦躁者，大青龙汤。大热错语呻吟，干呕不眠，烦躁脉数者，黄连解毒汤，或竹叶石膏汤。内有燥粪绕脐腹痛，烦躁，调胃承气汤。误汗误下病仍不解，烦躁者，茯苓四逆汤，脉必沉细，乃可用之。少阴病身微热，脉沉细，手足厥而烦躁者，四逆汤。面赤者加葱白。若无脉干呕烦躁者，白通加人尿猪胆汁汤。少阴病吐利厥逆，烦躁欲死者，吴茱萸汤。少阴病，下之后误下伤阴。复发汗误汗伤阳。昼日烦躁阳虚生烦，阴虚生躁。夜而安静，可征里寒。不呕不渴，可征内无实热。无表证，头不痛，不恶寒。脉沉微，沉为在里，微为阳虚。身无大热者，可征阳微。干姜附子汤。凡阴极发躁，欲坐井中，或投沉[34]水中卧者，厥逆脉沉微，一息七八至，按之则无，但欲饮水，不得入口，此阴盛格阳，气欲脱而争，譬如灯将灭而暴明矣，干姜附子汤加人参，以接真阳之气，或可救疗。一方以艾汤调服硫黄末二钱，翌时汗出乃愈。若温病表里三焦大热，渴欲引饮，烦躁不安，多现奇怪不测之状，增损三黄石膏汤、增损双解散、升降散，三方并为对证之剂，予每随证用之，救坏病而得生者若许人，真希世之珍也，其共宝之。大抵不经汗下而烦躁者为实，汗下后烦躁为虚。内热曰烦，谓心中郁烦也，乃为有根之火，故大烦不躁为可治。外热曰躁，谓气外热躁也，乃为无根之火，故但躁不烦为不可治。经论少阴病，有曰四逆恶寒，脉不至不烦而躁者死。烦与躁可治不可治判然矣。凡结胸证悉具，烦躁者死。发热下利厥逆，躁不得眠者死。少阴吐利，烦躁四逆者死。烦躁为有常之病，复有不治之证，伤寒温病皆然，临病之工当详细辨之。

懊　侬侬即恼字古人通用

懊侬者，郁郁然不舒，聩聩然无奈，比之烦躁而更甚也。凡伤寒发汗吐下后，虚烦不得眠，剧者反复颠倒，心中懊侬，与阳明病下之，其外有热，手足温而不结胸，心中懊侬，饥不能食，但头汗出，二者为邪热郁于胸中，须栀子豉汤吐之，以涌其结热也。阳明病下之，心中懊侬而烦，胃中有燥粪，与阳明病无汗，小便不利，心中懊侬者，必发黄，二者为邪热结于胃中，须大承气汤、茵陈蒿汤下之，以涤其内热也。若温病懊侬，为热毒蕴于胸中，加味凉膈散；或热毒郁于胃中，解毒承气汤。识此等证候者，吐下之不差，汤剂之适当，则无不可愈之疾矣。一或当吐反下，治热以温，则变证百出，斑生黄发者比比也，为医者请精究之。

怫　郁

怫郁者，阳气怫郁，面色缘缘正赤也。伤寒汗出不彻，阳气怫郁在表，不知痛处，须发汗乃愈，桂枝麻黄各半汤。若腹痛潮热，脉大而数者，因大便不通，火气上炎而作面赤，大柴胡汤。时有微热，怫郁不得眠者，调胃承气汤。吐汗下后虚极，胃中虚冷，外气怫郁，乃假色现于面而内寒也，理中汤加葱白，冷甚加附子。少阴下利清谷，里寒外热，面色赤者，四逆汤加葱白。若温病无阴证，满面色赤，目红如朱，烦躁饮水者，此热毒怫郁也，增损三黄石膏汤。内实潮热不大便，增损大柴胡汤，或加味凉膈散。大抵伤寒阴证怫郁，并汗吐下虚者，自是面赤而不光彩也。

若伤寒阳证表不解，温病内实心热甚者，赤而光盛也。不可但见面赤，便以为热证也，须辨之。

郁冒

郁为郁结而气不舒，冒为昏冒而神不清，俗谓昏迷是也。皆因虚乘寒所致。《伤寒论》曰：诸虚乘寒者，则为厥，郁冒不仁。此正寒气乘虚中于人也，骆龙吉[35]以附子汤加天麻、川芎、干姜之类治之。《伤寒论》曰：太阳病先下之不解，因复发汗，以此表里俱虚，其人因冒，冒家汗出自愈，由表和也。若不得汗不解者，以人参三白汤加天麻、川芎。下虚脉微加附子，温经乃固本也。昏愦冒耳聋非大剂温补不能取效。滋苗者必固其本，伐下者必枯其上，此之谓也。阳明病小便不利，大便乍难乍易，时有微热，喘冒不能眠，有燥粪也，调胃承气汤。少阴病下利止而头眩，时时自冒者死，以虚极而脱也。若温病蓄热内逼，脉道不利，反致脉沉细或闭而郁冒欲死者，加味凉膈散、加味六一顺气汤之类治之。《此事难知》[36]曰：伤寒心下不痛，腹中不满，大小便如常，或传至十日以来，渐变神昏不语，或睡中独语一二句，目赤唇焦，舌干不饮水，稀粥与之则咽，不与则不思，形如罪[37]人，此热传少阴心经也。因心火逼肺，所以神昏，盖肺为清肃之令，内有火邪故也，若脉在丙者，脉浮是也。宜导赤散；脉在丁者，脉沉是也。大黄黄连泻心汤；丙丁俱热者，导赤泻心各半汤。在温病火邪逼肺，神昏不惺，大复苏饮主之。盖心经透出邪火，与火邪之越经而传于心，及汗多亡阳者，皆心神不足故也，医者不识此证，便以为将死，因之误治者多矣。最要忌灸，灸则愈增其热。最要忌下，与食则咽，邪不在胃也，误下则亡其阴。伤寒温病极多此证，不可不辨也。《活人书》[38]曰：伤寒瘥后，又云，伤寒后不瘥。或十数日，或半月二十日，终不惺惺，常昏沉似失精神，言语错谬，或无寒热，或寒热如疟，或朝夕潮热，都是发汗不彻，余毒在心胞络所致也，宜知母麻黄汤，温覆令微汗。若心烦不眠，欲饮水，当稍稍与之，胃和即愈。未汗须再服，以汗为度。此说亦有理。愚谓须是伤寒不曾大发汗，及病以来身无汗者，尤为相宜。或于知母麻黄汤中加酒炒黄连尤妙。若治温病，清热导滞，自能汗解，并无正发汗之理，安得有汗出不彻之后证乎。此中玄妙，但可为知者道也。

动　气

动气乃脏气不调，肌肤间筑筑跳动于脐旁，上下左右，及左乳之下曰虚里者，皆其所联络者也。故动之微者止于脐旁，若动之甚则连及虚里并心胁，真若舂舂然连续而浑身振动者，此天一[39]无根，故气不蓄藏而鼓动于下，诚真阴失守，大虚之候也。即在病者不痛不痒，尚不知为何故，医家不以为意，弗能详辨，误治者多矣。《活人》曰：诸动气者不可发汗，亦不可下，以邪之所凑，其气必虚。即伤寒虚者不可汗下之例。即有汗下之证，但解肌微和胃气可也。古人治法，以误汗则伤阳，阳伤则邪并于气而气上冲，或咳嗽眩晕，或心烦恶寒，并宜五苓散加酸枣仁以降敛之。误下则伤阴，阴伤则虚阳不禁而气下夺，或身热踡卧，或下利汗出，宜大建中汤、理中汤倍加桂、苓，急温其里，则虚热不治自息。此其意在脾胃虚寒困惫，概可知也。余治此证，则惟直救真阴以培根本，使气有所归，无不获效。右肾亏损，则以肾气丸、右归丸；左肾亏损，则以六味丸、左归丸，或作丸料煎饮。《伤寒论》曰：少阴脉不至，肾气微，少精血，奔气促迫，上入胸膈，此奔豚之气结，动于脐间，而上逆凌心也。宗气反聚，心胞之宗气反聚而不下行。血结心下，血结于心下而脉不通。阳气退下，退，陷也。热归阴股，郁热归于气街。与阴相动，与阴器之脉相动。令身不仁，此为尸厥，麻木无知，其状若尸。当亦动气证也。天一无根，即此可征。所云伤寒温病，四损不可正治者，观此可例其余矣。

脏结

脏结如结胸状，饮食如故，时时下利，寸脉浮，关脉细小沉紧，名曰脏结。舌上白苔滑者。难治。注：寸脉浮，知邪结在阳也，关脉细小沉紧，知邪结在阴也。既结于脏，而舌上白苔滑，又为胸寒外证，上下俱病，故难治也。又脏结无阳证，不往来寒热，其人反静，舌上苔滑者，不可攻也。注：脏结于法当攻，无阳证为表无热。不往来寒热，为半表半里无热。其人反静，为里无热，舌上苔滑者，以丹田有热，胸中有寒，是表里皆寒，故不可攻。《蕴要》[41]主灸气海、关元穴，宜人参三白汤加干姜。寒甚加附子治之。《绪论》曰：舌白苔滑者，以其仍邪热内结，所以生苔，若内无结邪，则苔不生矣。只因里气素虚，不能熏热，故无阳证发现。以其本虚邪结，故为难治，非不治也。谓不可攻者，以饮食如故，知邪不在胃也，时时自利，肠中亦无留结也，邪既不在肠胃，攻之无益，徒伐元气耳。至于素有积痞，又加误下而邪结，新旧两邪相搏不解，故死。然亦不可概为死证，而委之不救也。调其阴阳，使之相入，黄连汤主之。有腹痛引胁下不可按者，附子泻心汤。素有积痞，痛引阴筋者，四逆汤加吴茱萸。按：《蕴要》治法与《绪论》治法略有不同，而《绪论》较稳，贵在临病者详证活法耳。要之此皆论伤寒治法也。若温病而见脏结之证，一有舌苔，便知热邪内结，即酌用神解散、大复苏饮之类清解之，亦可与太极丸缓下之，庶几可生。

狐惑病[41]

狐惑者，伤寒温病失于汗下不解所致。食少胃虚，虫啮五藏，故唇口生疮。虫食其脏，故上唇生疮为惑；虫食其肛，则下唇生疮为狐。谓之狐惑者，如狐之犹豫不定也。其候齿燥声哑恶食，面目乍赤乍白乍黑，舌上苔白，唇黑，四肢沉重，喜眠，胃虚虫食，杀人甚速，黄连犀角汤主之。外用雄黄锐丸，纳谷道中。

百合病

百脉一宗，举身皆病，无复经络传次，故曰百合。大抵病后虚劳，脏腑不调所致。其病似寒不寒，似热不热，欲食不食，欲卧不卧，默默不知苦所在，服药即吐，如见鬼状，俱因病在阴则攻阳，病在阳则攻阴，药剂乖违，故成百合病，通宜小柴胡汤加百合、知母、粳米。血热用百合地黄汤。《绪论》曰：百合病，即痿[42]证之暴者。以肺热叶焦，气化不行，以致小便不利。又肺为百脉之总司，故通身经络废弛，百脉一宗，举身皆病，宜百合地黄汤。盖取百合之清肃肺气以利水道，则周身之阳火自化耳。按此亦伤寒温病之后证也。

主客交病

凡人向有他病尪羸，或久疟泻痢，或内伤瘀血，或吐血便血，男子遗精白浊，真阴枯涸，女子崩漏带下，血枯经闭之类，以致肌肉消烁，邪火独存，故脉近滑数也。此际一着温病，医家病家见其谷食暴绝，更加身痛发热，痞闷不眠，指为原病更重，误以绝谷为脾虚，以身痛为血虚，不眠为神虚，遂投参、术、归、地、茯神、酸枣仁之类，愈补愈危。知者稍以温病治之，发热稍减，不时得醒，但治法不得要领，病终不解。六脉滑数不去，肢体时痛，胸胁刺痛，医者以杂药频试，补之则邪火愈炽，泻之则脾胃愈损，滋之则邪气愈固，散之则经络愈虚，疏之则精气愈耗，日复一日，久之又久，伏邪与血脉合为一，致彼此胶固。脉数身热不去者，邪火与正气并郁也。肢体时痛者，邪火与荣血相搏也。胸胁刺痛者，邪火上结于膈膜也。主客交浑，最难得解。治法当乘其大肉未消，真元未败，急用三甲散多有得生者，更附加减，随其素而调之。

妇女伤寒温病

妇女六经治例与男子无异，但多兼经候，调治为难。经行之际，用药必和中兼调血为主。如伤寒自气分传入血分，表证居多，用生地四物汤合麻黄汤、桂枝汤、葛根汤、小柴胡汤之类，随证消息之。如温病由血分发出气分，里证居多，用神解散、小清凉散、升降散、增损双解散之类，随证消息之。至于伤寒传里热证治法与温病虽异而大略同，否则邪伤冲任而为热入血室矣。若胎前产后，又当别论。此亦大概言之，神明则存乎人耳。

热入血室

冲为室[43]海，即血室也。冲脉得热，血必妄行。在男子则下血谵语，在妇人则月水适来。惟阳明病下血谵语，兼男子言，不仅谓妇人也。但以妇人经气所虚，邪得乘虚而入，故病热入血室为多。然妇人热入血室，有须治而愈者，有不须治而愈者。如《伤寒论》曰：妇人中风，发热恶寒，经水适来，得之七八日，热除而脉迟身冷，邪气内陷，表证罢也。胸胁下满，如结胸状，谵语者，此为热入血室，当刺期门，随其实而泻之。又曰：妇人中风七八日，续得寒热，发作有时，经水适断者，此为热入血室。其血必结，故使如疟状，发作有时，小柴胡汤主之。二者是须治而愈者也。又曰：妇人伤寒发热，经水适来，昼则明了，夜则谵语，如见鬼状者，此为热入血室。无犯胃气及上二焦，必自愈。此不须治而愈者也。夫胸胁满如结胸，谵语，此言适来即断，是邪气留结于胸胁而不去，血结在里为实证，必刺期门，随其实而泻之。不善刺者，以小柴胡汤加栀子、丹皮、归尾、桃仁、红花、益母草、穿山甲以消之。如热盛神昏，但头汗者，加酒大黄微利之。以有瘀血，故头汗出也。寒热如疟，发作有时，此言经行未尽而适断，虽有结血未为全实，以小柴胡汤加丹皮、栀子、生地、归尾、益母草以清[44]之，胃不甚虚者，二证并去人参。二者既有留邪，必须治之可也。在温病，并宜增损大柴胡汤，加归尾、桃仁、穿山甲。若发热经水适来，昼则明了，夜则谵语，此则经水既来而不断，里无留滞之邪，故昼日明了，但暮夜则谵语。俟经尽热随血散自愈，不可刺期门犯胃气，及用柴胡犯上二焦也。在温病亦宜小柴胡汤去人参，加陈皮、丹皮、栀子、黄连、益母草，以清其热。又妇人伤寒，表虚自汗身凉，四肢拘急，脉沉而迟，太阳标病，少阴本病，经水适断，桂枝加附子红花汤。又妇人伤寒，汗解表除，热入血室，扰其荣血，经水过多，不受补益，宜芍药甘草汤和之。

妊娠

妊娠，伤寒温病六经治例皆同，但要保胎为主。伤寒外感风寒，表证居多，宜汗、宜解、宜和，不过麻黄、桂枝、葛根、小柴胡等汤合四物汤随证治之自愈。温病内蕴邪热，里证居多，不可发汗，急用护胎之法。井底泥涂脐至关元，干再易之，或以青黛、伏龙肝为末，水调涂之。若大黄[45]热干呕，错语呻吟，增损三黄石膏汤、清化汤。若热甚躁急，胎动不安，必须下之，慎勿或于参、术安胎之说。夺其里热，庶免胎坠。盖邪火壅郁，胎自不安，转气传血，胎胞何赖？酌用升降散，增损双解散、加味凉膈散，或去芒硝，以逐去其邪，则焰熇为清凉，气回而胎自固，反见硝、黄为安胎之圣药，历治历效，子母俱安。【批：至情至理，屡经屡验。】若治之不早，以致腹痛如锥[46]，腰痛如折，服药已无及矣。古人所以有悬钟之喻，梁腐而钟未有不落者。在里证，温病与伤寒治法大略同。或曰孕妇而投硝、黄，设邪热未逐，胎气先损，当如之何？余曰：不然，结粪瘀邪，肠胃中事也。胎附于脊，肠胃之外，子宫内事也。大黄直入肠胃，郁结一通，胎得舒养，是兴利除害于顷刻之间，何虑之有？《内经》曰：有故无殒，亦无殒也。正此之谓。【批：此段议论，足开后人茅塞矣。】但毒药治病，衰去七八，余邪自散，幸无勿过剂。凡妊娠万[47]有四损者，不可以常法正治，当从其损而调之。产后同法，非其损而误补必危。芒硝有化胎之说，不可轻投。若至燥实，非此不可解救，有病当之，全无妨碍，不必去也。

产　后

产后，伤寒不可轻汗，温病不可轻下。盖有产时伤力发热，去血过多发热，恶露不行发热，三日蒸乳发热，或起早动劳，饮食停滞，一皆发热，要在仔细辨之。大抵产后大[48]血空虚，若误汗误下，则亡阳亡阴之祸，更难解救。凡有发热，且与四物汤。归、芎为君最多，生地、白芍须用酒炒，合小柴胡汤加金银花、泽兰叶、益母草，少佐干姜最妙。盖干姜之辛热，能引血药入血分，能引气药入气分，且能去瘀血生新血，有阳生阴长之道，以热治热，深合《内经》之旨。如有恶露未尽者，黑龙丹必兼用之，如有积热停滞者，麻仁丸、大柴胡汤必兼用之，不可执泥丹溪之说。【批：丹溪产后以大补气血为主，虽有他证，以本治之。固是确论，执泥之则误人矣。】胃虚食少者，必加白术、茯苓；痰饮呕逆者，必加陈皮、半夏。但药中必主以四物、人参，乃养血务本，滋阴降火之要务也。即偶尔伤寒，或遭温病，亦须调理血气为主。伤寒内虚外感，以大温中饮、理阴煎。无汗用麻黄，有汗用桂枝等汤。头痛用羌活、川芎之类加减治之。温病怫热内炽，用三合汤加减治之最妙。如万不能不下，升降散无妨，增损双解散去芒硝硝、黄连，加生地、川芎，尤为对证之药，其余脉证治法，与男子同。

小儿温病

凡小儿感冒、伤风、伤寒、咳、呕、疟、痢等证，人所易知，至染温病，人多不料，亦且难窥，所以耽误者良多。且幼科专于痘疹、疳积，吐泻、惊风并诸杂证，在温病则甚略之，一也。古人称幼科为哑科，盖不能尽罄[49]所苦以告医，医又安得悉乎问切之义，所以但知不思乳食，心胸臌胀，疑其内伤乳食，不知其为温病热邪在胃也。但知呕吐恶心，口干下利，以小儿吐利为常事，不知其为温病协热下利也。但知发热，不知其头痛身痛也。凡此何暇致思为温病，二也。小儿神气娇怯，筋骨柔脆，一染温病，延挨失治，便多二目上吊，不时惊搐，肢体发痉，甚则角弓反张，必延幼科，正合渠平日学习见闻之证，多误认为急慢惊风，转治转剧，或将神门、眉心乱灸，艾火虽微，内攻甚急，两阳相搏，如火加油，死者不可胜纪，三也。【眉批：观此三段议论，曲人情尽致，真小儿之福也。】凡杂气流行，大人小儿所受之邪则一，且治法药饵亦相仿，加味太极丸主之，升降散亦妙。四五岁以下者，药当减半，三二岁以下者，三分之一可也，临病之工，宜酌量焉。

加味太极丸 小儿温病主方。凡治温病方，皆可随证酌用。

白僵蚕二钱，酒炒 全蝉蜕去土，一[50]钱 广姜黄三分 川大黄四钱 天竺黄一钱 胆星一钱 冰片一分

上七味，秤准为细末，糯米浓汤和丸如芡实大。冷黄酒和蜜泡化一丸，冷服。薄希[51]熬酒[52]亦可。本方去天竺黄、胆星、冰片，即升降散。炼蜜丸即太极丸是也。用之便而且嘉，看证消息治之。

复病

凡瘥后无故复发热者，以伏邪未尽也，谓之自复。当问前得某证，所复某证，稍与前药以彻其余邪，自然获愈。有温病瘥后，或三五六日，反腹痛里急者，非前病原也。此别有伏邪所发，欲作滞下，邪尽痢止，不止者，宜当归导滞汤。又有温病瘥后，脉迟细而弱，或黎明或半夜后，便作泻泄，此命门真阳不足也，宜肾气丸，或右归丸作汤剂服亦可。《伤寒论》曰：伤寒瘥后，更发热者，小柴胡汤主之。脉浮者，以汗解之，枳实栀子豉汤，脉沉者，以下解之。枳实栀子豉汤加大黄。又曰：伤寒瘥后，虚羸少气，气逆欲吐者，竹叶石膏汤主之。又曰：大病瘥后，从腰以下有水气者，牡蛎泽泻散主之。按：如气复，虽通身浮肿似水气而不喘，别无所苦，与水气不同。丹溪云：气易有余。又曰[53]：血者难成而易败，大病愈后，气先血而复，血不足以配气，故暂浮肿，静养自愈，须辨之。又曰：大病瘥后，喜睡，久不了了者，胃上有寒饮也，理中丸主之。夫伤寒自外传内，邪在阳分居多，瘥后易于复元，复病尚少。温病邪热自内达外，血气大为亏损，无故最善反复。如到热退身凉，饮食能进时，服太平圆酒三次，十日之间，精血渐充，而病如洗，何至劳复。若因梳洗沐浴，

多言妄动，遂至发热，前后复起，惟脉不沉实为辨，此为劳复。《伤寒论》曰：大病瘥后劳复者，枳实栀子豉汤主之。若有宿食者，加大黄少许。此破结除烦散热之妙剂也，加大黄则又推荡经滞矣。余谓气为火之舟楫，今则真气方长，劳而复折，真气既亏，火亦不前，如人欲济，舟楫已坏，其能济乎。是火也，某经气陷，火随陷于某经，陷于经络则表热，陷于脏腑则里热，虚甚热甚，虚微热微，轻则静养可愈，重则大补气血，俟真气一回，则血脉融和，表里通畅，所陷之火，随气转输，自然热退而病痊矣。若直用寒凉剥削之剂，变证蜂起矣。伤寒多伤气，宜五福饮、大营煎之类。温病多伤血，宜补阴益气煎、六味地黄丸料之类，随证加减之。若因饮食所伤，或吞酸饱闷而发热者，此为食复。轻则栀子厚朴汤加神曲，或小柴胡汤合栀子厚朴汤。重则神昏谵语，腹满坚痛，欲吐不得，欲下不能，此危候也，以升降散、大柴胡汤、黄龙汤、凉膈散之类，酌量与服。有病则病当之，亦无妨也。大抵复病治法，温病与伤寒大同小异，贵在临证活法耳。

《内经》帝曰：热病已愈，时有所遗者，何也？岐伯曰：诸遗者，热甚而强食之故也。若此者皆已衰，而热有所藏，因其谷气相搏，两热相合，故有所遗也。帝曰：治遗奈何？岐伯曰：视其虚实，调其逆从，可使必已也。帝曰：热病当何禁之？岐伯曰：病热少愈，食肉则复，多食则遗，此其禁也。吴又可曰：里证下后稍瘥，而急欲食者，此非得已，以伏邪初散，阴火乘虚扰乱故也。慎勿便与粥食，只宜先进稀糊，次进浓者，须少与之，不可任意过食，过食则复。此一着最为紧要，世多忽之。至于怒气病复，房劳病复者，乃度量褊[54]浅，不自贵重之辈，观其脉证，随证救之。更有娇养成性，过于谨慎之辈，或伤寒表证方解，或温病里证方退，原不甚虚，辄用参、附温补，是因补而复，以致不救者，又不知凡几，病家医家，尤当深惺。大抵治病之法，不可执一，总要脉证的确耳。古方未有不善者，偏于温补而死，与偏于清泻而死，其失等也。人之一身阴阳血气，寒热表里虚实尽之，临证者，果能望闻问切，适得病情，则温清补泻，自中病情矣，何得卤莽粗疏，草菅人命哉。噫！难矣。

按：以上证候七十余条，俱从《伤寒论》中驳出温病证治之[55]异来，令阅者了然于心，不以温病为伤寒，不以伤寒方治温病，则患温者自以不冤矣。但有轻者，有重者，有最重者，到底无阴证，与伤寒外感不同，并非六气为病也，亦杂气中之一耳。始则发热，头痛身痛，舌上白苔，渐加烦躁，渴饮水浆。或发热而兼凛凛，或先凛凛而后发热，或昼夜纯热，或潮热，或往来寒热，或眩晕，或呕吐，或痰涎涌盛，或呕汁如血，或口舌干燥，或咽喉肿痛，或咳嗽脓血，或喘呃吐蛔，或心腹痞满，或胸胁胀痛，或大便不通，或小水自利，或前后癃闭，或协热下利[56]，或热结旁流，或下血如豚肝，或如胶黏，或水泄无度，有舌黄苔黑苔者，有舌裂者，有舌生芒刺者，有舌色紫赤者，有唇崩者，有唇黑者，有鼻孔如烟煤之黑者，有目暗不明、目赤、目黄、目瞑、目直视、目反折者，有头汗、盗汗、自汗者，有手足心腋下汗者，有耳聋不闻声者，有头肿大如斗者，有喉痹颈肿滴水不能下咽者，有发狂如颠如痫者，有哭笑无常，如醉如痴者，有弃衣登高踰垣上屋者，有厥逆身冷如冰者，有谵语昼夜不眠者，有昏迷不省人事者，有詈骂不避亲疏者，有蓄血、吐血、衄血、毛孔血、目血、舌血、齿缝血、大小便血者，有发黄者，有发斑者，有发疹者，有斑疹杂出者，有发颐、疙瘩疮者，有浑身火泡疮带白浆者，有首尾能食者，有绝谷一月不死者，有无故最善反复者，有愈后渐加饮食如常者，有愈后饮食胜常二三倍者，有愈后耳聋眼花者，有愈后退爪脱皮落发者。至其恶状，甚有口噤不能张，腿屈不能伸，唇口不住牵动，手足不住振战，遗尿遗粪，圆睁口张，咬牙嚼舌，声哑不语，舌伸外搅沫如水浪，项强发痉，手足反张，肉瞤筋惕，骨痿足重，舌卷囊缩，循衣抹床，见神见鬼。凡此怪怪奇奇不可名状等证，有相兼三五条者，有相兼十数条者，不可枚举。总因血气虚实之不同，脏腑禀赋之有异，其受邪则一而已。及邪尽，一任[57]诸证如失。所云知其一，万事毕，知其要者，一言而终，不知其要者，流散无穷，所以温病无多方也。然而阴阳乘除，寒热倚伏，表里参错，虚实循环，见之真而守之定，通乎权而达乎变者，盖几希矣。

又按：古人谓望闻问切乃临证之首务，诊治之要领也。明此四者，则六变具存，而万病情形，俱在吾目中矣。医之为难，难在不识病本而误治耳。误则杀人，天道可畏，不误则济人，阴功无穷。学者欲明是道，必须先察此要，以定意见，以为阶梯，然后再采群书，广其知识，熟之胸中，运之掌上，非止为人，而为己不浅也，慎之！宝之！

又按：伤寒自外之内，先伤气分；温病由内达外，先伤血分。故伤寒初感，利用发表；温病初发，利用攻里。伤寒后证多补气，温病后证多养血。温病与伤寒实出两门，自晋迄今，温病失传，无人不以温病为伤寒，无人不以伤寒方治温病，动云先解其表，乃攻其里，此仲景《伤寒论》也。所以温病一二日内，遇阳明腹胀满痛之证，少阴口燥咽干之证，厥阴舌卷囊缩之证，再不敢议下，明知厥深热深之阳证，下之已迟，万一侥幸，不过为焦头烂额之客，千余年来，孰任杀人之辜耶[58]。

又按：古今医书，非不有温病之条，然皆编入于伤寒之中，议论无非伤寒，所用之药，虽曰治温病，实治伤寒之的方也。余谓此等方论，但治伤寒未尝不验，若谬以治伤寒之方而治春夏之温病，是犹抱薪投火。盖温病自内达外，虽有表证，实无表邪，终有得汗而解者，必里热清而汗始出，前一[59]节治法与伤寒不同。

本朝陈良佐曰：春分后，秋分前，一百八十二日半，诸病皆不可发汗，汗之多亡阳矣，温病尤忌。凡治正伤寒发汗解表，温中散寒之药一概禁用。今特摘其尤者，如麻黄、桂枝、羌活、独活、白芷、葛根、细辛、浮萍、苍耳、苍术、艾叶、胡椒、故纸、茴香、肉桂、附子、干姜、豆寇、益智等味。古人亦未曾道破，余深体验而知其不可，以温病无风寒与阴证也。但今医家病家，未有不以温病为伤寒者，未有不以伤寒方治温病者，此固风气之使然，亦习俗之旧染也。舌敝唇促，难以遍谕。须知死生有命，误犯禁药，不过轻重之分，苟从死后而追悔前方，愚矣。

又按：仲景《伤寒论》用参、姜、桂、附者八十有奇，而温病非所论也。伏邪内郁，阳气不得宣布，积阳为火，阴血每为热搏，未解之前，麻黄、桂枝不可沾唇；暴解之后，余焰尚在，阴血未复，最忌参、姜、桂、附，得之反助其壅郁，余邪伏留，不惟目下淹缠，日后必变生异证。或周身痛痹，或四肢拘挛，或留火结痰，或两腿钻痛，或劳嗽涌痰，或毒气流注，或痰核穿漏，皆骤补之为害也。大抵温病愈后，调理之剂，投之不当，莫若静养，节饮食为第一。而慎言语，谨起居，戒气恼，寡嗜欲，皆病后所宜留神也。【批：圣贤养身养德[60]之学亦不过是，不意于医学中得之。】

长沙《伤寒论》天苞地苻[61]，为众法之宗，群方之祖，杂以养后人知见，反为尘饭土羹[62]，莫适于用，兹以自然之理，引伸触类，阐发神明。温病一证，另辟手眼，却不于长沙论外，旁溢一辞。后有作者，不为冥索旁趋，得以随施辄效，利溥[63]哉。文之悲壮，淋漓无论也。畏斋。

【校注】

① 眼：大安砦本作“目”。

② 易老：张元素，字洁古，金代著名医家。易州（今河北省易县）人，故称易老。著有《珍珠囊药性赋》《脏腑标本药式》《医学起源》等书。

③ 饭：醉芸轩本、湘潭本作“饮”，当是。

④ 夺：大安砦本作“之”，当是。

⑤ 大较：大略，大致。

⑥《直格》：《伤寒直格》的简称，三卷。传为金元四大家之一刘完素所著。

⑦《要诀》：《证治要诀》的简称，12 卷，明代戴元礼撰。

⑧ 设：扫叶山房本、书业德本、湘潭本作“投”，义胜。

⑨ 烈：大安砦本作“裂”，义胜。

⑩ 清：扫叶山房本、湘潭本作“精”，当是。

⑪ 必：扫叶山房本、书业德本、善成堂本均作“心”，义胜。

⑫ 牖（yǒu 有）：窗。

⑬ 妨：扫叶山房本、书业德本、善成堂本均作“烦”，义胜。

⑭ 忒：书业德本作“逆”，可参，下同。

⑮ 互：大安砦本作“五”，可参。

⑯ 倏（shū 书）：极快地。

⑰ 孙兆：宋代医学家，本卫州（今河南孟州）人。名医孙用和次子，曾改正《素问》传本之误，著《伤寒方》《伤寒脉诀》，均佚。

⑱ 证：大安砦本作“经”，可参。

⑲ 有：大安砦本、醉芸轩本、书业德本、湘潭本均作“合”，当是。

⑳ 调：大安砦本作“谓”，可参。

㉑ 千古双眼：大安砦本无此旁批。

㉒ 气分血分二语……两言而定：大安砦本作“气分血分，此语解伤寒温病，言简意赅，遂骨彻髓，读医至此，如梦初觉，千古疑案，两言而定”。可参。

㉓ 不：据文意疑为“自”。

㉔ 频：大安砦本作“顺”，可参。

㉕ 胃：大安砦本作“背”，当是。

㉖ 必：大安砦本作“秘”，可参。

㉗ 满：湘潭本作“涩”，义胜。

㉘ 口：大安砦本作“曰”，可参。

㉙ 便：大安砦本作“无”，可参。

㉚ 娄全善：“娄”疑为“楼”。楼英，一名公爽，字全善，萧山（今属浙江）人。明代医学家。辑有《医学纲目》四十卷，《运气类注》四卷及《仙岩文集》二卷。

㉛ 和：大安砦本作“利”，可参。

㉜ 解：湘潭本作“触”，义胜。

㉝ 指：醉芸轩本、湘潭本作“措”，义胜。

㉞ 沉：扫叶山房本、书业德本、善成堂本均作“泥”，湘潭本作“枕”，可参。

㉟ 骆龙吉：宋代医生，撰《内径拾遗方论》四卷。

㊱ 《此事难知》：元代王好古撰于1308年，系王氏编集其师李杲的医学论述，其中对伤寒证治叙述尤详。

㊲ 罪：醉芸轩本作“醉”，义胜。

㊳ 《活人书》：《南阳活人书》的简称。宋代朱肱（字冀中）撰。

㊴ 天一：天一生水。代指肾脏。

㊵ 《蕴要》：《伤寒蕴要全书》的简称，四卷。明代吴绶撰于1505年。

㊶ 狐惑病：后大安砦本存双行小字“温”。

㊷ 瘘：醉芸轩本作“痿”，当是。

㊸ 室：扫叶山房本、书业德本、湘潭本均作“血”，义胜。

㊹ 清：扫叶山房本、醉芸轩本、湘潭本作“消”，可参。

㊺ 黄：扫叶山房本、书业德本、湘潭本作“热”，义胜；醉芸轩本作“渴”，可参。

㊻ 锥：大安砦本作“椎”，“椎”通“锥”。痛如锥击。

㊼ 万：湘潭本作“若”，可参。

㊽ 大：湘潭本作“气”，可参。

㊾ 罄（qìng 庆）：显现。

㊿ 一：大安砦本作“二”。

⑤1 希：书业德本、扫叶山房本、湘潭本均作“荷”，可参。

⑤2 酒：湘潭本作“汤”，可参。

⑤3 曰：大安砦本作“云”。

⑤4 褊（biǎn　扁）：衣服狭小。引申为狭隘。

⑤5 之：大安砦本后存“所以”，可参。

⑤6 利：大安砦本作“痢”，可参。

⑤7 任：大安砦本作“切”，义胜。

⑤8 耶：大安砦本作“邪”，“邪”同“耶”。

⑤9 一：大安砦本作“二”，当是。

⑥0 德：大安砦本作“养”，可参。

⑥1 天苞地符：上古传说中的河图洛书。作者以此形容《伤寒论》在中医学的地位。

⑥2 尘饭土羹：谓以尘为饭，以土为羹，可以戏而不可食。

⑥3 溥（pǔ　谱）：广大。

卷四

医方辨

医方辨引

作方圆必以规矩，治病证必以古方，固也。但古方今病，焉能尽合？是以罗太无曰：以古方治今病，正如拆旧屋凑新屋，其材本非一，必再经匠氏之手，故用方者，不贵明其所当然，要贵明其所以然，则或增，或损，或奇方，或偶方，或合方，或以内伤方治外感，或以外感方治内伤，信手拈来，头头是道，许学士云：读仲景之书，用仲景之法，未尝执仲景之方，乃为得仲景之心也。若不明其所以然，而徒执其方，如经生家不能搦管作文，乃记诵先辈程文，以计场屋题目之必中，奚可哉。是集诸方，人所易晓者，止录其方，其涉疑难及理趣深奥者，颇采《明理论》《医方考》《明医方论》等书，以阐明之，间附一得之见。诚能潜心于此，处方其无误乎，抑又有虑焉？仲景《伤寒论》曰：病当汗解，诊其尺脉涩，先与黄芪建中汤补之，然后汗之。先贤慎于用汗药如此，则吐药下药可知矣。故凡用方者，虽方与病合，又在诊脉并查兼证。以详辨其虚实，或汗或吐或下，方为尽善。若遇老人虚人，血气阴阳四损者，宁可顾护元气，而不可轻用汗吐下之重剂也。

麻黄附子细辛汤　《伤寒论》曰：少阴病，脉微细，但欲寐，始得之，反发热，太阳表热，脉沉者，少阴里寒，此方主之。

麻黄去节　附子炮　细辛各二钱

水煎麻黄去沫，次入附子、细辛煎服。

病发于阴者当无热。今少阴始病，何以反发热？此乃太阳少阴之两感病也。盖太阳膀胱与少阴肾相为表里，寒邪感于少阴，故里有脉沉，由络达于太阳，故表有发热。有太阳之表热，故用麻黄以发汗；有少阴之里寒，故用附子、细辛以温中。三阴之表发与三阳不同，三阴必以温经之药为表，故麻黄、附子同用。方是少阴表发之正也。

按：伤寒病两感者亦少，此即太阳少阴之两感也。麻黄、附子同剂，治法委是奇特，学者引伸触类，可应无穷之变矣。且伤寒两感，麻黄附子细辛汤主之，此仲景伤寒两感之治法；温病两感双解散主之，此河间补仲景温病两感之治法，此二方者，乃辨温病与伤寒，发表攻里两感异治之要诀也。【批：此论仅见，真出人头地矣，伤寒温病分门另治从此得解。】世之以温病为伤寒，以伤寒方治温病者，观此能勿悔心乎。

升降散 温病亦杂气中之一也，表里三焦大热，其证治[①]不可名状者，此方主之。如头痛眩晕，胸膈胀闷，心腹疼痛，呕哕吐食者；如内烧作渴，上呕[②]下泻，身不发热者；如憎寒壮热，一身骨节酸痛，饮水无度者；如四肢厥冷，身凉如冰，而气喷如火，烦躁不宁者；如身热如火，烦渴引饮，头面猝肿，其大如斗者；如咽喉肿痛，痰涎壅盛，滴水不能下咽者；如遍身红肿，发块如瘤者；如斑疹杂出，有似丹毒风疮者；如胸高胁起胀痛，呕如血汁者；如血从口鼻出，或目出，或牙缝出，毛孔出者；如血从大便出，甚如烂瓜肉，屋漏水者；如小便涩淋如血，滴点作疼不可忍者；如小便不通，大便火泻无度，腹痛肠鸣如雷者；如便清泻白，足重难移者；如肉瞤筋惕者；如舌卷囊缩者；如舌出寸许，绞扰不住，音声不出者；如谵语狂乱，不省人事，如醉如痴者；如头痛如破，腰痛如折，满面红肿，目不能开者；如热盛神昏，形如罪[③]人，哭笑无常，目不能闭者；如手舞足蹈，见神见鬼，似风癫狂祟者；如误服发汗之药，变为亡阳之证，而发狂叫跳，或昏不识人者。外证不同，受邪则一。凡未曾服过他药者，无论十日、半月、一月，但服此散，无不辄效。

白僵蚕酒炒，二钱　全蝉蜕去土，二钱　广姜黄去皮，三分　川大黄生用，四钱秤准，上为细末，合研匀。病轻者，分四次服，每服重一钱八分二厘五毫，用黄酒一盅，蜂蜜五钱，调匀冷服，中病即止。病重者，分三次服，每服重二钱四分三厘三毫，黄酒盅半，蜜七钱五分，调匀冷服。最重者，分二次服，每服重三钱六分五厘，黄酒二盅，蜜一两，调匀冷服。一时无黄酒，稀熬酒亦可，断不可用蒸酒。胎产亦不忌。炼蜜丸，名太极丸，服法同前，轻重分服，用蜜、酒调匀送下。

按：温病总计十五方，轻则清之，神解散、清化汤、芳香饮、大小清凉散、大小复苏饮、增损三黄石膏汤八方。重则泻之，增损大柴胡汤、增损双解散、加味凉膈散、加味六一顺气汤、增损普济消毒饮、解毒承气汤六方。而升降散，其总方也，轻重皆可酌用。察证切脉，斟酌得宜，病之变化，治病之随机应变，又不可执方耳。按处方必有君、臣、佐、使，而又兼引导，此良工之大法也。是方以僵蚕为君，蝉蜕为臣，姜黄为佐，大黄为使，米酒为引，蜂蜜为导，六法俱备，而方乃成。窃尝考诸本草，而知僵蚕味辛苦气薄，喜燥恶湿，得天地清化之气，轻浮而升阳中之阳，故能胜风除湿，清热解郁，从治膀胱相火，引清气上朝于口，散逆浊结滞之痰也。其性属火，兼土与木，老得金水之化，僵而不腐，温病火炎土燥，焚木烁金，得秋分之金气而自衰，故能辟一切佛郁之邪气。夫蚕必三眠三起，眠者病也。合簿[④]皆病，而皆不食也。起者愈也，合簿皆愈，而皆能食也。用此而至合家之温病，所谓因其气相感，而以意使之者也，故为君。夫蝉气寒无毒，味咸且甘，为清虚之品，出粪土之中，处极高之上，自感[⑤]风露而已。吸风得清阳之真气，所以能祛风而胜湿。饮露得太阴之精华，所以能涤热而解毒也。蜕者，退也，盖欲使人退去其病，亦如蝉之脱然无恙也。亦所谓因其气相感，而以意使之者也，故为臣；姜黄气味辛苦，大寒无毒，蛮人生啖，喜其祛邪伐恶，行气散郁，能入心脾二经建功辟疫，故为佐；大黄味苦，大寒无毒，上下通行。盖亢甚之阳，非此莫抑，苦能泻火，苦能补虚，一举而两得之，人但知建良将之大勋，而不知有良相之硕德也，故为使；米酒性大热，味辛苦而甘；令饮冷酒，欲其行迟，传化以渐，上行头面，下达足膝，外周毛孔，内通脏腑经络，驱逐邪气，无处不到；如物在高巅，必奋飞冲举以取之，物在远方及深奥之处，更必迅奔探索以取之；且喜其和血养气，伐邪辟恶，仍是华佗旧法，亦屠苏[⑥]之义也，故为引；蜂蜜甘平无毒，其性大凉，主治丹毒斑疹，腹内留热，呕吐便秘，欲其清热润燥，而自散温毒也，故为导。盖蚕食而不饮，有大便无小便，以清化而升阳。蝉饮而不食，有小便无大便，以清虚而散火。君明臣良，治化出焉。姜黄辟邪而靖疫，大黄定乱以致治，佐使同心，功绩建焉。酒引之使上行，蜜润之使下导，引导协力，远近通焉。补泻兼行，无偏胜之弊，寒热并用，得时中之宜。所谓天有覆物之功，人有代覆之能，其洵然[⑦]哉。是方不知始自何氏，《二分晰义》[⑧]改分两变服法，名为赔赈散，用治温病，服者皆愈，以为当随赈济而赔之也。予更其名曰“升降散”。盖取僵蚕、蝉蜕升阳中之清阳，姜黄、大黄降阴中之浊阴，一升一降，内外通和，而杂气之流毒顿消矣。又名“太极丸”，以太极本无极，用治杂气无声无臭之病也。乙亥、丙子、丁丑，吾邑连歉，温气盛行，死者枕籍[⑨]，予用此散，救大证、怪证、坏证、危证，得愈者十数人，余无算。更将此方传施亲友，贴示集市，全活甚众，可与河间双解散并驾齐驱耳。名曰升降散，亦双解之别名也。

麻黄汤　太阳伤寒，寒伤荣。头痛，太阳脉上巅络脑。发热，表气不通。身痛腰痛，寒凝血脉，其脉抵腰。骨节痛，肾主骨，而寒气注之。恶寒卫弱之故。无汗荣强之故。而喘，寒阻气道故喘。脉浮紧者，寒性紧急之故。此方主之。

麻黄去节，三钱　桂枝二钱　甘草炙，一钱　杏仁一钱八分

水煎麻黄去沫，次入群药煎服，覆取微汗。

足太阳经，起目内眦，循头巅腰腘，故所过痛而不利。寒邪外束，人身之阳不得宣越，故令发热。寒邪在表，不复任寒，故令恶寒。寒主闭塞，故令无汗。人身之阳既不得宣越于外，则必壅遏于内，故必作喘。寒邪刚劲，故令脉紧。麻黄辛温散寒，故为君。佐以桂枝，取其解肌。佐以杏仁，取其利气。入甘草者，亦辛甘发散之意。抑太阳无汗，麻黄之用固也，若不量人品之虚实，时令之寒暄，则又有汗多亡阳之戒。汗多者宜扑粉，亡阳者宜附子汤。大抵麻黄性热，惟冬月正伤寒无汗者宜之。若温病断不可用。抑不独温病也，若伤寒脉微弱而误用之，汗出不止，或将病人头发披水盆中，再将糯米八两炒、研，龙骨、牡蛎、藁本、防风各二两，研为末合匀，周身扑之，此良方也。汗出不止，汗多也，与亡阳不同。

桂枝汤　太阳中风，风伤卫。头痛发热风邪郁蒸，汗出玄府疏也，恶风卫虚不胜风也，脉缓者风性柔和之故，此方主之。

桂枝二钱　白芍三钱　甘草二钱　生姜三钱　大枣三枚

水煎温服，覆取微汗，不可令如水流漓，病必不除。

风之伤人也，头先受之，故令头痛。风为阳，气亦为阳，同类相从则伤卫，卫气伤则无以固津液，故令汗出。其恶风者，卫气不能卫也。其脉缓者，卫气不能鼓也。桂枝味辛、甘，辛则能解肌，甘则能实表，辛甘发散为阳，故用以治风为君。然恐其走泄阴气，故用芍药之酸以收之。佐以甘草、生姜、大枣，此发表而兼和里之意。然桂枝本为解肌，若脉浮紧，发热汗不出者，不可与也，与之则表益实，而汗益难出也。故仲之以常须识此，勿令误也。大抵桂枝性热，惟冬月正伤寒有汗者宜之。若温病断不可用，酒客亦不可用。抑不独温病酒客也，凡服桂枝汤作呕者，

以胃热而服热药，两热相搏故也。

大青龙汤　太阳中风，脉浮紧以中风而得紧脉，知为风寒两伤也，头痛发热恶寒、身痛皆表证也，不汗出[10]寒邪郁于腠理，而烦躁风作烦，寒作燥，此方主之。

麻黄四钱　桂枝二钱　甘草炙，二钱　杏仁泡去皮、尖，十枚　石膏八钱　生姜三钱　大枣一枚

水煎麻黄去沫，入群药煎服，覆取汗愈。若脉微弱，汗出恶寒者，不可服。

青龙者，东方甲乙木神也，主发育万物，方以发散为义，故名之。仲景曰：太阳伤寒，治以麻黄汤。太阳中风，治以桂枝汤。伤寒太阳证见风脉，是有头痛发热，无汗恶寒。但脉来得紧而缓为伤寒且中风矣。与中风脉得浮紧一也，故二方并而用之。邪气外盛，人身之阳郁为内热，此石膏之所以加也。大青龙其发表之重剂乎，而已[11]阳狂燥之弊，筋惕肉瞤之害，则用青龙之过者也，急以真武汤大温大补之，又仲景救坏之良方也。许学士曰：大青龙一证，尤难用药，须是脉证谛当，然后可行，故王实夫证，止用桂枝麻黄各半汤，盖慎之也。按：亡阳惕瞤之弊，原因脉微弱误用者之过，非大青龙之过也。

小青龙汤　伤寒脉浮缓，表不解，风寒在表。心下有水气，水饮搏膈。呕哕，发热而咳，水饮上射。或渴，津液不行。或利，停饮下溜。或噎，水寒相击。或小便不利，太阳里气不化。小腹满，小水膈涩。或喘者，水饮射肺。此方主之。

麻黄二钱　桂枝二钱　白芍二钱　半夏二钱四分　五味子一钱　细辛一钱　干姜一钱　甘草炙，一钱

水煎温服。若渴者，去半夏，加天花粉二钱。若微利者，去麻黄，加（荛花）茯苓如鸡子大。若噎者，去麻黄，加附子五分，炮。若喘者，去麻黄，加杏仁十枚。若小便不利，小腹满，去麻

黄，加白茯苓二钱。按：原文加荛花如鸡子大，此必传写之讹，考本草，荛花是芫花类也，每用之攻水，五分可令人下十数行，岂有治停饮之微利，用鸡子大块之荛花者乎？照原方当改加茯苓如鸡子大。

柯韵伯曰：发热而咳，知内有水气射肺，干呕知水气未入于胃，而在心下也。心下为火位，水火相射，则水气之变幻不可拘。如下而不上，则或渴或利。上而不下，则或噎或喘。留于肠胃，则小便不利而小腹因满矣。惟心下有水气，呕哕发热而咳为定证，故于桂枝汤中去大枣之泥，加麻黄以开腠理，细辛逐水气，半夏除呕哕，五味、干姜以除咳。若渴者，是心火盛，故去半夏之燥热，加天花粉以生津。若利与噎，小便不利与喘者，乃病机偏于向里，故去麻黄之发表，加附子以除噎，如[12]芫花、茯苓以利水，加杏仁以定喘耳。两青龙汤皆治有表里证，皆用两解法，但大青龙证是里热，小青龙证是里寒，故发表之药相同，而治里之药则殊也。此与五苓散，同为治表不解，而心下有水气者。在五苓治水之蓄而不行，故大利其水，而微发其汗，是水郁折之也。小青龙治水之动而不拘，故备举辛温以散水，并用酸苦以安肺，培其化源也。细绎仲景发表利水诸论，精义入神矣。

又曰：麻黄、桂枝、大青龙三表证中，仲景即分表里之不同，温清之殊治。麻黄汤证热全在表，桂枝汤证之自汗，大青龙汤证之烦躁，皆兼里热，于表剂中便加寒药以清里。自汗是烦之兆，躁是烦之征，汗出则烦得泄，故不躁，桂枝汤加微寒酸苦之芍药以和之。汗不出则烦不得泄，故躁，大青龙汤加大寒坚重之石膏以清之。芍与膏本是里药，今人见仲景于表剂中入之，因疑而畏焉，当用不用，以致热结阳明，而斑黄狂乱纷出矣。仲景于太阳经中即用石膏以清胃火，是预保阳明之先着，用姜、枣以培中气，又虑夫转属太阴。苦心良法有如此者。

又曰：桂枝汤为一百一十三方之冠，乃滋阴和阳、调理荣卫、解肌发汗之第一方也。世人咸谓桂枝止汗，不知先辈言无汗不得用桂枝者，正以桂枝汤中有芍药之酸寒，益阴敛血能止汗之故也。【批：先辈云有汗不得用麻黄，是言麻黄汤；无汗不得用桂枝，是言桂枝汤。非言麻黄、桂枝二药味也，须知之。】其实芍药功在止烦，烦止汗亦止，故反烦更烦与心悸而烦者，咸赖之。要知桂枝汤治表虚，能解肌以发荣中之汗，而不能开皮毛之窍，以发卫分之汗，故汗不出，脉浮紧者，是麻黄汤证，即不得与桂枝汤矣。庸工妄谓桂枝汤专治中风，不治伤寒，不知此汤，凡中风伤寒脉浮弱而表不解者，以及自汗盗汗，虚疟虚痢，柔痉瘛疭，小儿慢[13]惊等证，皆随手而效。因知仲景一方可通百病，后人一证，便集百方以眩人，岂不陋哉。

黄芩汤　太阳少阳合病，必自下利者，此方主之。

黄芩五钱　白芍五钱　甘草炙，二钱　大枣三钱

水煎温服。

太阳少阳合病者，身热头痛，脊强而又胁痛，耳聋，寒热，呕而口苦也，必自下利者，表实里虚，邪热渐攻于里也。若太阳与阳明合病，为在表，当葛根汤发汗。若阳明与少阳合病，为在里，当与大柴胡汤下之。此太阳少阳合病下利，非汗下所宜，故与黄芩汤。盖虚而不实者，苦以坚下之，酸以收之，故用黄芩、白芍以坚敛肠胃。弱而不实者，甘以补之，故用甘草、大枣以补益肠胃也。温病始发即可用黄芩汤，以去邪热为妙。伤寒必传至少阳，邪热渐次入里，方可用黄芩佐柴胡以和解之。此辨温病与伤寒异治之要诀也。

白虎汤　《伤寒论》曰：阳明伤寒，脉浮滑，此以表有热里有（寒）热，此方主之。按：“里有寒句”之“寒”字，当是“热”字，若是“寒”字，非白虎汤证也，宜改之。或曰：此寒字，当作寒郁为热之寒。

生石膏八钱　知母三钱　甘草生，一钱半　粳米二钱　竹叶[14]三十片

水煎冷服。加人参一钱五分，名白虎加人参汤。

白虎，西方庚辛金神也。五行之理，成功者退，如秋金之令行，则夏火之炎息，名曰白虎，所以行清肃之令，而除热也。

按：白虎汤乃温病主方也，虽为阳明解利之药，实解胃本内蒸之热，非徒治在经之热也。以邪热伤胃，所以必需。若在经之热，自有葛根汤等方治法，并无借于白虎也。所以温病误用麻黄、桂枝，伤寒误用白虎、黄芩，轻者必重，重者必危。设热郁胃里，已成燥结，而徒用白虎，既无逐结之能，且以刚悍而伐胃气，反抑[15]邪气内郁，致脉不行，因而沉伏微细，便谓阴脉，益不敢议下，日惟杂进白虎、解毒，以为稳妥，愈投愈危，至死不悟，此承气、凉膈之所以必需也，明者自知之。

又按：以石膏一物之微，入甘温队中，则为青龙。从清凉同气，则为白虎。设伤寒在表之风寒未除，当用青龙而反用白虎，温病在里之热渴已逼，当用白虎而反用青龙，则用者之误不小。热结在里，白虎以匡青龙之不逮，误犯少阴，真武以救青龙之妄投，神乎其神矣。

大承气汤 阳明病痞满燥实，谵语烦渴，腹痛便秘，此方主之。

大黄酒浸，四钱 芒硝二钱 厚朴姜炒，四钱 枳实麸炒，二钱

水煎温服。病有宜加倍者，仲景原方，大黄厚朴各四两，芒硝、枳实各二两，分三服。

大黄荡热斩关，破实于肠胃；芒硝润结软坚，化燥于肛门；厚朴导滞，节制硝、黄之大寒。枳实泻满，辅佐厚朴之下气。

小承气汤 阳明病，心腹服[16]满，潮热，狂言而喘，此方主之。

大黄酒浸，三钱 厚朴二钱 枳实一钱

水煎温服。

调胃承气汤 阳明病，不恶寒反恶热，大便秘，谵语，此方主之。

大黄酒浸，三钱　芒硝三钱　甘草炙，二钱

水煎温服。

王海藏曰：仲景三承气，有大、小、调胃之殊，今人不分大小上下缓急用之，岂不失立方本意哉。大热大实用大承气，小热小实用小承气，胃实燥结用调胃承气，以甘草缓其下行，而祛胃热也。若病大用小，则邪气不伏。病小用大，则过伤元气。病在上而泻下，则上热不清。病在下而泻上，则下热不除。用方者岂可一概混施乎。

喻嘉言曰：伤寒阳明篇，总是以外证之解与不解，气之转与不转，脐腹之痛与不痛，脉之弱与不弱，汗出之多与不多，小便之利与不利，邪热之炽与不炽，津液之干与不干，而辨腹中燥屎多与不多，溏与不溏，以消息微下之法。故惟手足濈然汗出，大便已硬者，主之以大承气汤焉。其他一则曰宜用导法，再则曰不可攻之，再则曰少与小承气汤，再则曰明日再与一升，再则曰宜大承气汤。全是商量治法。听人临时斟酌以祈无误，所以不用“主之”二字，此等处关系安危最大。盖热邪入胃，不以苦寒攻之则胃伤，然寒药本以救胃也，不及则药不胜邪，太过则药反伤正，况不胜其邪，必尽伤其正，徒伤其正，未必尽去其邪，仲景所以谆谆于二之间者，恐伤寒里未实也。

按：伤寒里实方下，温病热胜即下，其治法亦无大异。但伤寒其邪在表，自气分而传入血分，下不厌迟。温病其邪在里，由血分而发出气分，下不厌[17]早。【批：温病下不嫌早一语，发从来所未发。】其证不必悉具，但见舌黄呕渴，痞燥满痛一二证，便于升降、增损双解、加味凉膈、加味六一、解毒承气等方，酌度病情上下轻重缓急下之，以彻其邪毒，无不获效。大凡温病，邪热内炽，贵乎早治，乘人血气未乱，肌肉未消，津液未耗，病人不至危殆，投剂不至掣肘，下后亦易平复。欲为万全之策者，不过知邪热之所在，早拔去病根为要耳。但要量人之壮弱，度邪之轻重，察病之缓急，然后用药，不至空投，投药无太过不及之弊。【批：此说情理兼到，淋漓痛快，读至此，心旷神怡。】是以仲景治伤寒，自大柴胡以下立三承气，多与少与，自有上下轻重缓急之殊。若温病勿拘“伤寒下不厌迟”之说，如应下之证，见下无结粪，则以为下之早，或以为不应下之证，纷纷聚讼，殊不知仲景立三承气本为逐邪而设，非专为结粪而设也。必俟其粪结而后下之，则血液为邪热所搏，变证迭起，是犹养虎遗患也。况多有溏粪失下，但蒸作极臭，如败酱，如藕泥，至死不结者，倘酌用前方，秽恶一下，邪热自此而消，脉证自此而退，岂徒孜孜粪结而后行哉。假如久病精枯血燥之人，或老人血液衰竭，多主燥结，或病后血气未复，亦多燥结。在经所云，不更衣十日无所苦，有何妨害？是燥结不至损人，热毒之为殒命也。此辨温病与伤寒下迟、下早异治之要诀也。【批：千古不磨之论从何处得来】

大柴胡汤　伤寒阳邪入里，表证未罢而里证又急者，此方主之。

柴胡四钱　半夏姜汁炒，一钱半　黄芩二钱　白芍一钱　枳实麸炒，一钱　大黄酒炒，三钱　生姜二钱　大枣一枚

水煎温服。

表证未罢，寒热胁痛口苦而呕尚在也。里证又急，大便难而燥实也。有表证故用柴、芩以解表，有里证故用枳、黄以攻里，白芍能和少阳，半夏能止呕逆，姜、枣又所以和中而调荣卫也。少阳病，六七日至十余日，大便不行，胁下濈濈汗出，方可用大柴[18]微利之。缘胆无出入，泻土所以泻木也。如胁下无汗，为胆未实，设误下之，必犯少阳之本，则胸满烦惊，小便不利，谵语，一身尽重不可转侧，又宜用。

柴胡龙骨牡蛎汤　柴胡四钱　半夏三钱　茯苓二钱　人参一钱

龙骨钱半　牡蛎钱半　桂枝钱半　铅丹钱半　大黄二钱　生姜钱半　大枣一枚

水煎将成，方入大黄，煎一二沸，不欲味全而伤中气。去渣温服。薛氏去铅丹，加黄连、黄芩、当归各一钱半。铅丹，即黄丹也。

按：大柴胡汤，本为里证已急而表证未罢者设，若用以治温病，最为稳妥。双解散，荆、防以解表，硝、黄以攻里，为双解之重剂；大柴胡，柴、芩以解表，枳、黄以和里，为双解之轻剂。若内热甚者，合黄连解毒汤或白虎汤，以治老弱人，及气血两虚之温病尤为适宜。予去半夏，加陈皮，合黄连解毒汤、升降散名增损大柴胡汤，用之累验。

增损大柴胡汤　温病热郁腠理，以辛凉解散，不至还里而成可攻之证，此方主之。乃内外双解之剂也。

柴胡四钱　薄荷二钱　陈皮一钱　黄芩二钱　黄连一钱　黄柏一钱　栀子一钱　白芍一钱　枳实一钱　大黄二钱　广姜黄七分　白僵蚕酒炒，三钱　全蝉蜕十个　呕加生姜二钱

水煎去渣，入冷黄酒一两，蜜五钱，和匀冷服。

双解散　伤寒温病，表里实热，此方主之。此河间原方也。

防风　荆芥　薄荷　麻黄　当归　川芎　白芍　白术土炒　连翘去心　栀子　大黄酒浸　芒硝各五分　桔梗一钱　黄芩一钱　石膏四钱　滑石三钱　甘草二钱

水煎温服。

防风、麻黄以解表，薄荷、荆芥以清上，大黄、芒硝以涤肠胃，滑石、栀子以利水道，桔梗、石膏以清肺胃之邪，而连翘又所以祛诸经之游火，风热为患，肝木主之，芎、归、白芍和肝血以熄风热，而白术、甘草又所以健[19]运脾土，能胜湿热御风火故也。方中倍用六一者，以伏气所蒸之湿热，半从肌表而泄，半从水道而利也。

按：此乃河间旧解耳。予谓麻黄性大热，冬时正伤寒发汗之要药也。温病乃杂气中之一也，断无正发汗之理，于法为大忌，即河间亦未言及。不如易僵蚕、蝉蜕得天地清化之气，以涤疫气，散结行经，升阳解毒，且郁热伏于五内，伤损正气，胀闷不快，川芎香窜，走泄真元，白术气浮，填塞胃口，皆非温病所宜，不如易黄连、姜黄辟[20]邪除恶，佐归、芍，凉血散郁以退蒸，则心肝和而风火自熄矣，因名增损双解散。

增损双解散 温病主方。温毒流注，无所不至。上干则头痛目眩耳聋，下流则腰痛足肿，注于皮肤则斑疹疮疡，壅于肠胃则毒利脓血，伤于阳明则腮脸肿痛，结于太阴则腹满呕吐，结于少阴则喉痹咽痛，结于厥阴则舌卷囊缩，此方解散阴阳内外之毒，无所不至矣。

白僵蚕酒炒，三钱　全蝉蜕十二枚　广姜黄七分　防风一钱　薄荷叶一钱　荆芥穗一钱　当归一[21]钱　白芍一钱　黄连一钱　连翘去心，一钱　栀子一钱　黄芩二钱　桔梗二钱　石膏六钱　滑石三钱　甘草一钱　大黄酒浸，二钱　芒硝二钱

水煎去渣，充[22]芒硝，入蜜三匙，黄酒半酒杯，和匀冷服。

按：温病本末身凉不渴，小便不赤，脉不洪数者，未之有也。河间以伤寒为杂病，温病为大病，特立双解散以两解温病表里之热毒，以发明温病与伤寒异治之秘奥，其见高出千古，深得长沙不传之秘。且长沙以两感为不治之证，伤寒病两感者亦少，一部《伤寒论》仅见麻黄附子细辛汤一证。惟温病居多，以温病咸从三阴发出三阳，乃邪热亢极之证，即是两感，惜长沙温病方论散佚不传，幸存次五十九穴一法。惟河间双解散，解郁散结、清热导滞，可以救之，必要以双解散为第一方，信然。予加减数味，以治温病，较原方犹觉大验。戊寅四月，商邑贡生刘兆平，年八旬，患温病，表里大热，气喷如火，舌黄口燥，谵语发狂，脉洪长滑数，予用原方治之，大汗不止，举家惊惶，急易大复苏饮一服汗

止，但本证未退，改[23]制增损双解散方，两剂而病痊。因悟麻黄春夏不可轻用，因悟古方今病不可过执也。所以许学士有云：读仲景之书，学仲景之法，不可执仲景之方，乃为得仲景之心也。旨哉斯言。河间双解，三黄俱用麻黄，仍是牵引叔和旧说。盖温病热郁，自里达表，亦宜解散，但以辛凉为妙。

凉膈散 伤寒温病，火郁上焦，大热面赤，舌黄唇焦者，此方主之。此河间原方也。

连翘二钱 黄芩二钱 栀子二钱 薄荷二钱 大黄酒浸，三钱 芒硝三钱 甘草生，一钱 竹叶三十片

水煎去渣，入蜜冷服。

加味凉膈散 温病主方。余治温病，双解、凉膈愈者不计其数，若病大头、瓜瓤等温，危在旦夕，数年来以二方救活者，屈指以算百十余人，真神方也，其共珍之。

白僵蚕酒炒，三钱 蝉蜕全，十二枚 广姜黄七分 黄连二钱 黄芩二钱 栀子二钱 连翘去心，三钱 薄荷 大黄 芒硝各三钱 甘草一钱 竹叶三十片

水煎去渣，充[24]芒硝，入蜜、酒冷服。若欲下之，量加硝、黄，胸中热加麦冬，心下痞加枳实，呕渴加石膏，小便赤数加滑石，满加枳实、厚朴。

连翘、荷、竹味薄而升浮，泻火于上。芩、连、栀、姜味苦而无气，泻火于中。大黄、芒硝味厚而咸寒，泻火于下。僵蚕、蝉蜕以清化之品，涤疵疠之气，以解温毒。用甘草者，取其性缓而和中也。加蜜、酒者，取其引上而导下也。

三黄石膏汤 伤寒温病，大热神昏，两目如火，身如涂朱，燥渴欲死，脉洪长滑数者，此方主之。此河间原方也。

石膏四钱 豆豉二钱 麻黄一钱五分 黄连一钱 黄芩一钱 栀子一钱 黄柏一钱

水煎冷服。

伤寒表里大热，欲攻其里则表证未解，欲发其表则里证又急，庸工不识，趑趄[25]不能下手，待毙而已。殊不知热在三焦，闭涩经络，津液枯涸，荣卫不通，遂成此证。用解毒、石膏以清里热，麻黄、豆豉以散表热，内外之邪俱烬矣。

增损三黄石膏汤　温病主方。表里三焦大热，五心烦热，两目如火，鼻干面赤，舌黄唇焦，身如涂朱，燥渴引饮，神昏谵语，服之皆愈。

石膏八钱　僵蚕酒炒，三钱　蝉蜕十个　薄荷二钱　豆豉三钱　黄连二钱　黄柏盐水微炒，二钱　黄芩二钱　栀子二钱　知母二钱

水煎去渣，入米酒、蜜冷服，或腹胀痛或燥结加大黄。

寒能制热，故用白虎汤。苦能下热，故用解毒汤。佐以荷、豉、蚕、蝉之辛散升浮者，以温病热毒至深，表里俱实，扬之则越，降之则郁，郁则邪火犹存[26]，兼之以发扬，则炎炎之势皆烬矣。此内外分消其势，犹兵之分击者也，热郁腠理，先见表证为尤宜。

理中汤　加炮附子一钱，名附子理中汤。厥逆自利，不渴而呕，腹痛鸭溏，此太阴有真寒也，此方主之。

白术土炒，三钱　人参一钱　干姜炮，二钱　甘草炙，二[27]钱

水煎温服。为末，炼蜜丸，名理中丸。日三夜一服，治瘥后喜唾，久不了了者，此胃有寒饮停留也。

四逆汤　大汗出，热不去，内拘急，四肢疼，又下利，厥逆而恶寒者，此方主之。

附子生，二钱　干姜生，二钱　甘草炙，二钱

水煎温服，一云冷服。《经》曰：治寒以热，凉而行之。否则戴阳者，反增上燥，耳目口鼻出血者有之矣。谨小慎微，医岂易言哉！加人参即四味回阳饮。

此方通治三阴脉沉恶寒，手足厥逆之证，故用附子之生者，上行头项，外彻肌表，以温经散寒；干姜亦用生者，以内温脏腑。甘草独用炙者，以外温荣卫，内补中焦也。【批：今人罕识其旨[28]。】

《琐言》[29]曰：仲景云，病发热头痛脉反沉，若不瘥，身体疼痛者，当救其里，宜四逆汤。此证出太阳篇。又云：少阴经病始得之，反发热脉沉者，麻黄附子细辛汤。此证出少阴篇。窃详太阳病发热头痛，法当脉浮，今反沉；少阴病脉沉，法当无热，今反热。仲景于此两证，各言反者，谓反常也。盖太阳病脉似少阴，少阴脉病似太阳，所以各谓之反，而治之当异也。深究其旨，均是脉沉发热，以其有头痛，故为太阳病。阳证当发热脉浮，今脉反沉，以里虚久寒，正气衰微所致。又身体疼痛，故宜救里，使正气内强，逼邪外出，而干姜、生附亦能出汗而解。假使里不虚寒，则当见脉浮，而正属太阳麻黄汤证也。均是脉沉发热，以其无头痛，故为少阴病。阴证当脉沉无发热，今反发热，以寒邪在表。但皮肤腠理郁闭为热，知在里无热，故用麻黄、细辛以发肌表之热，附子以温少阴之经。假使身寒无热，则当见厥逆、吐利等证，而正属少阴四逆汤证也。由是观之，正气衰微脉沉之反为重，表邪浮浅发热之反为轻，此四逆汤为剂，不为不重于麻黄附子细辛汤也。又可见熟附配麻黄，发中有补。生附配干姜，补中有发。此实治法之神奇，处方之精奥，学者其致思焉。

神解散　温病初觉憎寒体重，壮热头痛，四肢无力，偏身酸痛，口苦咽干，胸腹满闷者，此方主之。

白僵蚕酒炒，一钱　蝉蜕五个　神曲三钱　金银花二钱　生地二钱　木通　车前子炒，研　黄芩酒炒　黄连　黄柏盐水炒　桔梗各一钱

水煎去渣，入冷黄酒半小杯，蜜三匙，和匀冷服。

此方之妙，不可殚[30]述。温病初觉，但服此药，俱有奇验。外无表药而汗液流通，里无攻药而热毒自解，有斑疹者即现，而内

邪悉除，此其所以为神解也。

清化汤 温病壮热，憎寒体重，舌燥口干，上气喘吸[31]，咽喉不利，头面猝肿，目不能开者，此方主之。

白僵蚕酒炒，三钱 蝉蜕十个 金银花二钱 泽兰叶二钱 广皮八分 黄芩二钱 黄连 炒栀 连翘去心 龙胆草酒炒 元参 桔梗各一钱 白附子炮 甘草各五分

大便实加酒大黄四钱，咽痛加牛蒡子炒，研一钱，头面不肿去白附子。水煎去渣，入蜜、酒冷服。

其方名清化者，以清邪中于上焦，而能化之以散其毒也。芩、连、栀、翘清心肺之火，元参、橘、甘清气分之火，胆草清肝胆之火，而且沉阴下行，以泻下焦之湿热，僵蚕、蝉蜕散肿消毒，定喘出音，能使清阳上升，银花清热解毒，泽兰行气消毒，白附散头面风毒，桔梗清咽利膈，为药之舟楫，蜜润脏腑，酒性大热而散，能引诸凉药至热处，以行内外上下，亦火就燥之意也。其中君明臣良，佐使同心，引导协力，自使诸证息[32]平矣。

大清凉散 温病表里三焦大热，胸满恊[33]痛，耳聋目赤，口鼻出血，唇干舌燥，口苦自汗，咽喉肿痛，谵语狂乱者，此方主之。

白僵蚕酒炒，三钱 蝉蜕全，十一个 全蝎去毒，三个 当归 生地酒洗 金银花 泽兰各二钱 泽泻 木通 车前子炒，研 黄连姜汁炒 黄芩 栀子炒黑 五味子 麦冬去心 龙胆草酒炒 丹皮 知母各一钱 甘草生，五钱[34]

水煎去渣，入蜂蜜三[35]匙、冷米酒半小杯、童便半小杯，和匀冷服。

此方通泻三焦之热，其用童便者，恐不得病者小便也。《素问》曰“轮回酒”，《纲目》曰“还元汤”，非自己小便，何以谓之轮回？何以谓之还元乎？夫以已之热病，用已之小便，入口下咽，直达病所，引火从小水而降甚速也。此古人从治之大法，惜

愚夫愚妇未曾晓也，甚且嘲而笑之，眼见呕血人，接自己小便饮一二碗立止，非其明效大验乎。

小清凉散 温病壮热烦躁，头沉面赤，咽喉不利，或唇口颊腮肿者，此方主之。

白僵蚕炒，三钱 蝉蜕十个 银花 泽兰 当归 生地各二钱 石膏五钱 黄连 黄芩 栀子酒炒 丹皮 紫草各一钱

水煎去渣，入蜜、酒、童便冷服。

黄连清心火，亦清脾火；黄芩清肺火，亦清肝火；石膏清胃火，亦清肺火；栀子清三焦之火；紫草通窍和血，解毒消胀；银花清热解毒；泽兰行气消毒；当归和血；生地、丹皮凉血以养阴而退阳也；僵蚕、蝉蜕为清化之品，散肿消郁，清音定喘，使清升浊降，则热解而证自平矣。

小柴胡汤 少阳病五六日，邪传半里之时。往来寒热，风寒之邪出入于表里之间。胸胁苦满，下膈循胁，伏饮搏聚。默默不欲饮食，咽干故默，木乘土故不思食。心烦喜呕，伏饮作闷，上逆作呕。或胸中烦而不呕，烦乃热闷也，不呕无伏饮之甚也。或渴，津液不足。或腹中痛，血滞阴结。或胁下痞硬，邪热与伏饮相搏于胁下。或心下悸，水停心下，凌心作悸。小便不利，水不下行。或不渴，里未结实。身有微热，表未全罢。或咳者，伏饮射肺。此方主之。和解半表半里之邪。加芒硝汤。名柴胡加芒硝汤。

柴胡四钱 黄芩二钱 半夏二钱 人参一钱 甘草炙，一钱 生姜二钱 大枣二枚

水煎温服。若胸中烦而不呕，去半夏、人参，加瓜蒌实一枚润下泄满；若渴者，去半夏倍人参生津润燥，加天花粉二钱彻热滋干；若腹中痛，去黄芩，加芍药二钱收阴缓中；若胁下痞硬，去大枣加牡蛎粉二钱软坚；若心下悸，小便不利，去黄芩加白茯苓二钱上行肺气，下过膀胱；若不渴，外有微热，去人参固表，加桂枝一钱发散，覆取微汗自愈矣。若咳者，去人参、枣、姜，加五味子敛肺、干姜各

一钱，发肺寒湿以逐饮。

邪在表则恶寒，邪在里则发热，邪在半表半里则恶寒且热，故令寒热往来。少阳之脉，起目锐眦，故令目眩。胆者，中精之官，五脏取决于胆，咽为之使，故令口苦咽干。脉行两胁，故令胁痛，胆者肝之腑，在五行属木，有垂枝之象，故令脉弦。柴胡辛温，辛者金之位，故用之以平木，温者春之气，故就之以入少阳。一云专主往来寒热，谓其能升提风木之气也。黄芩质枯味苦，枯则能浮，苦则能降，君以柴胡则入少阳矣。一云味苦不沉，黄中带青，有去风热之专功，谓其能散风木之邪也。然邪之伤人常乘其虚，用参、草欲实其中气，使邪不能复传入里耳。一云少阳气血薄，全赖土膏滋润，则木气始得发荣，即《经》所谓"胃和则愈"之说。是以中气不虚之人，虽有小柴胡证，而人参在可去也。邪初入里，以风寒外邪挟有形之痰涎，结聚于少阳之本位，所以里气逆而烦呕，故用半夏之辛以除呕逆。邪在半表，则荣卫争，故用姜、枣之辛甘以和荣卫，亦所以佐参、草以补中气，使半表之邪仍从肌表而散也。独怪后世用小柴胡汤者，一概除去人参，岂仲景立方之本意哉？又少阳经当冲要之路，关系最重，小柴胡非套药也。今人不论何病，但见发热恶寒，便以小柴胡汤和解之，殊觉可笑。

本方加瓜蒌实四钱，黄连二钱，名柴胡陷胸汤。本方加枳壳三钱，桔梗三钱，名柴胡枳桔汤。

六一顺气汤　少阴厥阴病，口燥咽干，怕热消渴，谵语神昏，大便燥实，胸腹满硬，或热结旁流，绕脐疼痛，厥逆脉沉伏者，此方主之。

大黄酒浸，四钱　芒硝二钱五分　厚朴钱半　枳实一钱　柴胡三钱　黄芩　白芍　甘草生，各一钱

水煎去渣，入铁锈水三匙，冷服。

加味六一顺气汤 温病主方，治同前证。

白僵蚕酒炒，三钱 蝉蜕十个 大黄酒浸，四钱 芒硝二钱五分 柴胡三钱 黄连 黄芩 白芍 甘草生，各一钱 厚朴一钱五分 枳实一钱

水煎去渣，充芒硝，入蜜、酒和匀冷服。

理阴煎 此理中汤之变方。凡天一无根，真阴不足，或素多劳倦之辈，因而忽感寒邪，不能解散，或发热头痛身痛，或面赤唇焦，或虽渴而不喜饮冷，或背心、肢体畏寒，但脉见无力者，悉是假热之证，凉药不可入口，宜速用此煎。照后加减，以温补阴分、托散表邪，连进数服使阴气渐充，则汗从阴达，而寒邪不攻自散，此最切于时用者也。神效不可尽述。

熟地五、七钱或一两 当归或三、五、七钱 干姜炒，一钱或二、三钱 甘草炙，一、二钱

水煎热服。加附子炮，一、二钱，名附子理阴煎，治命门火衰，阴中无阳。

张景岳曰：若风寒外感，邪未深入，但发热身痛，脉数不洪，或凡内无火证，素禀不足者，但用此煎加柴胡二、三钱，连进二、三服，无不获效。若寒凝阴盛，而邪有难解，必加麻黄二钱，放心用之，或不用柴胡亦可，此寒邪初感温散第一要方。惟仲景知此义，但仲景之温散，首用麻黄、桂枝。予之温散，即以理阴、温中为增减，此虽一从阳分一从阴分，其跡若异。然一逐于外一托于内，而用温散则一也，学者当因其所宜，酌而用之。又若阳[36]胜之时寒邪深入，脉沉细，发热恶寒，或背恶寒，乃太阳少阴证也。加细辛一、二钱，甚则再加附子一、二钱，真神剂也。或并加柴胡以助之，或并加麻黄以发之，若有阴虚火旺内热，不宜用温。而气血俱虚，邪不能散者，宜去干姜，以三味酌加前药与之，或止加人参一味亦可。按：此正伤寒妙论也，去温病万里，学者宜详辨焉。

补阴益气煎 此补中益气汤之变方也。凡属真阴不足，而寒

邪外侵者，用此升散之，并治劳倦伤阴，精不化气，或阴虚内乏，以致外感不解，寒热痎疟，阴虚便结不通等证。

熟地三、五、八钱　当归二、三、五钱　山药酒炒，二钱　陈皮　人参　甘草炙，各一钱　柴胡一[37]钱　升麻五分，火上浮者不用　生姜二钱

水煎温服。

大温中饮　此可与理阴煎相参互用也。凡患伤寒阳虚不足及劳倦感冒，或兼呕恶泄泻等证，身虽炽热，时犹畏寒，但六脉无力，邪气不能外达者，此元阳太虚，正不胜邪之候，若非峻补托散，则寒邪日深，必致不救，温中自可散寒，即此方也。

熟地三、五、八钱　当归二、三、五钱　白术土炒，二、三、五钱　肉桂去粗皮，一钱　干姜一、二钱，煨生姜亦可　甘草炙，一、二钱　柴胡三、五钱　虚加人参一、二钱

水煎热服，覆取微汗。无汗加麻黄，有汗去肉桂加桂枝、白芍，气虚加黄芪，寒甚阳虚加炮附子，阳虚气陷加升麻，头痛加川芎、白芷，泄泻去当归加山药、莲子，或并加防风、细辛。

景岳曰：古来伤寒之治，惟仲景知温散，如麻黄汤、桂枝汤是也。亦知补气而散，如小柴胡汤、黄芪建中汤是也。至若阳根于阴，汗化于液，从补血而散，而云腾致雨之炒，仲景亦未言及。予制理阴、补阴、温中三方，乃邪从荣解第一义也。其功难悉，所当深察。

按：景岳首开补血散寒、邪从荣解之论。得仲景不传之秘，治伤寒无剩义矣。真令人衣冠焚香，望拜茅山不置也。但伤寒不过感冬月烈风严寒之常气，而温病得天地疵疠旱潦之杂气。世之凶恶大病，死生在反掌间者，非伤寒乃温病也。若于温病出一超越前人之意见，以启后人之聋聩[38]，岂不尽美又尽善乎？而乃仍覆前辙，曰温病即伤寒云云，羽翼叔和，一样糊涂。噫！若非王安道、刘完素二公，于治法辨别明白，不几蒙昧终古耶。

补中益气汤　黄芪蜜炙　人参　白术土炒，各一钱半　当归　陈皮　炙甘草各一钱　升麻五分　柴胡七分　生姜二钱　大枣二个

水煎温服。

桃仁承气汤　太阳病不解，热结膀胱，其人如狂，血自下者愈。其表不解者，尚未可攻，当先解其表，宜桂枝汤。表解，但小腹急结者，乃可攻之，此方主之。薛氏加丹皮、枳壳。

桃仁连皮尖，十五个　桂枝三钱　大黄酒浸，四钱　芒硝二钱　甘草炙，一钱

水煎去渣，充芒硝，温服。

代抵当丸　太阳表证仍在，脉微而沉，反不结胸，其人发狂者，以热在下焦，小腹当硬满，小便自利者，下血乃愈，以药下之故愈。所以然者，以太阳随经瘀热在里故也，此方主之。

大黄酒洗，四两　芒硝　穿山甲蛤粉炒　夜明砂淘，焙　莪术醋炒　肉桂去粗皮　归尾酒蒸，各一两　红花酒炒，七钱　桃仁不去皮尖，生用，七十粒另研

为末，炼蜜丸，姜汤送下三钱。

按：代抵当汤丸，方出《准绳》。盖瘀蓄之血，攻之为难，仲景直用水蛭、虻虫有毒之物，惟恐药不峻利，亦何待攻之不动，而后加减乎。后人不敢用此毒物，故作此方以代之。原方生地黄用之无理，归尾必不可减，故于本方中减去生地一味，倍肉桂，加莪术、红花、夜明砂用之，殊觉有效。若温病蓄血，用此方去肉桂、加牡丹皮一两、牛膝一两，或止加干漆五钱。

柯韵伯[39]曰：膀胱为水府，血本无所蓄蓄[40]者也。然太阳为诸阳主气，是气之最多者，而其经又多血少气，则知太阳在表，阳分之气多，而在经血分之气反少也。少气者，膀胱之室，热结硬满，故[41]当小便不利，而反利者，是太阳上焦之气化行，而下焦血海之气化不行也，必其随经之荣血，因瘀热而结于里矣。此为小

腹之里，而非膀胱之里，故小便虽利，而硬满急结，蓄血仍瘀小腹也。热淫于内，神魂不安，故发狂。血瘀不行，则荣不运，故脉微而沉。荣不运，则气不宜，故沉而结也。荣气不周于身，则身黄。消谷善饥者，胃火炽盛也。大便反易者，血之濡也。色黑者，蓄血渗入也。善忘者，血不荣心智不明也。此皆蓄血之征兆，非至峻之剂不足以抵其巢穴而当此重任[42]，故仲景制抵当汤以攻之。若热虽盛而未狂，小腹满而未硬，宜小其制，为用抵当丸，以缓治之。若外证已解，小腹急结，其人如狂，是转属阳明，用调胃承气加桃仁、桂枝之行血者于其中以利之，胃和则愈矣。此桃仁承气汤，又为治之缓者也，宜辨之明矣。

茵陈蒿汤 伤寒头汗出，渴饮米[43]浆，小便不利，必发黄也，此方主之。本方再加白术、山药、赤苓、木通、黄芩、猪苓、黄柏、甘草治诸黄。

茵陈蒿二钱 栀子三钱 大黄酒浸，五钱

水煎温服。

按：茵陈汤[44]退黄之君药，今以病较之，黄因小便不利，故用山栀除小肠屈曲之火，热除便利，当以发黄为标，小便不利为本。及论小便不利，乃系胃家实热，又当以小便不利为标，胃实为本，故宜以大黄为君，栀子次之，茵陈又其次也。设去大黄而用栀子、茵陈，是忘本治标，鲜有效矣。

参胡三白汤 伤寒汗下不解，脉虚少气发热，或潮热口干舌燥，此方主之。

柴胡三钱 人参二钱 白术土炒，三钱 白茯苓三钱 白芍酒炒，三钱 生姜三钱 大枣三枚

水煎温服。

柯韵伯曰：伤寒汗下后不愈，里气即虚，当求之于三阴；而表热仍在，又当责之三阳。三阳以少阳为枢，其方以小柴胡汤；三阴以少阴为枢，其方以附子汤。法当参合为治。然此热是少阳

之虚，不得仍作前证之实火论，故于柴胡方中去黄芩。口燥而不呕，故去半夏，少气而反去甘草者，欲其下达少阴也，于附子方中不取附子，欲其上通少阳也。所籍惟人参，故用为君，佐白术以培太阴之母，白芍以滋厥阴之血，茯苓以清少阴之水，生姜助柴胡散表邪，大枣助人参补元气，信为大病后调理之圣剂矣。若荣卫不和，则去柴胡加桂枝；口渴心烦加麦冬、五味，辅人参生津止渴；心下痞加黄连、枳实泻心；不得卧加竹茹泄太阴热，如无表热，并去柴胡，名人参三白汤，纯乎调内矣。

黄连解毒汤　大热干呕，烦渴谵语，呻吟不眠者，此方主之。

黄连　黄芩　黄柏　栀子各一钱

水煎冷服。

崔尚书[45]曰：胃有燥粪，令人错语，邪热盛极，亦令人错语。大便秘而错语者，承气汤，大便通而错语者，解毒汤。

玉女煎　治少阴不足，阳明有余，水亏火旺，六脉浮洪滑大。干燥烦渴，头痛牙痛，吐血衄血者。

熟地五钱　牛膝钱半　石膏五钱　知母钱半　麦冬去心，二钱

水煎服。

按：熟地、牛膝补肾水之不足，石膏、知母泻脾土之有余，而金则土之子，水之母也，麦冬甘草以保肺，寒以清肺，所谓虚则补其母，实则泻其子也。

黄龙汤　治胃实失下，虚极热极，循衣撮空，不下必死也[46]。

人参钱半　熟地三钱　当归二[47]钱　大黄酒浸，三钱　芒硝二钱　枳实一钱　厚朴一钱五分

水煎温服。此补泻兼施之方也。《千金》温脾汤中用人参、附子、干姜、甘草各一钱，当归二钱，大黄三钱，芒硝八分，寒热并用，用后罕识其旨，故录之，以见治疗之法不一端也。

虚人热结于里，攻之不行，乃肠胃枯涸之故，故陶氏加参、

归、地于大承气汤中，以助气血，建背城[48]之功。与小柴胡汤、桂枝新加汤，用人参佐表药辅正匡邪之义同。

大复苏饮 温病表里大热，或误服温补和解药，以致神昏不语，形如醉[49]人，或哭笑无常，或手舞足蹈，或谵语骂人，不省人事，目不能闭者，名越经证。及误服表药，而大汗不止者，名亡阳证，并此方主之。

白僵蚕三钱 蝉蜕十个 当归三钱 生地二钱 人参 茯神 麦冬 天麻 犀角镑磨汁入汤和服 丹皮 栀子炒黑 黄连酒炒 黄芩酒炒 知母 甘草生，各一钱 滑石二钱

水煎去渣，入冷黄酒、蜜、犀角汁，和匀冷服。

陈来章[50]曰：热入于心经，凉之以连、栀、犀角。心热移于小肠，泄之以滑石、甘草。心热上逼于肺，清之以芩、知、麦冬。然邪之越经而传于心，与夫汗多亡阳者，皆心神不足也，故又入人参、茯神以补之。此即导赤泻心各半汤也。予谓应加明天麻湿纸包煨，切片酒炒。使之开窍，以定其搐。再加生地、当归、丹皮和血凉血以养其阴。仍用僵蚕、蝉蜕以清化之品，涤疵疠之气，为的确。

小复苏饮 温病大热，或误服发汗解肌药，以致谵语发狂，昏迷不省，燥热便秘，或饱食而复者，并此方主之。

白僵蚕三钱 蝉蜕十个 神曲三钱 生地三钱 木通 车前子炒，各二钱 黄芩 黄柏 栀子炒黑 黄连 知母 桔梗 牡丹皮各一钱

水煎去渣，入蜜三匙，黄酒半小杯，小便半小杯，和匀冷服。

六味地黄丸料 加肉桂一钱，炮附子一钱，牛膝一钱，车前子一钱，名金匮肾气丸[51]料。去牛、车，名肾气丸。

熟地四钱 山药二钱 山萸肉二钱 白茯苓 丹皮 泽泻各一钱半

水煎温服，加黄柏、知母，名知柏地黄丸。

参胡温胆汤 治伤寒汗下后，呕而痞闷，虚烦不眠。

人参　柴胡　白茯苓　广皮各一钱五分　半夏姜炙　枳实麸炒，各一钱　甘草炙，六分　生姜二钱　大枣二个

水煎温服。

脾胃虚寒，少阳不能行生发之令，故痰涎沃胆而不能眠。参、草、苓、枣之甘温，以补益脾气。柴胡之辛温，以升发阳气。二陈之辛散，枳实之导滞，以开发痰饮，痰饮散而胆不寒矣。然又有胆寒肝热，烦闷不宁而不能眠者，则当入竹茹、白芍等味也，甚则入黄芩。

人参养荣汤　治发汗过多，身振脉摇，汗为心液，汗多则血液枯涸，筋肉无以养，故有此证。通治脾肺气虚，荣血不足，气短食少，惊悸健忘，寝汗[52]发热，身倦肌瘦，色枯毛发脱落，小便赤涩。《内经》曰：脾主转运，散精行津，上输于肺，此地气上升也。肺主治节，通调水道，下输膀胱，此天气下降也，故名泰。脾肺虚则上下不交而为否，荣血无所借以化生，肺虚故气短，脾虚故食少。心主脉，脉属荣，荣虚血少则心失养，故悸忘汗热。肺主皮毛，脾主肌肉，血虚火旺，故瘦骨毛脱。肺为水之上源，金不生水，故小便赤涩。

白芍酒炒，一钱五分　当归一钱　黄芪蜜炙　人参　白术　茯苓　陈皮　甘草炙，各一钱　熟地　肉桂　五味子研，各七分　远志甘草汤浸，去心，五分

水煎温服。

阴虚火动加黄柏、知母各一钱，阳虚下寒加炮附子一[53]钱，心悸不眠加酸枣仁炒研，一钱，倍远志。

葛根汤　伤寒标热壮热，头额痛，目痛鼻干不眠，无汗，尺寸脉俱长，及太阳阳明合病脉浮而长，必自下利者，此方主之。

葛根四钱　麻黄三钱　桂枝　白芍　甘草各二钱　大枣二枚　生姜三[54]钱

水煎麻黄、葛根去沫，次入诸药煎服。去麻黄，名桂枝加葛根汤。

太阳阳明合病下利，犹属表证，世人多以为漏底伤寒为不治，

仲景以此方主之。盖以邪气并于阳，则阳实而阴虚，阴虚故下利也。与此汤以散经中表邪，则阳不实而阴气平，不止利而利自止也。

痛泻要方 治土败木贼，痛泻不止。

白术土炒，三钱 白芍酒炒，四钱 陈皮炒，一钱半 防风一钱

水煎温服。或为末，炼蜜丸服。久泻加升麻。

白术补脾燥湿和中；白芍泻肝火，敛逆气，缓中止痛；防风散肝舒脾胜湿，为理脾引经要药；陈皮利气，尤能燥湿醒脾，使行则痛止。数者，皆所以泻木而益土也。

桂枝麻黄各半汤 太阳风寒两感，八九日如疟状，发热恶寒，一日二三度，面赤反有热者，表未解也，以其不能得小汗出，身必痒，此方主之。

桂枝三钱二分 麻黄 白芍 杏仁去皮 甘草炙，各二钱 生姜三钱 大枣二枚

水煎麻黄去沫，人群药煎服，覆取微汗。

此风寒两感之轻剂也，不比大青龙之峻险。麻黄发汗袪太阳之寒邪；桂枝止汗解太阳之风邪。一发一止，则汗不得大泄也。

人参败毒散 治伤寒三阳经合病，头痛发热，及时行感冒，风寒咳嗽，风湿身肿者。

人参 羌活 独活 柴胡 薄荷 川芎 茯苓 枳壳 前胡 桔梗各一钱 甘草五分 生姜一钱

水煎温服。内热口燥加黄芩一钱。

按：羌活、独活、柴、前、薄、芎皆风药，升浮轻散开发之剂也，故用之以解寒邪散风热；用枳壳者，取其清膈而利气也；用参、苓、甘草者，取其补益中气；外邪不能深入也。涤其邪气，培其正气，故曰败毒。此散乃解伤寒太阳、阳明、少阳三经之药，全在详证加减，以尽其妙。虚怯人借人参之力，补正气以驱邪气

耳。若温病杂气郁热内迫，流布三焦，人参岂可轻投？表药岂可妄用？执泥此方以治温病，恒恐误[55]人。讱庵盛称其妙，未免溢美，不可印板眼目，总缘人不知温病为杂气。

冲和汤 治伤寒三阳经合病。一名九味羌活汤。

羌活一钱五分 白芷 黄芩 苍术泔浸 细辛 川芎 生地 甘草各一钱 生姜二钱 葱白一茎

水煎温服。喘加杏仁，夏加石膏、知母。

此方分经而主治，伤寒邪在太阳者主以羌活，邪在阳明者主以白芷，邪在少阳者主以黄芩，邪在太阴者主以苍术，邪在少阴、厥阴者主以细辛、川芎，而防风者又风药之卒徒也，生地所以去血中之热也，甘草又所以和诸药，补脾胃而除气中之热也。余谓九味合为一方，然用者不可执方，当视其经络前后左右不同，从其多少大小，轻重之不一，增损与之，乃能效矣。今人视为四时套药，无论感冒、伤风、伤寒、时气、温病，亦无论经络脏腑，概以冲和汤和之。此张元素之说误之也，须知之。

葛根加半夏汤 太阳阳明合病，下利而呕，又云不利但呕，此方主之。此以利呕辨风寒之不同也。寒为阴，阴性下行，理气不和[56]，故利而不呕，风为阳，阳性上行，里气逆，故呕而不利，加半夏之辛散，以下逆气。下利而呕，则风寒两感也。

葛根三钱 半夏姜制 麻黄去节，泡去黄汁，炒干，各二钱 桂枝 白芍 甘草炙，各钱半 生姜二钱 大枣二枚

水煎麻黄、葛根去沫，次入诸药煎服，覆取微汗。

增损普济消毒饮 太和年，民多疫疠，初觉憎寒壮热体重，次传头面肿盛，目不能开，上喘，咽喉不利，口燥舌干，俗名大头瘟。东垣曰：半身以上天之阳也，邪气客于心肺，上攻头面而为肿耳。《经》谓“清邪中于上焦”，即东垣之言益信矣。

元参三钱 黄连二钱 黄芩三钱 连翘去心 栀子酒炒 牛蒡子炒

研　蓝根如无，以青黛代之　桔梗各二钱　陈皮　甘草生，各一钱　全蝉蜕十二个　白僵蚕酒炒　大黄酒浸，各三钱

水煎去渣，入蜜、酒、童便冷服。

芩、连泻心肺之热为君，元参、陈皮、甘草泻火补气为臣，翘、栀、蒡、蓝、蚕、蝉散肿消毒定喘为佐，大黄荡热斩关，推陈致新为使，桔梗为舟楫，载药上浮，以开下行之路也。

真武汤　太阳病，发汗太过，仍发热，汗虽出而表不除之故也。心下悸，心生血，汗为心液，多则心虚。头眩身瞤，振振欲擗地，振摇欲伏地不能起。【批：喻氏注云：振振欲擗地五字，形容亡阳之状如绘，汗多则卫气解散，振振然四顾无可置身，欲擗地中而避处也，犹阴证似阳，欲坐井中而就冷也，何得妄指《诗经》注，擗拊心貌为解哉？】及少阴病腹痛，小便不利，四肢沉重疼痛，自下利者，此为有水气，或咳，或呕，或小便利者，并此方主之。

白术土炒，二钱　白茯苓三钱　白芍三钱　生姜三钱　附子炮，一钱半[57]

水煎温服。少阴病加减法：咳加干姜、细辛、五味子各一钱，呕去附子倍生姜，小便利去茯苓，下利去白芍加干姜二钱。

汗多而心下悸，此心亡津液，肾气欲上而凌心也。头眩而身瞤，此汗多亡阳，虚邪不靖而内动也。真武北方之神，司水火[58]者也。今肾气凌心，虚邪内动，有水火奔腾之象，故名此汤以主之。白术、茯苓补土利水之物也，可以代[59]肾而疗心悸，附子、生姜回阳益卫之物也，可以壮火而制虚邪。白芍酸以收阴，用白芍者，以小便不利，则知其人不但真阳不足，真阴亦已亏矣。若不用白芍以固护其阴，岂能胜附子之雄悍乎？

栀子豉汤　汗吐下后，虚烦不得眠，邪入胸中，挟饮生烦，心为水凌故也。若剧者，反复颠倒，辗转反侧之象。心中懊憹，悔恨也。此方主之。吐无形之虚烦。

山栀子生，研，七枚　淡豆豉四钱

水煎温服，得吐便止，不吐再作服。

栀子涌膈上虚热，香豉散寒热恶毒，能吐能汗，为伤寒汗下后不解，虚烦闷乱之圣药。若呕则加生姜以涤饮，名栀子生姜豉汤。若少气则加甘草以缓中，名栀子甘草豉汤。若心烦腹满，起卧不安，则去香豉而加厚朴、枳实，名栀子厚朴汤。又《伤寒论》曰：伤寒，以丸药大下之，身热不去微烦者，栀子（干姜）豉汤主之。又曰：伤寒五六日，大下之后，身热不去，心中结痛者，未欲解也，栀子（豉）干姜汤主之。故凡欲涌虚烦，必先顾虑中气。所以病人素有微溏者，有不可吐之戒。按："栀子干姜汤主之"，当是"栀子豉汤"；"栀子豉汤主之"，当是"栀子干姜汤"。断无烦热用干姜，结痛用香豉之理，当移之。

柯韵伯曰：伤寒，太阳以心腹为里，阳明以心腹为表。盖阳明之里，是胃实，不特发热恶热，目疼鼻干，汗出身重谓之表，一切虚烦虚热，咽燥口苦，舌苔，腹满，烦躁不得卧，消渴而小便不利，凡在胃之外者，悉属阳明之表也。仲景制汗剂，是开太阳表邪之出路。制吐剂，是引阳明表邪之出路。若太阳当汗而反吐之，便见自汗出不恶寒，饥不能食，朝食暮吐，欲饮冷水，不欲近衣等证，此太阳转属阳明之表，当栀子豉汤主之。阳明当吐而不吐，反行汗下温针等法，以致心中愦愦怵惕，懊侬烦躁，舌苔等证。然仍阳明之表，仍当栀子豉汤吐之。栀子苦能涌泄，寒能胜热，其形象心，又色赤通心，故主治心中上下一切证。豆形象肾，又色黑入肾，制而为豉，轻浮上行，能使心腹之浊邪上出于口，一吐而心腹得舒，表里之烦热悉除矣。所以然者，二阳之病发心脾，此乃心脾热，不是胃家实，即所云有热属脏者，攻之不令发汗之义也。急除胃中之热，不致胃家之实，即此一汤，为阳明解表里之圣剂矣。

瓜蒂散吐有形之实邪　病如桂枝证，头不痛，项不强，寸脉浮，胸中痞硬，气上冲咽喉，不得息者，此为胸有寒也。寒者痰饮也，此方主之。

甜瓜蒂炒黄　赤小豆各等分

为末，热水二盅，入淡豆豉三钱，煎一盅，去渣，和药末一钱，温服之。不吐再加，得快吐即止。或烧盐熟汤调服，以指探吐，治霍乱宿食，热痰冷痛。《千金》曰：凡病皆宜，大胜用药。

炙甘草汤　伤寒脉结代，心动悸，此方主之。

炙甘草二钱　阿胶二钱　麻仁去皮　麦冬去心，各四钱　生地八钱　桂枝二钱　人参一钱　生姜二钱　大枣二枚

水、酒各半，煎去渣，入阿胶化服。薛氏加当归、酸枣仁炒，各三[60]钱，五味子炒，研，一钱。

脉结心悸，由血气虚衰，不能相续也。缘其人汗下不解，真阴衰竭，津液枯涸，滋阴之药当倍于补气，故参、草、桂枝、姜、枣补益中气，调和荣卫。阿胶、麻仁、麦冬、生地，药味既多，分两亦重，所以润经益血，复脉通心也。《圣济经》[61]曰：津液耗散为枯，五脏痿弱，荣卫涸流，湿剂所以润之，与水停心悸之治法不同。汪讱庵曰：《千金翼》用治虚劳，《宝鉴》[62]用治呃逆，《外台》用治肺痿。愚按：开后人滋阴降火无穷之法门，此方是也。

生脉散　治夏月金受火囚，绝寒水生化之源，以致咳嗽喘促，肢体痿软，脚欹[63]、眼黑，口渴汗出者。

人参二钱　麦冬去心，二钱　五味子一钱

水煎温服。

东垣曰：人参甘寒，泻火热而益元气。麦冬苦寒，滋燥金而清木[64]源。五味酸温，泻丙火而补庚金。以肺朝百脉，故名曰生脉散。今人因生脉之名，用治脉微欲绝，阳气将脱之证，误人多矣。何如独参一味。

左归丸减两为钱，大剂煎饮，名为丸料。　治真阴肾水不足，不能滋

养荣卫，渐至衰弱，或虚热往来，自汗盗汗，或神不守舍，血不归元，或气虚昏晕，或眼花耳聋，或口燥舌干，或腰酸腿软，或遗淋涩痛。凡精髓内亏，津液枯涸等证，俱宜壮水之主，以培左肾之元阴，而精血自充矣。

熟地八两　山药炒　山茱萸蒸，去核　菟丝子酒蒸　枸杞蜜蒸　鹿角胶打碎，炒珠　龟板胶截碎，炒珠，各四两，无火不用此味　牛膝酒蒸熟，三两，滑精者不用

为末，炼蜜丸，任下。如真阴失守，虚火上炎者，宜用纯阴至静之剂，去枸杞、鹿胶，加女贞子三两、麦冬三两；火燥灼金，干枯多嗽，加百合三两；夜热骨蒸，加地骨皮三两；水不利不清，加白茯苓三两；大便燥结，去菟丝，加肉苁蓉三两；血虚血滞，加当归四两；腰膝酸痛，加杜仲盐水炒断三两；脏平无火，而肾气不充者，去龟板胶，加破故纸炒香三两，莲肉去心、胡桃肉各四两；气虚加人参三两。

右归丸以两作钱，大剂煎饮，名为丸料　治元阳不足，或先天禀弱，或劳伤过度，以致命门火衰，不能生土，而为脾胃虚寒。饮食少进，或呕恶膨胀，或反胃噎膈，或怯寒畏冷，或脐腹多痛，或大便不实，泻痢频作，或小水自遗，虚淋寒疝，或寒在溪谷，而肢节痺痛，或寒在下焦，而水邪浮肿。总之，真阳不足者，必神疲气怯，或心跳不宁，或四肢不收，或眼见邪祟，或衰弱无子等证，俱宜益火之源，以培右肾之元阳，而神气自强矣。

熟地八两　山萸肉微炒，三两　杜仲姜汁炒断　枸杞子微炒　菟丝子酒炒　鹿胶各四两　当归三两　肉桂去粗皮　附子制，二两

为末，炼蜜丸，任下。如阳虚气衰，必加人参以为之主，随人虚实增损。盖人参之功，随阳药则入阳分，随阴药则入阴分，欲补命门之阳，非加人参不能捷效。阳虚精滑，或滞[65]浊便溏，加故纸酒炒，三两。飧泄肾泄不止，加五味子三两，肉豆蔻麸煨去

油，三两。饮食减少，或不易化，或呕恶吞酸，加干姜炒黄，三两。腹痛不止，加吴茱萸二两。腰膝酸痛，加胡桃肉连皮四两。阴虚阳痿，加巴戟肉四两，肉苁蓉三两，或黄狗外肾二副[66]，酒煮捣入之。

蜜煎导法　阳明病自汗，若发汗，小便自利者，此为精液内竭，便虽硬不可攻，此仲景心法，后人罕知。当自欲大便时，以此法导之，乃承气之变法也。

蜂蜜

入铜勺内微火煎，稍凝，勿令焦，入皂角末五分，食盐五分，并手作挺子，长寸许，令头锐。欲大便时，入谷道中，自下。

参归养荣汤　邪留心下，令人痞满，下之痞应去，今反痞者，虚也。以其人或禀赋娇怯，或素病亏损，如失血崩带等证，因下益虚，失其健运，愈令痞满，再用行气破气之剂，转成坏病矣。

人参一钱　半夏二钱　生姜炮，三钱　甘草炙，一钱　白芍酒炒，一钱半　当归二钱　生地二钱　熟地三钱　大枣二枚

水煎温服。

果如前证，一服痞若失。去下后仍潮热口渴，脉洪大而痞者，投之祸不旋踵，此有虚实之分，须详辨之。

犀角地黄汤　伤寒温病，胃火热盛，衄血吐血，咳咯血，衄行清道，吐行浊道，以喉通天气，咽通地气也。循经之血走而不守，随气而行，火气急迫，故随经直犯清道，上脑而出于鼻为衄；其从肺而出于咽者，则为咳咯；其存胃中者，为守荣之血，守而不走，胃虚不能摄，或为火逼，故呕吐从而出也。衄血之热在经，吐血之热存[67]府。伤寒衄血为表热，温病衄血为里热。《内经》曰：心移热于肺，则咳嗽出血也，当详细辨而治之。便血、蓄血如狂，漱水不欲咽，伤寒便血，为传经热邪；温病便血，为里热蓄血，在上则喜忘，在下则如狂；漱水不欲咽，热在经，里无热也。蓄血发燥而内不渴，故虽漱水而不欲咽。海藏云：大凡血证多不饮水，惟气证则饮水。《经》云：阳明病，口燥漱水不欲咽者，必衄。伤寒当发汗而不发汗，邪热妄行，逼血外出，故见此证。及阳毒发斑，热甚伤血，发于皮肤见红点者为

疹，如锦文者为斑；伤寒不当下而下，热毒乘虚入胃则发斑疹，温病当下而不下，热留胃中亦发斑疹；或误服热药太过亦发斑疹；并妇人血崩赤淋，以火胜故治之。此方并治之。

怀生地六钱　白芍四钱　牡丹皮三钱　犀角镑二钱，磨汁，或末入

水煎，入犀汁服。瘀血甚者，加大黄三钱以行之；或因怒致血，或热极如狂，加柴胡平少阳、厥阴之火；黄、芩泻上、中二焦之火，栀子泻不三焦之火也。

生地甘寒凉血，以滋肾水；丹皮苦寒，泻血中之伏火；犀角大寒，解胃热而清心火；白芍酸寒，和阴血而散肝火，以共平诸经之僭逆也。

通脉四逆汤　下利，里寒外热，面反赤，手足厥，脉微欲绝，及脉不出，系群阴格阳于外，不能内返也，此方主之。

附子生，三钱　干姜生，二钱　甘草炙，二钱

水煎温服。一云冷服。解见四逆汤下。

按：《蕴要》云：四逆汤一名通脉四逆汤，细玩伤寒通脉四逆汤所治之证，里寒外热，其面反赤，阴盛于内，逼阳于外，而脉不出，较四逆汤所治之证为更重。若通脉四逆汤即四逆汤，何故多加通脉二字耶？《医统》[68]及《医宗必读》俱云：即四逆汤加甘草一倍。然厥逆脉不出，反加甘草缓味，殊不近理。《缵论》云：即四逆汤加干姜一倍。然回阳通脉，全赖生附子雄悍之力，岂宜单加干姜耶？再按：四逆汤原方甘草炙，二两，干姜一两五钱，附子一枚，生用。方下云：强人可大附子一枚、干姜三两，此即通脉四逆汤也。故通脉四逆汤方，甘草炙，二两，与四逆汤同；干姜三两，是为倍用；附子大者一枚生用。夫既云大者其为倍用，可想而知，细心较定，通脉四逆汤即四逆汤倍附子、干姜是耶。

仲景加减法：面色赤加葱白二茎，腹痛去葱白加白芍二钱，呕加生姜二钱，咽痛去白芍，加桔梗二钱，利止脉不出加人参一

钱，去桔梗。

白头翁汤 下利欲饮水，亡津液而内燥。以有热故也。又热痢下重者，邪热下痢[69]，气滞后重，并此方主之。

白头翁二钱 秦皮三钱 黄连三钱 黄柏三钱

水煎温服。

此胃与肝、肾药也。白头翁苦寒，入胃经血分，而凉血止澼。秦皮苦寒性涩，洗肝益肾而固下焦；黄连清心凉血；黄柏泻火补水，并能燥湿止利而厚肠，湿热除而利自止矣。

桔梗杏仁煎 治咳嗽吐脓，痰中带血，或胸膈隐痛，将成肺痈者。

桔梗 杏仁炒，研 甘草各一钱 枳壳麸炒，一钱五分 麦冬去心 百合 阿胶 夏枯草 金银花各二钱 连翘二钱五分 川贝母 红藤各三钱 火胜兼渴者加天花粉二钱

水煎温服。

肠痈秘方 凡肠痈生于小肚角，微肿而小腹阴痛不止者，是毒气不散，渐大内攻而溃，则成大患矣，急以此方治之。

先用红藤一两，酒二碗，煎一碗，午前[70]一服，醉卧之。午后用紫花地丁[71]一两，酒二碗，煎一碗服之，服后痛必渐止为效。然后服后药末除根。

当归五钱 石蜡虴五钱，蜜蜡也 白僵蚕白而直者 蝉蜕全，各二钱 天龙即蜈蚣也 川大黄各一钱 老蜘蛛二个，捉住放新瓦上，以酒盅盖定，外用炭火煅干存性。

上为细末，每[72]空心好酒调服一钱许，日逐渐服，自消。

连翘金贝煎 治阳分痈毒，或在肺、膈、胸、乳、脏腑之间者，此方最佳，连用数服，无有不愈。

连翘去心 红藤各七钱 金银花 蒲公英 夏枯草 土[73]贝母各三钱

火胜烦渴乳肿者，加天花粉三钱，好酒二碗，煎一碗，服后暖卧片时。若阳毒内热，或在头项间者，水煎亦可。

腊矾丸

生白矾二两　白及一两

为细末，用黄腊四两熔化，去净渣，入药末为丸，白滚水送下一钱，日三服。护膜托里，解毒化脓之功甚大。一方无白芨，一方有琥珀三钱。

附子汤　少阴病，口中和，背恶寒者。少阴病骨节痛，身体痛，手足厥，脉沉者。并此方主之。

人参一钱　附子生　白术土炒　白茯苓　白芍各二钱

水煎温服。

伤寒以阳为主。上证皆阴证，几于无阳矣。辛甘皆阳也，故用参、附、苓、术以养阳。辛温之药过多，恐有偏阳之弊，故又用白芍以扶阴。《经》云：火欲实，水当平之，此用白芍之意也。若温病阳邪佛郁，而厥逆脉沉，一用辛温之药治之，正如抱薪投火矣。

桂枝加附子汤　太阳病中风，误汗遂漏不止，恶风表虚则玄府疏，小便难，汗多则亡津液，四肢微急四肢为诸阳之本，阳虚则血滞，难以屈伸筋骨不和，风邪客之，此方主之。

桂枝　白芍各三钱　附子生　甘草炙，各一钱五分　生姜三钱　大枣二枚

水煎温服。

误汗亡阳则血滞，兼有风入而劲急也，故用桂枝汤疏风解肌以和荣卫，加附子以助元阳而固表也。此中风误汗而见此证，故以此汤救之。若湿家重发汗必恍惚心乱，汗为心液，心无养血，故神不宁，小便已阴痛，水道干涸，故阴痛也，炙甘草汤加白茯苓四钱[74]。

甘草附子汤　风湿相搏，骨节烦痛、掣痛不能屈伸，汗出短

气，小便不利，恶风不欲去衣，身微肿者，此方主之。风则上先受之，湿则下先受之，迨两相搏激，注经络，流关节，无处不到，则无处不痛也。风胜则卫气不固，故汗出恶风，湿胜则水道不行，故便涩身肿。

甘草炙，二钱　附子生，二钱　白术土炒，二钱　桂枝四钱

水煎温服。

成氏曰：甘草、桂枝之辛甘，散风邪而和卫。附子、白术之辛温，解湿气而温经。

【校注】

① 治：大安呰本无。

② 呕：大安呰本作“吐”。

③ 罪：扫叶山房本、书业德本作“醉”，可参。

④ 合簿：簿通“箔”，养蚕用的竹筛或竹席。合簿：全簿、满簿之意。

⑤ 感：大安呰本作“甘”，义胜。

⑥ 屠苏：酒名。古时阴历正月初一，饮屠苏酒以辟邪。

⑦ 洵然：确实如此。

⑧ 《二分晰义》：又名《赔赈散论说》，清代山阴陈良佐著。

⑨ 枕籍：纵横相枕而卧。

⑩ 汗出：大安呰本作“出汗”。

⑪ 已：大安呰本、扫叶山房本、书业德本、醉芸轩本、湘潭本均作“亡”，当是。

⑫ 如：大安呰本、扫叶山房本、书业德本、醉芸轩本、湘潭本均作“加”，当是。

⑬ 慢：大安呰本作“漫”，“漫”通“慢”。

⑭ 竹叶：《伤寒论》白虎汤中原无竹叶。

⑮ 抑：大安呰本作“加”，义胜。

⑯ 服：诸本均作“胀”，当是。

⑰ 厌：大安砦本作“嫌”。

⑱ 大柴：扫叶山房本、书业德本、醉芸轩本作“大柴胡”。

⑲ 健：大安砦本作“建”，“建”通“健”。

⑳ 辟：大安砦本作“闢”。可参。

㉑ 一：大安砦本作“二”。

㉒ 充：扫叶山房本、书业德本、善成堂本均作“冲”。

㉓ 改：大安砦本作“攻”，可参。

㉔ 充：扫叶山房本、书业德本作“冲”。

㉕ 趑趄（zījū 资居）：且前且却，犹豫不进。

㉖ 存：大安砦本作“有”，可参。

㉗ 二：大安砦本作“一”。

㉘ 今人罕识其旨：大安砦本无此眉批。

㉙《琐言》：即《伤寒琐言》，为明代陶节庵学习研究伤寒的随笔记录。

㉚ 殚（dān 丹）：尽。

㉛ 吸：湘潭本作“咳”，可参。

㉜ 息：大安砦本作“悉”，义胜。

㉝ 惕：扫叶山房本、湘潭本作“胁”，当是。

㉞ 钱：扫叶山房本、书业德本作“分”，可参。

㉟ 三：大安砦本作“二”。

㊱ 阳：诸本同，《景岳全书·新方八阵·热阵》理阴煎条作“阴”，当改之。

㊲ 一：大安砦本作“二”。

㊳ 聩（kuì 溃）：昏聩，不明事理。

㊴ 柯韵伯：柯琴，字韵伯，号似峰，清代伤寒学家，浙江慈溪人。他著有《伤寒论注》《伤寒论翼》和《伤寒附翼》三书，合称《伤寒来苏集》，为伤寒学派的重要著作。

㊵ 蓄蓄：扫叶山房本、书业德本、善成堂本均作“容蓄”，义胜。

㊶ 故：大安砦本作“法”，可参。

㊷ 任：大安砦本作“狂”，可参。

㊸ 米：大安砦本作“水”，可参

㊹ 茵陈汤：湘潭本作“茵陈蒿汤”，当是。

㊺ 崔尚书：崔知悌，唐代医家，官至户部尚书。

㊻ 也：大安砦本作“者”，当是。

㊼ 二：大安砦本作“三”。

㊽ 背城：背城一战之省语。

㊾ 罪：扫叶山房本、书业德本作“醉”，可参。

㊿ 陈来章：陈丰，字来章，清代医家，著《苇杭集》。

51 金匮肾气丸：按其处方组成，实为济生肾气丸。

52 寝汗：即盗汗。

53 一：大安砦本作“二”。

54 三：大安砦本作“二”。

55 误：大安砦本作“悮”。

56 和：大安砦本作“利”，可参。

57 一钱半：大安砦本作“钱半”。

58 火：大安砦本作“良”，义胜。

59 代：湘潭本作“伐”，当是。

60 三：大安砦本作“二”。

61 《圣济经》：《圣济总录》的别称，北宋宋徽宗时由朝廷组织人员编撰。成书于1117年。

62 《宝鉴》：《千金宝鉴》的简称。明代雷勋（字伯宗）撰。勋为建安（今福建建瓯）人。洪武间授医学正科。

63 欹：湘潭本作“软”，可参。

64 木：大安砦本作“本”，扫叶山房本、书业德本、醉芸轩本、湘潭本均作“水”，可参。

65 滞：大安砦本作“带”，义胜。

66 副：大安砦本作“付”。

67 存：大安砦本作“在”，当是。

⑱《医统》:《古今医统正脉全书》的简称。明代王肯堂撰。内容辑录自《内经》起到明代重要医著共44种，为较早汇刻的医学丛书。

⑲ 痢：大安砦本作“利”。

⑳ 前：大安砦本作“即”，可参。

㉑ 丁：大安砦本作“芐”，当是。

㉒ 每：大安砦本作“待”，可参。

㉓ 土：大安砦本作“上”，可参。

㉔ 钱：大安砦本脱“钱”字。

卷五

吴茱萸汤 厥阴头痛，呕而吐沫；少阴犯真寒，吐利，手足厥，烦躁欲死；及寒邪入阳明，食谷欲呕者，并此方主之。

吴茱萸拣净，三钱 生姜三钱 大枣三枚 人参一钱

水煎温服。

厥阴肝也。寒邪内格，故呕而吐沫。厥阴与督脉会于巅，故头痛。少阴肾也，肾脏中寒，则上格乎阳而为呕吐。《经》云：肾主二便，肾寒则大便不禁而为利下。手足得阳气而温，内有真寒，故令手足厥冷。烦躁者，阴盛格阳，故令阳烦阴躁，其证多危，故曰欲死。吴茱萸辛热而气厚，专司开豁胸中逆气。《经》曰：气为阳，气厚为阳中之阳，故能走下焦而温厥阴、少阴也。臣以生姜散其寒也，佐以参、枣补中虚也。

小建中汤 伤寒三四日，心悸而烦，及少阴恶寒，腹中急痛，此方主之。加黄芪蜜炙，三钱，名黄芪建中汤。

白芍酒炒，四钱 桂 甘草炙，各二钱 生姜二钱 大枣二枚 饴糖三钱

水煎去渣，入饴糖熔化服。

《医方考》[1]曰：小建中汤宜用肉桂，枝则味薄，故用之以解肌；桂则味厚，故用之以建中也。愚按：开后人补中益气无穷之法门，此方是也。

《缵论》曰：桂枝汤中白芍、桂枝等分，用白芍佐桂枝以治卫气；小建中汤中，白芍四钱，桂枝二钱，用桂枝佐白芍以治荣气，更加饴糖以缓其脾，故名之曰建中，则其功用大有不同耳。

当归四逆汤 手足厥寒，阳邪陷内，四肢逆冷，脉细欲绝，阴盛阳衰，此方主之。

当归 白芍 桂枝各二钱 细辛 通草 甘草各一钱四分 大枣二枚

水煎温服。加吴茱萸二钱，生姜二钱，酒煎，名当归四逆加吴茱萸生姜汤，治前证内有久寒者。

手足厥寒，脉细欲绝，似乎阴证之极，盖由阳邪传入厥阴荣分，以本虚不能作热，故厥而脉细欲绝也。此为阴，阴是指厥阴经。郁阳邪，故用桂枝、细辛以解表，白芍、甘草以泻热，当归以和厥阴之荣血，通草以通太阳之本腑，使阳邪得从外解，原非治阴寒四逆之药也。故药宜归、芍以济阴，不宜姜、附以劫其阴也。是证也，自表入里，虽曰传至厥阴，始终只是阳证，与阴寒直中三阴不同，故不用四逆汤，而用桂枝汤加当归、细辛、通草耳，明者自知之。

按：昔人云，人有阴血亏于阳分，不能盛辛热者，更宜此汤主之。殊不知此惟有阳邪者宜之。若无阳邪而见此证，则是阴血大亏矣，投之祸不旋踵。盖细辛为少阴中表药，随桂枝汤以解肌，加当归以和荣血。至于通草甘淡微寒，能泻丙丁[2]，能通水道，为虚寒者禁用。此汤治法，本是和荣血以缓脉，使阳邪得从肌表而散，或从膀胱而泄也。若循其名，以治阴亏寒中之四逆，则谬甚矣。观于《伤寒论》曰：若其人素有久寒者，宜当归四逆汤加吴茱萸、生姜主之。正如四逆散，本以散传经之热邪，腹中痛者方加附子，则当归四逆汤非治阴寒四逆之药也明矣。更有一等固守王道[3]之医，辨证不明，遇有厥逆脉细之证，不敢用四逆汤，但曰用当归四逆汤极为稳当，不知此汤乃桂枝汤加当归、细辛、通草耳。细辛随桂枝汤止能解表，通草又为疏通最有力之药，当归一味果足以治阴寒四逆耶？药不对证，果可谓之稳当耶？甚矣！其不明于制方之理，而以舛错[4]误病也。予前所云，用方贵明其所以然者，正谓此也。

干姜附子汤　少阴误下后发汗，昼日烦躁，夜而安静，不呕不渴，无表证，脉沉微，身无大热者，此方主之。又阴盛格阳，目赤面赤，烦渴引饮，脉来七八至，按之则散，为无根之脉，以此方加人参主之。

干姜二钱　附子三钱

水煎温服。或云冷服。

此即四逆减去甘缓之甘草，为回阳重剂。若加增药味，反牵制其雄悍之力，必致迂缓无功矣。干姜辛以润燥散烦，和表里之误伤。附子热以温中固表，调阴阳于既济，阳回即可用平补之药。盖阳既安堵[5]，即宜休养其阴，切勿过用辛热，转生他患也，审之慎之。

桂枝新加汤　汗后身痛，脉沉迟者，此方主之。以桂枝汤解汗后之风邪，加参、芍益不足之血脉，亦两解表里，安内攘外之一法。曰新加者，因发汗新虚，明非桂枝汤中之旧法也。

桂枝三钱　白芍四钱　甘草二钱　人参一钱　生姜一钱　大枣二枚

水煎温服。

黄连阿胶汤　少阴病，二三日以上，心中烦不得卧，此方主之。少阴本欲寐，今反烦不得寐者，以风邪客于里，里热甚而不和也。此扶阴散热之良方也。并治邪火内攻，迫血下行者。用以治痢，亦取扶阴散热之义。

黄连清膈消闷厚肠　阿胶祛风养肾，各三钱　黄芩疏风泄热　白芍利脾制水[6]，各二钱　生鸡子黄逐风镇胆，一枚

水煎成去渣，入阿胶烊尽，少冷，入鸡子黄搅匀服。

桂枝回阳定惊**去白芍**恐其损阳　**加蜀漆龙骨牡蛎救逆汤**　太阳伤寒脉浮，此风寒两伤也。医以火迫劫之，亡阳此大汗不止也。惊狂，神乃阳之灵，阳衰则乱矣。起卧不安者，烦躁不宁，此皆停饮上凌心也，饮去则心神定矣。此方主之。

桂枝三钱　蜀漆去脚，三钱　龙骨四钱　牡蛎粉五钱　甘草炙，二钱　生姜三钱　大枣二枚

水煎蜀漆三沸，取其逐饮。次入群药煎服。去蜀漆名桂枝甘草龙

骨牡蛎汤，治火逆下之复烦躁者。

按：桂枝解风邪以固表养心，甘草和中气以益阳泻火，牡蛎咸走肾而宁心，龙骨涩收神而宅心，生姜利气和胃，大枣通经健脾，蜀漆辛以逐停饮。饮去则心安，故惊狂不安者，乃水凌心火也。此仲景不传之秘也。

竹叶石膏汤 阳明汗多而渴，衄血，渴欲饮水，水入即吐，及伤寒瘥后虚羸少气，气逆欲吐，并此方主之。

竹叶二钱 石膏四钱 麦冬去心，二钱 半夏二钱 人参一钱 甘草炙，一钱 生姜二钱 粳米二钱

水煎温服。本方去石膏、半夏、姜、米，加柴胡、黄芩，名人参竹叶汤，治在汗下后烦热口渴，虚羸少气之证。

竹叶、石膏之辛寒，以止喘促散余热，参、草、粳、麦之甘平，以益肺胃生津液。生姜、半夏之辛温，以豁痰饮去呕逆。此虚羸热逆之良方也。

加味温胆汤 治汗下后不解，呕而痞闷，或虚烦不眠，肉瞤筋惕者。

人参 炙草 远志去心 酸枣仁炒、研 熟地 枳实麸炒 陈皮 半夏姜汁炒，各一钱 五味子五分 生姜一钱

水煎温服。

疏表汤 治四时感冒风寒，鼻塞声重，或流涕不已，发热恶寒，头痛身痛者。

淡豆豉三钱 羌活二钱 防风 桔梗各一钱半⑦ 前胡 黄芩各一钱 苏叶 川芎各八分 细辛 甘草各五分 生姜二钱 葱白二茎

水煎温服。微汗口渴加花粉、麦冬各一钱。满闷加枳壳麸炒，钱半，热甚加知母一钱。

桂枝附子汤 伤寒七八日，即传里之时也风湿相搏，搏聚而为痹也身体烦痛，风胜则烦，湿胜则痛不能自转侧，湿主重浊不呕邪在表也不渴里无热

也，脉浮虚而涩，浮虚为风，涩为湿也此方主之。浮虚而涩，知风湿但在经也。与桂枝以解表风，加附子以散寒湿若其人大便难，小便自利者，去桂枝加白术汤主之。去桂枝恶其走表而不知[⑧]里，加术喜其益土而燥湿也。

桂枝三钱　附子炮，二钱　甘草炙，一钱半　生姜三钱　大枣二枚

水煎温服。去桂枝加白术三钱[⑨]。水煎温服。

人参固本汤　治温病虚极热极，循衣作[⑩]空，不下必死者。下后神思稍苏，续得肢体振寒，怔忡惊悸，如人将捕之状，四肢厥逆，眩晕郁冒、项背强直，此大虚之兆，将危之候也，此方救之。

人参二钱　熟地三钱　生地二钱　当归二钱　杭芍一钱五分　天冬去心　寸冬去心　五味子　陈皮　知母　甘草炙，各一钱

水煎温、冷服之。服后虚回，止后服。盖温病乃火邪燥证，人参固为补元气之神丹，但恐偏于益阳，恣意投之有助火固邪之弊，不可不知也。

按：温病乃天地杂气之一也，有邪不除，淹缠日久必至虚羸。庸工望之，不问虚实久暂可否，辄用人参，殊不知无邪不病，邪去而正气自通，何虑虚之不复也。今妄投补剂，邪气益固，正气益郁，转郁转热，转热转瘦，转瘦转补，转补转郁，循环不已，乃至骨立而毙，犹言服参几许，补之不及奈何。余于乾隆甲戌、乙亥、丙子三年[⑪]中，眼见亲友患温病服参受害者，不可枚举。病家止误一人，医家终身不悟不知，杀人无算，特书之以为滥用人参之戒，非禁之使不用也。果如前证虚危之极，非人参乌能回元气于无何有之乡哉。

当归六黄汤　治阴虚盗汗。又方用莲子七枚，黑枣七枚，浮麦七钱，马料豆七钱，水煎同服。

当归二钱　熟地二钱　生地　黄连　黄芩　黄柏各一钱　黄芪生，三钱　防风一钱　麻黄根一钱　浮麦一钱

水煎温服。

黄芪汤　治阳虚自汗。

黄芪　五味子各三钱，挞[12]碎核　当归　白术土炒　甘草各一钱

水煎温服。汗多不止，加麻黄根一钱，防风一钱，或加麻黄根一钱，牡蛎粉一钱，浮麦一钱。

《经疏》[13]曰：凡服固表药而汗不止者，当用酸枣仁炒黑，三钱，白芍、生地、麦冬、五味、元肉各二钱[14]，水竹叶二十片，煎服多效，以汗为心液故也。

柴胡桂枝干姜汤　伤寒五六日，已发汗而复下之，胸胁满微结，小便不利，渴而不呕，但头汗出，三阳脉起于头，阳邪甚于上，阴精衰于下，故汗出也。往来寒热，心烦者，表未解也，此方主之。

柴胡四钱　天花粉二钱　黄芩　桂枝　牡蛎粉各一钱五分　干姜　甘草炙，各一钱

水煎，初服微烦，后[15]服汗出愈。

按：柴胡除少阳之寒热，桂枝解太阳之余邪，花粉彻阳明之渴热，干姜去胸胁之烦满，甘草调汗下之误伤，此少阳阳明两解之治法也。

厚朴生姜半夏甘草人参汤　阳明病，中寒不能食，小便不利，手足濈然汗出者，此欲作痼瘕，大便必初硬后溏，此胃中虚冷，水谷不别故也。痼瘕者，寒气结而为积也，此方主之。并治汗解后腹胀满。此非里实，盖脾胃为津液之主，汗多则津液不足，气虚不能敷布，诸气壅滞，停饮而为胀满。与此汤以和脾胃而降气也。一云瘕泄也，盖大便初硬后溏，因成瘕泄，瘕泄即溏泄，久而不止，则曰痼瘕也，亦通。

厚朴姜炒　生姜　半夏姜汁炒，各四钱　甘草二钱　人参一钱

水煎温服。

胀非苦不泄，气非温不行，饮非辛不散，胃非甘不和。虚非

补不复，五味之功用大矣。

大陷胸汤 大黄三钱 芒硝二钱 甘遂末五分

水煎大黄五六沸，去渣，再入芒硝煎一二沸，调甘遂末服。

加葶苈子、杏仁去皮，炒黑，与大黄、芒硝四味等份为末，炼蜜丸如弹子大，取一丸，入甘遂末三五分，蜜三匙，水煎并渣服之，此名大陷胸丸。结胸者，项亦强，如柔痉状，下之则和矣，此方主之。

小半夏加茯苓汤 心下满，头汗出，水结胸，或心悸目眩，此方主之。去茯苓即小半夏生姜汤。

半夏姜炒，五钱 茯苓五钱 生姜五钱

水煎温服。健脾渗湿，火因水下，则痞渴消而悸眩止。

小陷胸汤 小结胸病，正在心下，按之则痛，脉浮滑者，此方主之。邪气深入，尚在半表半里，为热、为痰、为饮，病有浅深，方有大小，除热下痰。

黄连姜汁微炒，一钱五分 半夏姜炒，三钱 瓜蒌捣烂，一个

水煎温服。

黄连苦以泻热，用代大黄。半夏辛以逐痰，用代甘遂。瓜蒌润以行滞，用代芒硝，不比大陷胸汤之峻厉也。

枳实理中丸

枳实麸炒 瓜蒌 牡蛎粉 白术土炒 甘草各一两 干姜炒，八钱 人参 黄连 黄芩各三钱

为末，炼蜜丸如鸡子黄大，以热汤化服一丸，觉腹中热，则胸中豁然矣。未热，则[16]加丸再服。

海蛤散 治血结胸，揉而痛不可抚近者。

海蛤粉 滑石 甘草各等分，芒硝减半，元明粉更妙

为末，用蜜水入鸡子清调服二[17]钱。

桔梗枳壳汤 治痞气胸膈不痛，嗳气吐酸，或咳者。

桔梗　枳壳麸炒，各二钱

水煎温服。此二味，苦下气而散痞满，寒消热而除咳饮也。

大黄黄连泻心汤　心下痞，按之濡，按之不痛而软。其脉关上浮者，关候心下，浮主虚热。此方主之。

大黄二钱　黄连一钱　黄芩一钱

捣碎，麻沸汤渍之，去渣服。

《活人书》曰：汤液论有黄芩一钱，今无者，恐传写之讹也。李时珍曰：仲景治心下痞，按之濡者，用大黄黄连泻心汤。此亦泻脾胃之湿热，非泻心也。病发于阴而下之太早，则作痞满，乃寒伤荣血，邪气乘虚结于上焦，胃之上脘在于心下，故曰泻心。

附子泻心汤　心下痞，而复恶寒汗出者，此方主之。

附子炮　大黄各二钱　黄连　黄芩各一钱

附子一味，另煎取汁，大黄、芩、连三味，以麻沸汤渍之，去渣，入附子汁，温服。

心下痞，故用三黄以泻痞，恶寒汗出，故用附子以回阳。无三黄则不能泻痞热，无附子恐三黄益损其阳气，热有三黄，寒有附子，寒热互用，斯为有制之兵矣。仲景诚医家之善将将者也。俗医用寒则不敢用热，用热则不敢用寒，何异于胶柱鼓瑟乎。

《缵论》曰：泻心汤诸方，皆治汗下后表解里未和之证。其半夏、生姜、甘草三泻心汤，是治痰饮湿热结聚之痞。方中用半夏、生姜以涤痰饮，黄连、黄芩以除湿热，人参、甘草以助胃气，干姜炮黑以渗水湿。若但用苦寒治热，则格拒不入，必得辛热为之向导，是以半夏、干姜在所必需。如痞极硬满暂去人参，气壅上升勿用生姜，此一方出入而有三用也。其大黄黄连与附子二泻心汤，乃治阴阳偏胜之痞。一以大黄、芩、连涤胸中素有之湿热，一加附子，兼温经中骤脱之虚寒也。三黄用沸汤渍服者，取寒药之性，不经火而力峻也。附子煮汁者，取性热行经，以复其阳耳。

仲景寒热并用，补泻兼施，立方之妙，无出乎此。以三黄涤胸中之邪热，以附子散凝结之阴寒，一举而寒热交聚之邪尽解。讵[18]知后人目睹其方而心眩也。

按：半夏、生姜、甘草三泻心汤，人犹易晓，其大黄黄连与附子二泻心汤，具有妙用，不可不透悟也。夫大黄黄连泻心汤，孰不以为治心下之痞热也。窃详《伤寒论》曰：心下痞，按之濡，其脉关上浮者，大黄黄连泻心汤主之。成氏注曰：心下痞，按之痛，关脉沉者，实热也。按之濡，关脉浮者，虚热也。故大黄、芩、连不用煎煮，而但以麻沸汤渍服者，取其味薄而泻心下之虚热，不欲其味厚而伤中气也。附子泻心汤，人亦知为寒热之互用也。窃详《伤寒论》曰：心下痞，复恶寒汗出者，附子泻心汤主之。成氏注曰：心下痞者，虚热内伏也。恶寒汗出者，阳气外虚也，与大黄黄连泻心汤以导痞热，加附子以回阳气。夫痞热固须导除，而阳虚更为可虑。附子煮汁者，回阳之重剂也。三黄沸渍者，导热之轻剂也。《缵论》谓取寒药之性，不经火而力峻，岂其然乎？今人以大黄熟煎则无力，实《缵论》之说误之也。《内经》曰：味属阴，味厚属阴中之阴。熟煎味厚，安得无力，须辨之。

半夏泻心汤 柴胡证具，而误下之，但心下满而不痛，此为痞，此方主之。

半夏姜制，四钱 人参一钱 干姜炮黑 甘草炙 黄芩各二钱 黄连一钱 大枣二枚

水煎温服。

少阳误下，变证有三等治法。呕而发热，柴胡证犹在者，复与小柴胡汤，必蒸蒸振汗而解。若心下满而硬痛，此为结胸，柴胡陷胸汤、大陷胸汤，量轻重用之，但满而不痛，此为痞，宜此汤。

否而不泰为痞。泻心者必以苦，故用黄连、黄芩。散痞者必

以辛，故用半夏、干姜。交阴阳通上下者，必和其中，故用人参、甘草、大枣也。诸泻心汤，寒热并用，妙不可传。

生姜泻心汤 伤寒汗解之后，火邪乍退。胃中不和，正气未复。心下痞硬，胃虚不运，停饮致痞。干噫为水所遏则噫。食臭，脾虚不运则臭。胁下有水气，土弱不能制水。腹内雷鸣，水气奔激。下利者，湿胜濡泻。此方主之。

生姜 半夏姜制，各三钱 黄芩 甘草炙，各二钱 干姜炮黑 人参 黄连各一钱 大枣二枚

水煎温服。

甘草泻心汤 伤寒中风，反误下之，下利日数十行，谷不化，腹中雷鸣，心下痞硬而满，呕烦不安。医见心下痞硬，复误下之，其证益甚。此非结热，但以胃中虚，客气上逆，故使满硬，此方主之。

甘草炙 半夏姜制，各三钱 干姜炮黑 黄芩各二钱 黄连一钱 大枣二枚

水煎温服。

桂枝人参汤即理中汤加桂枝也 太阳病，表未除而下之早，热邪乘虚入里，挟热下利不止，心下痞硬，表里不解者，此方主之。

桂枝 甘草炙 干姜二钱 白术土炒，二钱 人参一钱

水煎温服。

此汤以表未除，故用桂枝以解之。以里证虚，故以理中汤以和之。盖取两解表里之义也。

旋覆花代赭石汤 伤寒汗吐下解后，胃气弱也。心下痞硬，伏饮停膈。噫气未除者，气逆也。此方主之。噫音嗳。周扬俊[19]用治噎膈[20]反胃，气逆不降者累效。

旋覆花三钱 代赭石一钱 半夏姜制，六钱 人参一钱 甘草炙，二钱 生姜五钱 大枣三枚

水五盅，煎取二盅，去渣，再煎取一盅，温服。浓煎则不助饮。

旋覆之咸以软坚，赭石之重以振[21]逆，姜、夏之辛以散痞，参、草、大枣之甘以补脾，此辅正匡邪，蠲饮下气之良方也。

桂枝加芍药汤 本太阳病，反下之，因腹满时痛者，此方主之。

桂枝三钱 白芍六钱 甘草二钱 生姜三钱 大枣二枚

水煎温服，加大黄酒浸，三钱，名桂枝加大黄汤，治前证大实痛者。

黄连汤 胸中有热欲呕吐，胃中有寒腹疼痛，此方主之。

黄连三钱 半夏四钱 桂枝 干姜炒 甘草炙，各二钱 人参一钱 大枣二枚

水煎温服或冷服。日三夜一。治关格气不能上下者，与桂附八味丸相间服之。即肾气丸。

此伤寒邪气传里，而为下寒上热也。胃中有邪热使阴阳不交，阴不得升而独滞于下，为下寒腹胀痛。阳不得降而独郁于上，为上热欲呕吐。故用黄连之苦，以泻上热而降阳。姜、桂、半夏之辛，以散中寒而升阴。参、草、大枣之甘，以缓中急而益胃。寒热并用，犹奇正之相倚耳。此分理阴阳，和解上下之正治也。或丹田有热，胸中有寒者，仲景亦用此汤治之。脏结之证，更宜以此汤调其阴阳。

柴胡桂枝汤 伤寒六七日，发热微恶寒，肢节烦痛，微呕，心下支结，此外证未除，不可攻里，以此方和解之。并治发汗后亡阳谵语，以此方和其荣卫，以通津液后自愈。

柴胡四钱 桂枝 黄芩 白芍 半夏姜制 甘草炙，各二钱 人参一钱 生姜二钱 大枣二枚

水煎温服。此太阳少阴合病治方也。

柴胡养荣汤 治温病阴枯血燥、邪热不退。

柴胡三钱　黄芩二钱　陈皮一钱　甘草一钱　当归二钱　白芍一钱五分　生地三钱　知母二钱　花粉二钱　蝉蜕全，十个　白僵蚕酒炒，三钱　大枣二枚

水煎温服，去当归、白芍、生地名柴胡清燥汤。数下后余热未尽，邪与卫搏，故热不能顿除，宜此汤和解之。

五福饮　凡五脏气血亏损者，此方能兼治之，足称王道之最上。

人参补心，随宜用　熟地补肾，三钱至一两　当归补肝，二钱至七钱　白术补肺，泔浸，土炒，二钱　甘草补脾，蜜炙，一钱

水煎温服，或加生姜。

凡治血气两虚等证，以此为主。或宜散者加升、柴、荆、防，宜温者加姜、桂、附子，宜清者加栀子、青蒿、地骨皮之类，左右逢原，无不可也。七福饮即五福饮加酸枣仁炒，研二钱，远志甘草汤浸，去心，微炒一钱。治气血两虚，而心脾为甚者。

四君子汤一方去人参，加蜜炙黄芪，亦名四君子汤

白术土炒，二钱　白茯苓二钱　人参一钱　甘草炙，一钱

水煎温服。加半夏姜炒，一钱，陈皮一钱、木香三分，磨汁，砂仁一钱，名香砂六君子汤，补脾养胃之要药也。

四物汤

当归酒蒸，三钱　熟地三钱　白芍酒炒，一钱五分　川芎一钱

水煎温服。合四君子汤名曰八珍汤，再加黄芪、肉桂，名十全大补汤，补气养血之要药也。

二陈汤

半夏姜汁制，二钱　陈皮一钱五分　白茯苓一钱半　甘草一钱　生姜一钱

水煎温服。顺气化痰之总方也。

犀角大青汤　治斑出心烦大热，错语呻吟不眠，或咽喉不利

者。

犀角镑二钱，为末，或磨汁对汤服　大青或以青黛代之　元参各三钱　升麻　黄连　黄芩　黄柏　栀子各一钱　甘草五分

水煎去渣，入犀角汁、童便，冷服。一方加白僵蚕酒炒，三钱，蝉蜕十个，全更妙。大便秘加大黄。

大建中汤　中气不足，手足厥冷，小腹挛急，或腹满不食，阴缩多汗，腹中寒痛，唇干精出，寒热烦冤，四肢酸痛，呕吐下利，及无根失守之火出于肌表而为斑点，并此方主之。

人参　甘草炙，各五分　黄芪蜜炙，二钱　当归　白芍酒炒　桂心各一钱　附子炮　半夏姜汁制，各一钱二分五厘

水煎温服。

按：此乃汗吐下后，中气虚乏，则余邪无所归附，隐隐见于肌表，其色淡红而不甚显为辨也。参、芪所以补中，夏、草所以调中，此皆脾胃药也。复有归、芍之和血，则外溢之斑流而不滞。又有桂、附之温中，则失守之火引而归元，此中营之帜一端，而失位之师各就其列也。是方也，以参、芪、桂、附而治斑，犹兵法之变者也。语云治病如杀贼，孙膑减灶灭庞涓，虞诩增灶平朝歌[22]，临机应敌，岂有一定之法哉！

麻黄芍药人参汤　李东垣曰：予治一寒士，病脾胃弱，与补剂愈。继而居旷室，卧热炕，咳而吐血，予谓：此久虚弱，外有寒形，内有火热，上气不足，阳气外虚，当补表之阳气，泻里之虚热。盖冬居旷室，衣服单薄，是重虚其阳，表有大寒，壅遏里热，火邪不得舒伸，故血出于口。因思仲景治伤寒脉浮紧，当以麻黄汤发汗，而不与之，遂成衄血，却与麻黄汤立愈。与此甚同，因处此方，本方去麻黄、桂枝名麦冬饮子。

麻黄去外寒　白芍安太阴　甘草炙，补三焦元气而去外寒　黄芪生，各一钱，实表益卫　桂枝补表　当归酒蒸，各五分，和血养血　人参益元气而实表

麦冬蒸去心，各三分，保肺清心　五味子十五粒，蜜蒸，挞碎核，收肺气而安五脏

水二盅半，先煎麻黄去沫，人群药同煎一盅，去渣，乘热临卧一服愈。观此方足为万世模范也。盖取仲景麻黄汤，与补剂麦冬饮子各半服之，但凡虚人合用仲景方者，皆当以此为则也。

四逆散　少阴病，四逆，阳邪传入少阴，手足厥[23]冷。或咳，少阴脉络肺。或悸，少阴脉络心。或小便不利，少阴脉络膀胱。或腹中痛，少阴脉入小腹。或泻利下重者，此方加减主之。

柴胡　白芍　枳实麸炒　甘草炙，各等分

为末，白饮调下三钱日三服，咳者加五味子、干姜，并主下利，肺与大肠相表里，上咳下利，治则相同。悸者加桂枝，小便不利者加白茯苓，腹中痛者加熟附子，泄利下重者先以水煎薤白，取汁二盅，入此散一两煎服。

此阳邪传至少阴，里有结热，则阳气不能交接于四肢，故逆而不温。柴胡所以升内陷之阳邪，枳实所以破内滞之结热，白芍收失位之阴，甘草和不调之气。是证也，虽曰阳邪在里，慎不可下。盖伤寒以阳为主，四逆有阴进之象，若复用苦寒之药下之，则阳亦亏矣，是在所忌。《伤寒论》曰：诸四逆不可下，此之谓也。然此原为冬月正伤寒言之，若温病四逆不在此例。

按：此散本为邪热自阳经传入阴经而发厥。《伤寒论》曰：腹中痛者加附子。清涤中又加温补，人未有不致疑者。窃详四逆散腹痛加附子，与附子泻心汤义同。盖伤寒以阳为主，热证固当用荡涤之法，而热证但兼虚寒，又不可不急作救疗，如附子泻心汤，心下痞[24]满，自宜大黄黄连泻心汤，以导除其热。若恶寒汗出，则加附子以回阳，又何可缓也？故四逆散，邪热传至阴经而四逆，自宜柴胡、枳实以清解其热。若兼虚寒遇邪而腹痛，则加附子之温经益阳，又何可缓也？寒热各行其性，此仲景制方之妙。况伤寒始病热中，未传寒中者极多，四逆虽属阳证，已有阴进之象，

兼以腹痛，则其加附子也，不亦宜乎？若温病阳邪亢闭，格阴于外以致四逆，非急下之不为功，若执治伤寒之法，则误人矣。

桂苓术甘汤　伤寒若吐若下后，心下逆满，气上冲胸，起则头眩，脉沉紧，发汗则动经，身为振振摇者，此饮中留结外邪之证也，此方主之。

白茯苓四钱　桂枝三钱　白术生[25]、炒　甘草炙，各二钱

水煎服。

按：人身经脉赖津液以滋养，吐下津液一伤，更汗津液再伤，坐令经脉失养，身为振摇。此汤涤饮散邪，补中益气，则津液四布，而经脉得以滋荣矣。至久而成痿，较此更甚。仲景于此汤，岂非早已用力乎。

甘草桔梗汤　主治少阴病，二三日咽痛，此阴阳通用之药也。若风痰挟邪，上壅咽痛，半夏散及汤。若咽中伤生[26]疮，不能言，声不出者，苦酒汤。若下利咽痛，胸满心烦者，猪肤汤。三汤补后。

甘草三钱　桔梗三钱

水煎温服。

此二味，一借土气以逐水，一借金母以泻水，而少阴之邪自散矣。

黄芩加半夏生姜汤　太阳少阴[27]合病，下利而呕，及胆腑发咳，呕苦水如胆汁，胃气逆则呕苦，胆液溢则口苦，此方主之。

黄芩三钱　白芍　半夏　甘草炙，各二钱　生姜二钱　大枣二枚

水煎温服。

干姜黄连黄芩人参汤　《伤寒论》曰：伤寒本自寒（下）格，医复吐下之，寒格，更逆吐下，若食入即吐，此方主之。

干姜三两　人参二两　黄连三两　黄芩三两

水六升，煎三升，去渣，分温连服。

按：《伤寒论》并无寒下之病，亦无寒下之文。玩下文“寒格

更逆吐下”句，可知上文“本自寒下”句之“下”字当是“格”字，文义始属。注家皆释胃寒下利，不但文义不属，亦与芩、连之药不合，当改之。成氏曰：仲景之意以本自寒下，医复吐下之，治之为逆。故用干姜以温里，人参以补正气，芩、连反佐以通寒格，与四逆汤、白通汤加人尿、猪胆汁义同。原文四味各三两，恐传写之讹也。此成氏之遵经注解也。姑存以俟高明。

麻黄杏仁甘草石膏汤 太阳病汗后喘，表邪未解也，此方主之。

麻黄四钱 杏仁去皮 甘草炙，各二钱 石膏八钱

水煎麻黄去沫，次入群药煎服。

按：太阳寒邪虽从汗解，然肺邪未尽，所以喘仍不止，故用麻黄发肺邪，杏仁下肺气，甘草缓肺急，石膏清肺热，即以治足太阳之药，通治手太阴也。倘误行桂枝汤，以致壅塞肺气而吐痰脓，则桔梗杏仁煎可用也。太阳伤寒误下作喘，亦用此汤。

葛根黄连黄芩汤 太阳病误下，利遂下止，脉促者，表未解也。脉数而止曰促，用葛根者，专主阳明之表。喘而汗出者，此方主之。

葛根四钱 黄连三钱 黄芩 甘草炙，各二钱

水煎温服。

喘而汗出者，因喘而汗出也，即里热气逆所致。与此汤以葛根散表邪，以芩、连清里热，则喘息汗停而利亦止矣。

五味子汤 治喘而脉伏，及寒热而厥，昏聩无脉者。

五味子十五粒，挞碎核 麦冬去心 陈皮各二钱 人参 杏仁去皮尖，各一钱 生姜三钱 大枣二枚，劈

水煎温服。

苏陈九宝汤 治暴感风寒，脉浮无汗而喘，并老幼素有喘急，遇寒暄不节，发则连绵不已，咳嗽哮吼夜不能卧者。

桑白皮蜜炙 大腹皮制净 陈皮 苏叶 薄荷 麻黄 杏仁泡，

去皮尖　桂枝去粗皮　甘草生，各一钱　乌梅一枚　生姜二钱

水煎温服。

十枣汤　太阳中风，有头痛发热等证。（下）不利，大便小便皆不利也。呕逆，水饮停蓄于内。表解者，乃可攻之。先用桂枝解表，而后攻里。其人絷絷汗出，邪从汗出，表解一验。发（作）热有时，此邪热外溢也。头痛，胃气上逆，此里未和者一。心下痞硬满，引胁下痛，留饮在膈，溢于两胁，此里未和者二。干呕短气，伏饮上逆，射于肺中，此里未和者三。汗出不恶寒者，表解二验。此表解里未和也，此方主之。此表邪已散，而种种里证未平，彰明较著如此，然后用此汤以逐饮攻水也。

按：虽有发热头痛，心下痞硬满，引胁痛，干呕短气诸证，乃内邪所结之本证，里未和也，不得以表证名之。伤寒中亦有有表证无表邪者，何况温病。

甘遂麸包煨，去心　紫大戟出洪山者佳，醋炒　芫花醋炒

三味等分，为末听用，大枣十枚，劈，水二盅，煎取汤一盅，调上三味药末，强人一钱，弱人五分，温服。如未下，明日加五分，再调服。利后糜粥自养。

按："下利呕逆"句之"下"字，当是"不"字。若是"下"字，岂有上呕下利，而用十枣汤峻剂攻之之理乎？惟大便不利，痞硬满痛，始属里病，小便不利，呕逆短气，始属饮病，乃可峻攻。"发作有时"句之"作"字，当是"热"字，始与太阳阳邪热饮相合，若无熟[28]汗出，乃少阴阴邪寒饮，真武汤证也，皆当改之。此汤与大陷胸汤相仿。伤寒种种下法，咸为胃实而设，今证在胸胁而不在胃，则荡涤肠胃之药无所取矣。故用芫花之辛以逐饮，甘遂、大戟之苦以泄水，并赖大枣之甘以运脾而助诸药，祛水饮于胸胁之间，乃下剂中之变法也。愚按：开后人湿热生痰无穷之法门，此方是也。

去芫花加白芥子，等分为末，姜汁煮枣肉为丸，名控涎丹。

李时珍曰：痰涎为物，随气升降，无处不到。入心则迷成癫痫，入肺则塞窍为咳喘背冷，入肝则胁痛干呕，寒热往来。入经络则麻痹疼痛，入筋骨则牵引隐痛，入皮肉则瘰疬、痈肿。陈无择[29]并以控涎丹主之，殊有奇效。此乃治痰之本，痰之本，水也、湿也，得火与气则结为痰。甘遂能泄经络水湿，大戟能泄脏腑水湿，白芥子能散皮里膜外痰饮，生姜、大枣利气通经，健运脾土以固本，惟善用者乃能收奇功也。

茯苓甘草汤 水气乘心，振寒，厥而心下悸者，火畏水故心下动也。先治其水，却治其厥。及太阳伤寒表虚汗出而不渴者，并此方主之。此乃利水解表，而兼和中之药也。如太阳伤寒汗出而渴者，又宜五苓散。

白茯苓三钱 桂枝三钱 甘草炙，钱半 生姜三钱

水煎温服。

橘皮竹茹汤 治伤寒胃虚有热呃逆，或因吐利之故。并治久病虚热，或吐、利后胃虚呕呃不止。

橘皮二钱 竹茹二钱 人参 甘草炙，各一钱 生姜二钱 大枣二枚

水煎温服。一方有半夏、赤茯苓、麦冬、枇杷叶。

胃火上冲，肝胆之火助之，肺金之气不得下降，故呃逆呕哕。竹茹、麦冬、枇杷叶皆能清金和胃，肺金清则肝木亦平矣。二陈降痰逆，赤苓降心火，生姜呕家圣药，久病虚羸，故以参、草、大枣扶其胃气，而诸证自退也。一方用硫黄、乳香等分，酒煎嗅之，不论虚实寒热皆效。

汪讱庵曰：此证有因胃热失下者，有因火郁者，有因血瘀者，有因气滞者，有因痰阻者，皆属实。有因下后胃虚者，有因中气不足者，有因下元虚损阴火上冲者，皆属虚。寒热虚实，要以临证活法耳，不可造次。呃在中焦谷气不通，其声短小，得食则发。呃在下焦真气不足，其声长大，不食亦然，此为辨也。

橘皮干姜汤 治胃寒呃逆，脉微细者。

橘皮 干姜 肉桂去粗 通草 甘草炙，各一钱 人参七分

水煎温服。

丁香柿蒂散 治久病呃逆，因下寒者。古方以此汤治呃逆，虽病本于寒，然亦有火也。

丁香 柿蒂各二钱 人参一钱 生姜三钱

水煎温服。一方去人参，加竹茹、橘红，一方去人参，合二陈汤加良姜，俱治同。

此足阳明少阴药也。丁香泄肺温胃而暖肾，生姜去痰开郁而散寒，柿蒂苦涩降气，人参补助真元，使得展布也。

涤痰汤 治膈间痰闭呃逆者。

瓜蒌捣烂，五钱 胆星 半夏各二钱 橘红一钱五分 茯苓 枳实麸炒 黄芩 黄连 石菖蒲 竹茹各一钱 甘草炙，五分 生姜三钱

水煎温服。如痰闭呃甚者，用白矾一两，水二盅煎一盅，入蜜三匙，少煎温服即吐。如不吐，饮热水一小盏，未有不吐者，吐后呃即止。

理中安蛔散 治胃寒蛔厥。

人参一钱 白术土炒 茯苓 干姜炒，各一钱五分 川椒十四粒 乌梅三枚，挞碎

水煎温服。

乌梅丸 蛔厥者当吐蛔。今病者静而复时烦，（此）非为脏寒。时静时烦，非比脏寒，无暂时安。蛔上入膈故烦，须臾即止。得食而呕又烦者，蛔闻食臭出。当自吐蛔，此方主之。

乌梅三十枚 黄连一两六钱 干姜一两 附子炮 桂枝 细辛 黄柏盐水炒 人参各六钱 当归 川椒炒，去汗，各四钱

为末，醋浸乌梅去核，饭上熏熟，合药末加炼蜜杵丸，每服二钱，白饮送下。

程郊倩[30]曰：名曰安蛔，实是安胃。故仲景云并主久痢，痢本湿热，得苦则坚，得酸则敛，故亦通治。若阳厥吐蛔，入口即毙，又何论温病乎！

麻黄升麻汤 伤寒六七日大下后，邪传厥阴误下。手足厥逆，阳气内陷。寸脉沉迟，迟为寒也。尺脉不至，尺伏误下脱阴。咽喉不利，吐脓血，肝脉循喉，余邪上壅；又注肺金，热甚生痈。泄利不止者，为难治。阴气欲脱而不得回，故曰难治。此方主之。散表寒清里热，亦两解之变方也。

麻黄去节，三钱 升麻一钱五分 当归一钱五分 石膏二钱 知母一钱 黄芩一钱 葳蕤一钱 白术五分 茯苓五分 白芍五分 天冬五分 桂枝五分 干姜五分 甘草五分

水煎麻黄沸，去上沫，再入群药煎服，连进二三剂，覆取汗出则邪气散而咽清利止矣。

赤石脂禹余粮汤 论曰：自利不止下脱，此利在下焦，此方主之。

赤石脂 禹余粮各一两

水煎温服。如服后利仍不止，当利其小便，与猪苓汤。是乃膀胱不渗，一利小水，而利自止矣。

《伤寒论》曰：服泻心汤已，复以他药下之，利不止，以理中汤与之，利益甚。盖理中者理中焦，此利在下焦也，赤石脂禹余粮汤主之。长沙治方审于上下如此，取效自易易耳。薛氏曰：一人以命门火衰而下利，令服桂、附、五味、吴茱、肉蔻、故纸之类，不信，服补中益气汤而毙。此正利在下焦止补中焦而致败也。噫！后人之千方万论，孰有不出长沙者哉。

桂枝去（桂）芍加茯苓白术汤 太阳风寒，服桂枝汤，独治风而寒固在。而或下之，表未除而误攻里。仍头顶[31]强痛，表邪未去。翕翕发热，风寒胜则热。无汗，寒胜则干。心不满微痛，邪气[32]乘虚入里，狭[33]涎饮作满痛。小便不利者，水不下行。此方主之。按：去桂枝应是去芍药，若去桂加

苓、术，并无辛甘走荣卫之药，何以治仍头痛发热，心下满痛之表证乎？当改之。

桂枝　白茯苓　白术土炒，各三钱　甘草炙，二钱　生姜三钱　大枣二枚　白芍

长流水煎，连服则里气实，小水利，外邪散矣。

玉泉散　治阳病内热烦渴，头痛牙痛，二便闭结，斑疹发黄，热痰喘嗽等证。

生石膏六两　粉甘草二两

为末，新汲水或热汤，或人参汤调下三钱，加朱砂三钱亦妙。

六一散　治温病及中暑，身热烦渴，小便不利者。

桂府滑石研末，水飞晒干，六两　粉甘草为末，一两

合研匀，每服三钱，新汲水或冷饮调下三钱。加朱砂三钱取其清心，加青黛三钱取其凉肝，加薄荷三钱取其散肺也。

《直格》曰：此散是寒凉解散郁热，设病不解，多服无损，但有益耳。又曰：伤寒当汗则不可下，当下则不可汗，且如误服此散，则汗自不出，而里热亦自有效，亦有里热便得宣通而愈者。或邪在半表半里，可和解而不可汗下者，若服此散多愈，即不愈亦减。按河间云，六一散有益无损。大抵是温病耳，其郁热自内而达于外，故宜寒凉荡涤其热，至于正伤寒还须参之脉证，不可轻投。

桂枝甘草汤　太阳病发汗过多，汗为心液，多则心虚。叉手自冒心，动惕不宁，怔忡无主。心下悸欲得按者，心虚故欲按也。此方主之。并治太阳病小便自利，饮水多必心下悸，如小便少者，必苦里急，里急者，膀胱不行水故也，宜五苓散。

桂枝二钱　甘草炙，一钱五分

甘爛[34]水水扬万遍而面有沸珠水煎，温服。

桂枝加附桂汤　太阳伤寒，寸口脉浮而大，右手关前一分为寸口，主[35]候五藏之气。浮则为风，大为阴虚，风则生微热，虚则两胫挛，

其证自汗出，小便数，心烦微恶寒，脚挛急，此方主之。

桂枝三钱　白芍三钱　甘草炙，二钱　附子生，一钱　肉桂去粗皮，一钱　生姜二钱　大枣二枚

水煎温服，覆取微汗。

喻嘉言曰：仲景之圆机活法，即阳旦、阴旦二汤，已妙不可言。阳旦者，天日清明，春夏温暖之称也；阴旦者，风雨晦冥，秋冬寒凉之称也。桂枝汤加黄芩名曰阳旦，加肉桂名曰阴旦，后人不识此义耳。即如此证，《伤寒论》一曰与桂枝汤，此误也。又曰证象阳旦，按法治之而增剧，即是按用桂枝汤加黄芩之法也，所以病人得之便厥。盖寒邪在里，用桂枝汤以治其表，则阳愈虚，加黄芩以助其阴，则阴愈无制，故仲景即行阴旦汤之法，以救其失。观增桂令汗出一语，岂不昭昭耶！恐阴旦不足，更加附子以温经，即咽中干，阳明内结，谵语烦乱，浑不为意，且重饮甘草干姜汤，以俟夜半阳回足热，后果如其言，岂非先有所试乎。惟阳旦汤入口而便厥，未几即以桂、附、干姜尾其后，固知厥必不久，所以可断云夜半两足当热。况咽干谵语，则津液亦为辛热所耗，故少与承气以和胃而止其谵，多则为下而非和矣。若不知此证之不可汗证而重发之，复加烧针，则阳之虚者必至于亡，阴之无制者必至于犯上，四逆汤以回其阳而恐不足，况可兼阴以为治乎？盖伤寒以阳为主，阴进则阳亏矣。若温病阳邪亢闭，阴先受伤，治法又当滋阴以泻阳也，岂可与伤寒并论哉。

甘草干姜汤　少阴病，小便色白，吐逆而渴，动气，下之反剧，身虽有热，反欲踡卧，此方主之。

甘草炙，四钱　干姜炮，二钱

水煎温服。

此即四逆汤去附子也。辛甘合用，专复胸中之阳气。其夹食夹饮，面赤足厥，发热喘咳，腹痛便滑，内外合邪，难于发散，

或寒冷伤胃，不便参、术者，并宜服之，真胃虚挟寒之圣药也。

芍药甘草汤 妇人伤寒，汗解表出，热入血室，经水过多，无实满者，与杂病木克脾土，阴阳血气不和而痛，并此方主之。

白芍酒[36]炒，四钱 甘草炙，四钱或二钱

水煎温服。

虞天民[37]曰：白芍不惟治血虚，大能行气。腹痛者荣气不和，逆于肉里，得白芍之酸苦，行其荣气。又以甘草之甘缓，和其逆气，此不治之治，正所以深治之也。

本方加炮附子一钱五分，名芍药甘草附子汤，治发汗病不解，反恶寒者，虚故也。白芍敛阴于内，附子复阳于外，甘草和其阴阳，而诸病自解矣。发汗后不恶寒但恶热者，实也，与调味承气汤和之。按："发汗病不解"句之"不"字，衍文也。发汗病不解则当恶寒，何谓反？惟病解恶寒始可谓虚，当删之。

茯苓桂枝甘草大枣汤 太阳病发汗过多，脐下悸者，欲发奔豚，此方主之。汗多心液耗散，肾乘心虚上凌而克之，故动惕于脐间。

白茯苓六钱 桂枝三钱 甘草炙，一钱五分 大枣三枚

甘爛[38]水煎，温服。

茯苓淡渗伐肾以散水蓄，甘草益气和中以补阳虚，桂枝走阴降肾御奔豚之未至，大枣益脾助土制奔豚之上冲。

生地黄连汤 治男妇血风证。此去血过多，因而燥涸，循衣撮空，错语失神，脉弦浮而虚者，加人参二钱更妙。阳生阴长之意也。

生地酒浸 当归酒蒸 白术酒炒 川芎各一钱五分 黄连酒炒 栀子姜汁炒黑 黄芩酒炒，各一钱 防风酒润，二钱五分

水煎温服。脉实加大黄酒浸。

陶氏曰：大承气汤气药也，自外而之内者用之。生地黄连汤血药也，自内而之外者用之。气血合病，循衣抹床证同。自气之血，血而复之气者，大承气汤主之。自血之气，气而复之血者，

生地黄连汤主之。二者俱不大便，此是承气汤对子。又与三黄石膏汤相表里，皆三焦包络虚火之病也，病既危急，只得以此降血中之伏火耳。《纲目》[39]曰：四物汤与桂枝、麻黄、葛根、柴胡、青龙、白虎、凉膈、承气、理中、四逆、吴茱萸、附子等汤，皆可做各半汤服之。此易老用药大略也。

茯苓四逆汤　汗下后烦躁不得眠，此方主之。

白茯苓三钱　人参　干姜　附子生　甘草炙，各一钱

水煎温服。去茯苓名四味回阳饮，治元阳虚脱。再加熟地、当归名六味回阳饮，治阴阳虚脱。

按：烦出于心，用茯苓以养心。躁发于肾，用干姜以润肾。固表生津，用人参以益虚。温里散寒，用附子以回阳。和中缓急，用甘草以安胃也。

导赤散　生地黄　木通各三钱　淡竹叶　甘草梢各一钱

水煎温服。

导赤泻心各半汤　治越经证，脉浮沉俱有力者。

黄连酒洗　黄芩酒洗　栀子姜汁炒黑　知母盐酒拌炒　犀角镑磨汁，另入　人参　麦冬　茯神去木　甘草生　滑石各二钱　灯心三分　生姜二钱　大枣二枚

水煎温服。

知母麻黄汤　治伤寒汗出不彻后证。前论中已辨明。

知母二钱　黄芩酒洗　麻黄去节　桂枝　白芍　甘草炙，各一钱

水煎温服。详证加酒炒黄连一钱尤妙。

黄连犀角汤　狐惑病，咽干声嗄，此方主之。

黄连酒炒，二钱　犀角镑二钱，磨汁另入　乌梅三枚　木香三分，磨汁

水煎黄连、乌梅去渣，入犀角汁、木香汁和服。

雄黄锐丸　治狐惑虫蚀脏。

雄黄　黄连　苦参　桃仁　青葙子各等分

为末，以艾汁为丸如枣核样，绵裹入谷道中。

百合地黄汤　治百合病，不经汗吐下，病形如初者。

百合七个，劈破，以泉水浸洗去沫，另用泉水五盅煎取一盅半，生地黄二两，洗净，用泉水五盅煎取一盅半

二汁合一处，分二服。大便下恶物如漆，中病即止。不中，再作服二剂。

三甲散　主客交浑病。详论中。

鳖甲酥炙　龟甲酥炙，如无酥，二味并用醋炙，各一钱　穿山甲土炒黄，五分　白僵蚕一[40]钱，生用，切断　蝉蜕五分，全　牡蛎粉五分，咽燥不用　当归五分　白芍酒炒，七分　甘草五分　䗪虫三个捣烂，入酒取汁听用，其渣与诸药同煎

水煎去渣，入䗪虫汁和服。若素有老疟或瘅疟者，加何首乌一钱、怀牛膝一钱，胃弱欲作泻，宜九蒸九晒。若素有郁痰者，加川[41]贝母去心一钱。若素有老痰者加瓜蒌捣烂二钱，呕则勿用。若咽干作痒者，加知母五分、天花粉五分。若素有内伤瘀血者，倍䗪虫俗谓土鳖是也，无此物用桃仁泥一钱，干漆炒烟尽，研五分代之，服后病减七八，渐进调理法可也。

桂枝加附子红花汤　治妇女伤寒，表虚自汗，身凉，四肢拘急，经水适断，脉沉而迟者。

桂枝二钱　白芍二钱　甘草炙，一钱　附子炮，八分　红花七分　生姜二钱

水煎温服。

黑龙丹　治瘀血沁[42]于[43]心脾，经病百出，危急恶疾，诸药不效者。并治难产、胞衣不下，及一切瘀血不行之证。

全当归　生地黄　川芎　五灵脂去砂　良姜各一两

上五味为粗末，入砂罐内，纸筋盐泥封固，炭火煅红，候冷取出，研为细末，再入后五味：

百草霜乡外人家者佳，五钱　乳香二钱　花蕊石火煅醋淬七次　生硫黄　琥珀另研，各二钱

上五味各为细末，同前五味合研匀，用米醋煮面糊为丸，如弹子大，每服一丸。以炭火煅药丸通红，投生姜自然汁中淬之，或豆淋酒，或童便化下。

《准绳》曰：金华君产七日不食，始言头痛，痛已心痛又作，既而目睛又痛，更作更止，如刺如割，相去无瞬息间。每头痛作欲取大石压之，良久渐定，心痛作则以十指抓壁，血流满掌，稍定目睛痛又作，则以两手指剜之，如是十日不已，众医无计。偶进黑龙丹半丸，痛苦稍间，中夜再服半丸，寝如平时，至晨下一行约二升许，如蝗子状，三疾减大半，巳刻又下如前，则顿愈矣。

麻仁丸　趺阳脉，在足趺之上。浮而涩，浮为阳盛，涩为阴虚。浮则胃气强，阳盛多热，则胃气旺。涩则小便难或数，阴虚则便难，或不禁则频矣。浮涩相搏，相合为病。大便则难，热伤津液之故。其脾为约。胃气强则脾弱，不能为胃行其津液以润大便，反若[44]为胃所约束者。此方主之。

大麻仁去皮　杏仁泡去皮，炒[45]　大黄　厚朴姜汁炒，各一两　枳实麸炒　白芍各五钱

为末，炼蜜丸，白饮下二钱，连服渐加，以和为度。

枳实栀子豉汤　病瘥劳复者，因劳烦热。此方主之。若有宿食加大黄。本方去豉加厚朴三钱，名栀子厚朴汤。加神曲六钱治食复效。腹胀疼，量加大黄。

枳实麸炒　栀子生，各三钱　豆豉五钱

清浆水二盅，入栀、实先煎，后入豆豉，煎服微汗愈。劳热以汗解。

牡蛎泽泻散　大病瘥后，从腰以下有水气者，此方主之。腰以上属阳，腰以下属阴。水，阴物也，上浸阳界则危矣。

牡蛎粉软坚行水　泽泻泻坚利水　葶苈子炒、研，通水道消浮肿　蜀漆

散结行水　海藻泻肾，下十二水肿　商陆根疏通宿水　瓜蒌根各等分，彻胃热而滋土，以利水道

为末，白饮调下二钱，日三进。小便利渐则愈，不可过服。

《金匮》曰：腰以下肿，当利小便，此定法矣。乃大病后脾土告困，不能摄水，以致水气泛溢，用此散峻攻，何反不顾其虚耶？抑知正因水势未犯半身以上，急驱其水，所全甚大。设用轻剂则阴水必袭入阳界，驱之无及。可见活人之事，迂疏[46]辈必不能动中机宜。庸工遇大病后，悉行温补脾土，自以为善，孰知其为卤莽灭裂[47]哉。

大营煎　治男子真阴精血亏损，及妇人经迟血少，或腰膝筋骨疼痛，或虚寒心腹疼痛者。

熟地三、五、七钱　当归二、三、五钱　枸杞二钱　杜仲盐炒，二钱　牛膝钱半　肉桂一钱　甘草炙，二钱

水煎温服。如寒滞在经，气血不能流通，筋骨疼痛之甚，必加制附子一、二钱方妙。中气虚寒呕恶者，加干姜炒，一、二钱。营虚于上，而为惊恐怔忡不眠多汗者，加酸枣仁炒研、茯神各二钱。带浊腹痛者，加故纸盐炒。一钱，气虚有痛者，加香附米二钱以行之。阳衰气虚者，加人参二钱以补之。

五苓散　太阳膀胱本热，小便不利，发热口渴，脉浮者，此方主之。脉浮为表证仍在，便秘热渴为腑证已急，用此两解表里。

泽泻二钱五分　猪苓　茯苓　白术土炒，各一钱半　桂枝一钱

水煎温服。合小柴胡汤名柴苓汤。

汪讱庵曰：猪苓汤泻热胜，故用滑石，五苓散泻湿胜，故用桂、术。但伤寒太阳宜五苓，阳明宜猪苓。

《伤寒论》曰：太阳病发汗后，若脉浮小便不利，微热消渴者，五苓散主之。又曰：多饮暖水汗出愈。成氏注曰：桂枝之辛甘以和肌表，脉浮者表未解也。微热消渴者，热未成实，上焦燥

也，与五苓散，生津液和表里，乃两解之药也。今之知用桂枝者少矣，殊不知兼治表邪，必用桂枝。专用利水，则宜肉桂，以肉桂辛热，能引诸药直达热邪蓄结之处，故泽泻味咸，所以泻肾止渴也。二苓味淡，所以渗水涤饮也。白术味甘，所以补脾逐湿也。兼以肉桂有化气之功。《内经》曰：膀胱者，州都之官，津液藏焉，气化则能出矣。浊阴既不出下窍，则清阳自出上窍，又热随溺而泄，发热口渴之证，不治自愈。

解毒承气汤　温病三焦太[48]热，痞满燥实，谵语狂乱不识人，热结旁流，循衣抹床，舌卷囊缩，及瓜瓤、疙瘩温，上为痈脓，下血如豚肝等证，厥逆脉沉伏者，此方主之。加瓜蒌一个、半夏二钱，名陷胸承气汤，治胸满兼有上证者。

白僵蚕酒炒，三钱　蝉蜕全，十个　黄连一钱　黄芩一钱　黄柏一钱　栀子一钱　枳实麸炒，一[49]钱五分　厚朴姜汁炒，五钱　大黄酒洗，五钱　芒硝三钱，另入。甚至痞满燥实坚结非常，大黄加至两余，芒硝加至五、七钱始动者，又当知之

按：此乃温病要药也。然非厥逆脉伏，大热大实，及热结旁流，舌卷囊缩，循衣抹床等证，见之真而守之定，不可轻投。予用此方，救坏证、危证、大证而愈者甚众。虚极加人参二钱五分，如无参用熟地黄一两、归身七钱、山药五钱，煎汤入前药煎服，亦累有奇验。《内经》曰：热淫于内，治以咸寒，佐之以苦，此方是也。加人参取阳生阴长，所谓无阳则阴无以生，加熟地等取血旺气亦不陷，所谓无阴则阳无以化，其理一也。

猪苓汤　阳明病发热，渴欲饮水，小便不利。少阴病下利，痃[50]而呕渴，心烦不眠，并此方主之。通治湿热黄疸[51]，口渴便赤。

猪苓渗下焦蓄水　茯苓引肺气而右降　泽泻咸以助肾行水　滑石滑以利窍通淋　阿胶滋肾水干枯，各三钱

水煎上四味，去渣，入阿胶烊化，温服。

桂枝加厚朴杏仁汤　太阳病下之微喘者，表未解也，此方主之。

桂枝三钱　白芍三钱　甘草二钱　厚朴二钱　杏仁一钱　生姜三钱　大枣二枚

水煎温服。

此太阳中风，误下作喘之治法也。其太阳伤寒，误下作喘，用麻黄杏仁甘草石膏汤，乃天造地设两不易之良方。凡下后利不止，而加上气喘急者，乃上争下夺之象。但骤病之人，中气足供上下之用，邪尽而喘利自止。若中气素馁，加以上下交征，立尽之数矣。此证下云下利，但云微喘，表不解，则是表邪因误下上逆，与虚证不同，故仍用桂枝汤以解表，加厚朴、杏仁以利气，亦御里之意也。

栀子柏皮汤　伤寒身热湿热郁于肌表。发黄者，此方主之。

栀子三钱　黄柏三钱　（甘草）茵陈蒿三钱

水煎温服。按：此方之甘草三钱无著，应是茵陈蒿，必传写之讹也，当改之。

麻黄连翘赤小豆汤　伤寒瘀热在（里）表，身必发黄，此方主之。按："瘀热在里"之"里"字，应是"表"字，若是"里"字，岂热在里而药反治其表哉？当改之。

麻黄三钱　连翘三钱　赤小豆五[52]钱　生梓白皮五钱　杏仁一钱　甘草炙，一钱　生姜二钱　大枣二枚

连翘，乃连翘根也。水煎麻黄去沫，入群药煎服。

金沸草散　治感冒风寒，咳嗽多痰，头目昏痛，身热鼻塞声重。风热上壅，故生痰作嗽，荆芥解肌散风，前、旋消痰降气，半夏燥痰散逆，甘草发散缓中，细辛温经，茯苓利湿，赤则入血分，而泻丙丁也。

金沸草去蒂，二钱　荆芥穗三钱　前胡二[53]钱　半夏一[54]钱　赤茯苓一钱半　细辛一[55]钱　甘草炙，七分　生姜二钱　大枣二枚

水煎温服。《局方》[56]无细辛、茯苓，有麻黄、赤芍。热加柴

胡、黄芩，痞闷加桔梗、枳壳，头痛加川芎、血[57]芷。

《准绳》曰：人止知此散治风寒咳嗽，及加杏仁、五味子治诸咳嗽皆效，独未知用之治舌肿牙痛。辛末，有人舌肿满塞，粥药不入，危甚，煎此散乘热以纸笼熏之，遂愈，况服之乎！《三因》[58]亦云：一妇人舌肿牙痛，口颊皆肿，以此散大剂煎汤，熏漱而愈。

地榆散 治伤寒温病热毒不解，日晡壮热，腹痛，便利脓血，甚如烂瓜肉、屋漏水者。

地榆二钱　当归四钱　白芍四钱　黄芩　黄连　栀子炒黑　犀角镑磨汁，各二钱　薤白四钱

水煎去渣，入犀汁冷服。

桃花汤 少阴病二三日至四五日，腹痛小便不利，下利下止，便脓血者。及少阴下利，便脓血，腹不痛者，并此方主之。

赤石脂煅，二两　干姜二钱四分　粳米五钱

水煎米熟去渣，再调赤石脂末二钱，温服。

桂枝加桂汤即阴旦汤　主太阳中风，烧针令出其汗，针处被寒，核起而赤者，必发奔豚。气从少[59]腹上冲心者，灸其核上各一壮，与桂枝加桂汤更加桂。本方去桂加黄芩即阳旦汤。

桂枝二钱　白芍二钱　桂四钱，去粗　甘草一钱二分　生姜二钱　大枣二枚

水煎温服。

喻氏日：奔豚者肾邪也。肾邪一动，势必自少腹上逆而冲心，状若豕突，以北方亥位属猪故也。肾邪惟桂能伐之，所以加桂一倍于桂枝汤中，外解风邪，内泄阴气也。尝即此例推之，凡伤寒发表，误入寒药，服后反加壮热，肤起赤块，畏寒腹痛，气逆而喘，或出汗时覆盖未周，被风寒复侵，红肿喘逆，其证同者，用此方良验。一妇病风寒外感，服表药后，忽面若妆赤，散发叫喘，

双手上扬，予知其少腹作奔豚也，服此方顷之即定。

麻黄附子甘草汤 少阴病，得之二三日，但欲寐无里证者，此方主之。

麻黄二钱 附子一钱 甘草炙，二钱

水煎麻黄去沫，再入二味煎服，微发汗则愈。

此少阴病无里证者，知表邪未患[60]并阴也，故以附子温少阴之脏寒，甘草和表里之阴阳，麻黄发未尽之传邪，而病斯痊矣。不然，大汗淋漓，则阳气愈虚而阴邪愈盛，故戒之曰微发汗。

白通加人尿猪胆汁汤 少阴病下利，脏寒不禁则下利，水性趋下故也。脉微者，阳虚也。与白虎汤，利不止，用方切当，若犹不止。厥冷无脉，脉微而至于绝。干呕烦者，阳为阴拒而不能入也。此方主之。反佐以和之也。服汤后脉暴出者死，阳欲烬而忽焰，势必成灰。微续者生。气渐回而微续，机有更生。去人尿、胆汁，名白通汤。

葱白二茎 干姜三钱 附子生，三钱 人尿一小杯 猪胆汁三茶匙

水煎去渣，入人尿、胆汁，和匀温服。如无胆汁，亦可用。

葱白通阳接阴，有升发之能。干姜健脾暖胃，有化谷之长。附子温中散寒，有回阳之善，人尿、胆汁性寒而续真阴，引姜、附而为肝肾之向导。起死回生之方，造化神工之妙也。

桂枝二越婢一汤 太阳病发热恶寒，热多寒少，风多寒少，脉微弱者，微为阳虚，弱为阴虚也，此无阳也。不可发汗，此方主之。风多用桂枝二以解之，寒少用越婢一以发之。

桂枝 白芍 甘草 麻黄各二钱五分 石膏三钱三分 生姜四钱三分 大枣二枚，劈

水煎麻黄去沫，入群药煎服。

即此一方，知仲景酌量脉证，毫厘不差。因风多寒少，故用桂枝二以解之，越婢一以发之也。后世医家，那得窥其万一。

八正散 治湿热下注，口渴咽干，淋痛尿血，小腹急满者。

木通　车前子炒，研　瞿麦　栀子　大黄　滑石　扁蓄　甘草稍各等分　灯芯一团

水煎温服。一方有木香。

灯心为引，水煎温服。淋痛用木通、麦、灯心降心火，入小肠。车前清肝火，入膀胱。栀子泻三焦郁火。大黄、滑石，又泻火和水之捷药。扁蓄利便、滑石通淋。草稍入茎止痛，虽治下焦，而不专于治下，必三焦通利，水乃下行也。

太平圆酒　温病愈后，元神未复，腰脚无力，浑身酸软者，此方主之。

糯米酒糟晒干，炒黄色，为末。二两四钱，主温中消食，除冷气，杀腥，去草菜毒，润皮肤，调脏腑，和血行气止痛。红曲陈久者佳，炒黄黑[61]，为末。二两四钱，主健脾消谷消食，养阴滋血。六神曲陈久者佳，炒黄黑，为末。四两八钱　小麦麸陈麦麸佳，去净面筋，晒干，炒黑色，为末。四两八钱，主天行温毒，热极发狂，发斑疹大渴者。又主调中养气，健人生力，助五脏，除烦闷，利小肠。麦乃养心之谷，属火。而麸则能退心热与胸膈之热，盖取同气相求，亦从治之意也。

白僵蚕白而直者，黄酒炒黄褐色，为末八钱，全蝉蜕去土，为末四钱。二味前已注明，加枳壳、木通治食滞饱闷，服散亦妙。

上六味合，研匀，水丸。每服一两，以冷黄酒三两，调蜜一两送下，隔五日如法再服，如是三次。开胃进食，健人生力，只十余日仍如无病一般，因名其方为太平圆酒。

升麻鳖甲汤

升麻　甘草各一两　鳖甲酥炙　当归炒　蜀椒炒，去汗，各五钱　雄黄研，二钱五分

水六盅，煎二盅，分二次连服之，老小再服，取汗愈。

玉枢丹一名紫金锭　专治暴中杂气病，昏晕欲倒，如霍乱吐泻，

搅肠沙，青筋胀，心腹痛胀，诸般危证。并一切山岚瘴气，水土不服，解诸毒，疗诸疮，利关窍，通百病，奇效不可殚述。

山茨菇洪山出者，洗去毛皮，焙，二两　川文蛤一名五倍子，制净，槌破，焙，二两　红芽大戟去净骨，焙，一两五钱　千金子一名续随子，用鲜者去壳、去油，一两　朱砂有神气者，研末，三钱　明雄黄鲜红大块者，研末，三钱　麝拣净皮毛，干者，研末，三钱

上七味，称准，合研匀于石臼内，渐加糯米浓饮调和，燥湿得宜，杵千余，以光润为度，每锭重一钱。每服一锭，病重者连服二锭，取通利后，以温粥补之。

一治一切饮食药毒蛊毒，及吃自死牛、马、猪、羊等肉，菌中毒，并山岚瘴气，烟雾恶毒等证。昏乱猝倒，或生异形之状，悉用凉水磨服。

一治阴阳二毒，瘟疫痧胀，或狂言乱语，或胸腹肿痛，并喉痺咽肿，俱用薄荷汤待冷磨服。

一治痈疽发背，对口天泡，无名肿毒，蛀节红丝等疔，诸恶等疮，诸风瘾疹，久痔红肿，及杨梅结毒，俱用无灰酒磨服。外用凉水磨涂，日夜数次，觉痒即消，溃烂者亦可少减。

一治男妇急病，痴邪奔走叫号，失心狂乱，羊儿猪癫等风，俱用石菖蒲煎汤磨服。

一治心胃痛，及诸般气痛，及诸般血痛，并赤白痢，泄泻急痛，霍乱绞肠之类，俱用姜汤磨服。

一治中气、中风、中痰，口眼歪邪，牙关紧急，语言謇涩，筋服[62]挛缩，骨节风肿，遍身疼痛，行步艰难等证，用酒磨，顿热服之。

一治风犬毒蛇，涧溪诸虫伤人，及注遍身毒气入里，命在旦夕，俱用酒磨服。外用水磨涂之，再服葱汤汗出自愈。

一治年深日久，头胀头痛，偏正头风，及温病后毒气攻注脑

门作胀者，俱用葱、酒磨服，仍磨涂太阳穴上。

一治小儿急惊风，五疳、五痢、黄疸，俱用薄荷汤磨，加蜜调服。

一治小儿遗毒，生下百日内皮塌肉烂，谷道眼眶损者，凉水磨服，并磨涂。

拔正散 专治杂气为病，阴阳毒，痧胀及一切无名恶证，并食厥、痰厥、气厥皆验。

荜茇 雄黄精为上 火硝各二钱 冰片 麝各五厘

上为细末，男左女右，以筒吹入鼻中即苏。

半夏散及汤

半夏 桂枝 甘草炙，各等分

为末，白饮调服一钱五分，日三次。如不能服散，以水二盅，煮五六沸，入散一两，再煮四五沸，冷，徐咽之。

苦酒汤

半夏为末，一钱 苦酒

以鸡子一个，去黄，入半夏、苦酒于壳内，置铁环中，安火上，令三沸，去渣，少少咽下，不瘥，再作三剂服之。

猪肤汤

猪毛下附皮薄黑肉一斤

以水四碗，煮取二碗，去渣，入白蜜二两，白粉一两，熬香，和相得，温分三服。

当归导滞汤

当归一两 白芍一两 莱菔子四钱 车前子炒，研 枳壳麸炒 槟榔 甘草炙，各二[13]钱

水煎，入蜜温服。看后加味最妙。红痢加桃仁。

此方之奇妙，全在当归、白芍。盖泄泻最忌当归之滑，而痢疾最喜其滑也。白芍味酸，入肝以和木，使木不侵脾土。枳壳、

槟榔消逐湿热之邪，车前分利其水湿，而又不耗真阴之气。莱菔辛辣，除热去湿，又能上下通达，消食利气，使气行于血分之中，助归、芍以生新血，而荡涤其瘀血也；加甘草、蜂蜜以和中，则又无过烈之患。奏功之神奇，实有妙理耳。热加黄连二钱，黄芩二钱。日夜无度，或里急后重之甚者，再加大黄、木香。温病后痢疾，加白僵蚕、蝉蜕。

芳香饮 温病多头痛身痛，心痛胁痛，呕吐黄痰，口流浊水，涎如红汁，腹如圆箕，手足搐搦，身发斑疹，头肿舌烂，咽喉痹塞等证，此虽怪怪奇奇，不可名状，皆因肺胃火毒不宜，郁而成之耳。治法急宜大清大泻之。但有气血损伤之人，遽用大寒大苦之剂，恐火转闭塞而不达，是害之也，此方主之。其名芳香者，以古人元旦汲清泉以饮芳香之药，重涤秽也。

元参一两 白茯苓五钱 石膏五钱 蝉蜕全，十二个 白僵蚕须[64]炒，三钱 荆芥三钱 天花粉三钱 神曲炒，三钱 苦参三钱 黄芩二钱 陈皮一钱 甘草一钱

水煎去渣，入蜜、酒，冷服。

三和汤 加减生化、小柴胡、小青凉三方而一之。治产后温病，大热神昏，四肢厥逆，谵语或不语等证。若发狂燥结，量加大黄、芒硝。《内经》曰：热淫于内，治以咸寒，佐之以苦。又曰：有病则病当之是也。

当归八钱，酒洗 川芎三钱 桃仁不去皮，炒研，一钱 红花一钱，酒洗 益母草去老梗，五钱 软柴胡四钱 黄芩三钱 栀子三钱 粉丹皮三钱 白僵蚕酒炒，三钱 蝉蜕全，十二个 金银花三钱 泽兰叶三钱 生甘草一钱

水煎去渣，入蜜、酒、童便和匀服。

滚痰丸 老痰积饮，怪病百出，此方主之。《准绳》备言之。

川大黄八两，酒蒸一次 黄芩酒洗，八两 青礞石火硝煅如金色，一两

沉香五钱

为末，水丸，姜汤送下，量虚实服。《准绳》加百药尖[65]五钱尤妙。

礞石性慓悍，能攻陈积伏匿之痰为君。大黄荡热实，以开下行之路为臣。黄芩凉心肺，以平僭上之火为佐。沉香能升降诸气，以导诸药为使也。

文蛤散

文蛤咸寒走肾，专于行水，一两

为末，沸汤调服二钱。

白散

桔梗开胸下气，三钱　川贝母宽郁利痰，三钱　巴豆散寒逐结，炒黑去油为霜，一钱

二味为末，入巴豆霜，再研匀，白饮和服。强人五六分，弱人减半，在上吐，在下利。不利，进热粥一杯；过利不止，进冷粥一杯。

加味茵陈蒿汤　通治黄疸。

茵陈　栀子　大黄各三钱　山药二钱　甘草　白术　猪苓　茯苓　木通　黄芩　黄柏　生姜各一钱

水煎温服。

跋

世尝谓伤寒家，如戴复庵偏于温补，刘河间偏于寒泻，是殆[66]循迹以求，而未深尝其味者。盖复庵以伤寒汗下失宜，寒凉太过，始为热中，未传寒中，诚得治伤寒坏病之要诀，而非偏于温补也。河间以伤寒为杂病，温病为大病，特制双解、凉膈、三黄石膏表里两解，诚得治温病郁热之要诀，而非偏于寒泻也。各擅其胜，易地则皆然矣。不得要领，而动相非议，又何怪人异其旨，家异其学耶！余才浅学疏，未入阃奥[67]，惟是博考先哲议论，零星辐辏，详辨温病脉证与伤寒大异，病分常气杂气，治分气分血分，

与夫阴阳寒热，表里虚实，条分缕晰，而理归一贯，其论证处方，于先哲之隐深者明显之，诘屈[68]者流利之，以就浅近非，故点金成铁也。将使因证检书，而求治方者，寒温补泻各适其宜，不至多岐而惑，则幸甚。

戊子春栗山璇书

【校注】

① 《医方考》：《医方考》系方书，按病证分24门，每门下收方若干首，共收方剂700余首。作者吴昆（1551—1620），字山甫，号鹤皋，自号参黄子。安徽歙县人。

② 丙丁：丙丁在五行属火，此处代指心火。

③ 王道：语出《原病论》，原文为："调理脾胃者，医中之王道也。节戒饮食者，却病之良方也。"

④ 舛错：舛，相违背，颠倒。舛错，差错，不正确。

⑤ 安堵：安居。

⑥ 水：醉芸轩本作"木"。

⑦ 一钱半：大安砦本作"钱半"。

⑧ 知：扫叶山房本、书业德本、湘潭本均作"和"，可参。

⑨ 钱：后扫叶山房本、书业德本、善成堂本均存"名去桂加术汤"。

⑩ 作：大安砦本作"撮"，义胜。

⑪ 乾隆甲戌、乙亥、丙子三年：分别为公元1754年、1755年、1756年。

⑫ 挞：打。

⑬ 《经疏》：《神农本草经疏》的简称，30卷，明代缪希雍（字仲淳）撰，系将《证类本草》中的药物选出490种，分别予以注释发挥，并介绍药物疗效及处方，宜忌等。

⑭ 各二钱：原著为"各钱"，经考证当为"各二钱"，或系杨氏笔误。

⑮ 后：醉芸轩本作“复”，义胜。

⑯ 则：书业德本脱。

⑰ 二：大安砦本作“一”。

⑱ 讵：岂。

⑲ 周扬俊：字禹载，苏州府人。少攻举子业，屡试不第，年近四十改习医业，研仲景之学十余年，撰《温病暑疫全书》四卷。刊行于 1679 年。

⑳ 膈：大安砦本作“隔”。

㉑ 振：湘潭本作“镇”，义胜。

㉒ 虞诩增灶平朝歌：虞诩，东汉名将。曾以每天增灶计破羌军。

㉓ 厥：大安砦本作“逆”，可参。

㉔ 痞：大安砦本作“痛”，可参。

㉕ 生：大安砦本、扫叶山房本、书业德本、湘潭本均作“土”，可参。

㉖ 生：大安砦本作“主”，可参。

㉗ 阴：湘潭本作“阳”，当是。

㉘ 熟：大安砦本、扫叶山房本、湘潭本均作“热”，当是。

㉙ 陈无择：宋代医家，名言。著有《三因极一病证方论》18 卷，对后世病因病理学有很大影响。

㉚ 程郊倩：程应旄，字郊倩，新安（今安徽徽州）人。清代医家，撰有《伤寒论后条辨》。

㉛ 顶：大安砦本、醉芸轩本、湘潭本作“项”，义胜。

㉜ 气：大安砦本作“以”，可参。

㉝ 狭：大安砦本、扫叶山房本作“挟”，当是，湘潭本作“夹”，可参。

㉞ 爛：湘潭本作“澜”，当是。

㉟ 主：大安砦本脱。

㊱ 酒：扫叶山房本、书业德本作“醋”，可参。

㊲ 虞天民：虞抟，字天民，明代医学家。今浙江义乌人。著有《医学正传》八卷，《苍生司命》八卷。

㊳ 爛：湘潭本作“澜”，当是。

㊴《纲目》:《医学纲目》之简称。以阴阳脏腑分病分法为大纲，共四十卷。明代楼英撰。

㊵ 一:大安呰本作“二”。

㊶ 川:大安呰本作“用”，可参。

㊷ 沁:渗入。

㊸ 于:大安呰本作“入”，可参。

㊹ 若:醉芸轩本作“苦”，可参。

㊺ 炒:扫叶山房本、书业德本作“尖”，可参。

㊻ 迂疏:迂远疏阔。

㊼ 卤莽灭裂:形容做事草率粗疏。

㊽ 太:湘潭本作“大”，义胜。

㊾ 一:大安呰本作“二”。

㊿ 痃:湘潭本作“咳”，当是。

51 疸:书业德本作“疸”，可参。

52 五:书业德本作“三”。

53 二:大安呰本作“一”。

54 一:大安呰本作“二”。

55 一:大安呰本作“二”。

56《局方》:《太平惠民和剂局方》之简称。宋太医局编，初刊于1078—1085年。现存本共10卷，分为诸风伤寒等14门，788方，每方均记其主治、配伍、修制法。

57 血:大安呰本、扫叶山房本、湘潭本作“白”，当是。

58《三因》:《三因极一病证方论》之简称。18卷，宋代陈言撰于1174年。本书的特点是将病证和三因(内因、外因、不内外因)密切结合，对研究病因和临床治疗均有参考价值。

59 少:书业德本作“小”，义胜。

60 患:扫叶山房本、书业德本、醉芸轩本作“悉”，义胜。

61 黑:书业德本后存“色”，下同。

⑫ 服：扫叶山房本作“脉”，义胜。湘潭本作“股”，可参。

⑬ 二：大安砦本作“一”。

⑭ 须：扫叶山房本、书业德本、湘潭本作“酒”，可参。

⑮ 尖：《准绳》作“煎”。当改之。

⑯ 殆：仅仅。

⑰ 阃奥：深邃的内室，以比喻学问或事理的精微深奥所在。

⑱ 诘屈：晦涩艰深。

卷六

本草类辨

夫药之为类多矣，治病不要求奇，神明存乎其人。上记[①]一百八十八种，一种连及者，又四十四味，分为十二剂。人参之外，非常不同，平易之物，用须辨明。俗云，多不如少，少不如好。今人趋利若骛，以赝[②]物欺人者皆是也，当局者不可不慎。再如苦菜，用苗五两，水十盅煎三盅，分三次连服，治产后腹痛如锥刺，并腰脚刺痛者。茅根、芦根、苎根、艾叶、柳叶、荫叶、柏叶、茶叶、竹叶、竹茹、槐花、榆皮、大青、小蓟、小盐，化水洗乳岩及瘰疬极验。地锦草、紫地丁、蓼实、旱莲草、蒺藜、鸡内金、蜗牛、地龙、捣烂，入井水搅清饮之，治温病大热狂言，大腹黄疸，随宜用。并治肾风脚气。伏龙肝、石灰、百草霜、黑墨、葱、韭、薤、蒜、生姜、大茴、花椒、红曲、米醋、粳米、糯米、白扁豆、黑豆、赤豆、绿豆、薏苡仁，《金匮》方薏苡仁附子败酱汤，治腹痈有脓。薏苡仁五钱，附子二钱，败酱二钱五分，水煎日三服。【批：败酱即苦菜也。】[③]脂麻、蓖麻子、浮麦、麦芽、谷芽、西瓜、甘蔗、荸荠、荔核、元肉、橄榄、榧子，四物虽非北地土产，亦居家常有之物。白果、枣、梨、桑椹、乌梅、柿干、柿霜、柿蒂、发灰、尿碱、人中黄、五谷虫、官粉、铁锈、铜绿、驴溲、马勃、败鼓之皮，附记七十四味，随地皆有，取之甚便，察之甚明，用如其证，效如响应。世多舍近而图远，舍易而求难，岂非贵耳贱目乎！

陈茶芽煎　治多年偏正头风疼

茶芽五钱　黑豆五十粒　灯心五十寸　金银花三钱　元参　蔓荆子　防风　天麻各一钱　川芎　辛夷花各五分

外用土茯苓四两煎汤。取三盅煎服，滓[④]再取二盅煎服，重者不过二剂。

通淋膏　治五淋涩疼，并小便不通。

地龙一条　蜗牛一个

捣，敷脐上即愈。

来复丹

旱莲草二斤　地锦草二斤

煮浓汁去滓，入黑豆四斤，青盐四两，汁没豆一二指，细火搅煮，以汁尽为度，晒干。长服滋肾益肝，乌须明目，却病延年。

以上数方，至平至易之药，屡试屡验，可见治病全不在贵且异者。

补剂类

人参反藜芦。　味甘微苦，阳中微阴，入手太阴肺，升也。阳气虚竭者，回之于暂败之初。阴血崩溃者，障之于决裂之后。独参汤主之。惟其气轻而不辛，所以能固气。惟其味甘而纯正，所以能补血。故凡虚而发热，虚而自汗，虚而眩晕，虚而困倦，虚而短气，虚而惊惧，虚而遗泄，虚而泻痢，虚而头疼，虚而腹痛，虚而饮食不运，虚而痰涎壅滞，虚而吐血衄血，虚而淋沥便闭，虚而呕逆烦躁，虚而下血失气等证，是皆不可不用者。第以气血相较，则人参气味颇轻，而属阳者多，所以得气分者十之八，得血分者十之二。总之为气分之物，而血分亦必不可少，未有气不生而血能自生者也。生脉散：人参五分，麦冬一钱，五味子十粒。治夏月火旺烁金，暑淫少气，汗多口渴，病危脉绝。盖心生脉，肺朝百脉，补肺清心，则气充脉复，转危为安矣。故扁鹊曰：损其肺者，益其气。须用人参以益之。肺气既旺，他脏之气皆旺矣。凡脏腑之有气者，皆能补之。然其性温，积温亦能成热，虽东垣云参、芪为退火之圣药；丹溪云虚火可补，参、术之类是也，此皆言虚火也。而虚火二字，最有关系，最有分解。若内真寒而外现假热之象，是为真正虚火，非放胆用之不可也。参附汤主之。附减半于参是也。然有一等元阴亏乏，而邪火燔烁于表里，神魂躁动，内外干枯，真正阴虚一证，谁为其非虚火？如过用人参，实能助热，若节庵云：阳旺则阴愈消，《节要》[5]云：阴虚火动者不用。又云肺热还伤肺等说固有此理，不可谓其尽非。而李月池[6]辈皆极不然之，恐亦未必然也。夫虚火二字，当分实中有虚，虚中有实，阳中有阴，阴中有阳，就证论证，勿以成心而执偏见斯可矣。若龙雷之火，原属虚火，如巴蜀有火井，投以水则燔，投以火则灭，是即假热之火，故补阳即消矣。至于亢旱尘飞，赤地千里，得非阳旺阴虚，而可以补阳生阴乎？或曰：此正实火也，得寒则已。余日不然。夫炎暑酷烈，热令大行，此为实火，非寒莫解。而干枯燥旱，泉源断流，是为阴虚，非水莫济。此实火与阴虚，亦自判然可别。是以阴虚而火不盛者，自可用参为君。若阴虚而火稍盛者，但可用参为佐。若阴虚而火太盛者，则诚有暂避人参，而惟甘寒壮水之剂，庶可收功。六味地黄汤，大剂浓煎。或人参固本丸：熟地、干地各二两，天冬、麦冬、青蒿、枸杞各一两，人参五钱。为末，炼蜜丸。盖天下之理，原有至是。谓之曰阴虚，必当忌参固不可，谓之曰阴虚，必当用参亦不可，要在斟酌病原，适其可，求其当而已。言闻曰：人参恶皂角。东垣理脾胃，泻阴火，人参皂角同用，是恶而不恶也。人参畏五灵脂，古方疗月闭，四物汤加人参，五灵，是畏而不畏也。又吐痰在胸膈，人参、藜芦同用，而取其涌越，是急[7]其怒性也，此非洞达经权者不能知。

熟地黄北方纯阴，土肥力大，怀庆者佳。　味甘微温，阴中阳，气薄味厚，降也。《本草》言：手足少阴、厥阴经药，大心血，滋培肾水，兼益脏血之经。此论盖得其大略，而未尽其妙。夫地黄产于中洲[8]沃土之乡，得土气之最厚者，其色黄，土之色也，其味甘，土之味也？得土之气味与色，而曰非太阴、阳明之药，吾不信也。惟是生用性寒，脾胃喜温，固所宜慎。至于熟则性平，禀至阴之德，气味纯净，故能补五脏之真阴，而于统血多血之脏为至要，岂非脾胃经药耶。仲景八味丸，以熟地黄为君，脾肾兼补也。《经》云：饮食生化而输于肾。夫人之所以有生者，气与血耳。气主阳而动，血主阴而静。补气以人参为君，而芪、术为之佐。补血以熟地为君，而芎、归为之佐。然在芪、术、芎、归则又有所当避。而人参、熟地无有出其右者，故诸经之阳气大虚，非人参不可，诸经之阴血大虚，非熟地不可。凡阴血亏损，有为发热，为头痛，为焦思，为喉痹，为嗽痰，为喘气，或肾寒上冲为呕吐，或虚火载血于口鼻，或水湿泛溢于皮肤，或肾枯而泄利，或阴脱而跌仆，或阴虚而狂乱，或阴虚而神散，或阴虚而火升，或阴虚而躁动，或阴虚而刚急，或阴虚而水泛为痰，或阴虚而真气散失等证，舍熟地何以填精补髓，滴滴归源，使先天后天之阴血大旺，而阳有以化乎？然而阳性速，故人参少用暂用可以成功。阴性缓，故熟地非多用常用难以奏效。而今人有畏其滞腻者，则崔氏何以用肾气丸而治痰浮？有畏其滑湿者，则仲景何以用八味丸而治肾泄？有自蒸而用者，则带鲜而蒸者熟，既干而蒸者生，地头之甑大，气足而火候到，家常之甑小，气薄而火候微，此生熟之有殊，而功力之有间也。有谓阳能生阴，阴不能生阳者，盖亦偏说。夫阴阳之理原自互根，无阳则阴无以生，无阴则阳无以化。《内经》曰：精化为气，得非阴亦能生阳乎？又若制用之法，有用姜汁炒者，则必中寒兼呕而后可。有用砂仁制者，则必胀满不行而后可。有用酒拌蒸者，则必经络滞壅而后可。使无此三证，而妄用此制法，是不知用熟地者，正欲其静重而反为动散，以逆其性，是蛇足也。余意总不如用黑豆煮汤，肉黄皮黑，补脾补肾。鲜者洗净，干者泡透，循环津润，九蒸九晒九露，以熟为度耳。今人即欲用之补阴，而必以渗利，则焉知补阴不利水，利水不补阴，而补阴之法不宜渗，既欲用之补血，而复疑其滞腻，则焉知血虚非燥土旱极望云霓，而枯竭之肠极喜滋润，设不明此，乃少用之，尚欲兼之以利，又孰敢单用之，而任之以多，单用而多且不敢，又孰敢再助以甘，而尽其所长，是又何异噎而废食也。悲夫！

生地黄甘苦大寒，气薄味厚，沉也，阴也。入肝包、肝、肾，泻丙丁，导赤散。清燥金，消瘀通经，平诸血逆，治吐衄崩中，淋痢尿血，骨蒸烦躁，及伤寒温病阳强，痘疹大热。

干地黄性味功用与生地略同而缓。滋阴退阳，凉血活[9]血而生血，润燥除烦而止渴，治一切阴虚发热之证。乌龙丸治两目昏而复明，则他证可知。干地、熟地、川椒等分，为末，炼蜜丸，温酒送下。

生地、熟地、归身、白芍、丹皮四钱，元参、沙参、云苓、牛膝、荆芥二钱，柴、犀一钱，热逆呕血验。【批：此加味犀角地黄汤，血热呕吐，男女皆宜。犀角磨汁另入，荆芥穗炒黑用。】[10]

甘草反甘遂、大戟、芫花、海藻，大忌无鳞鱼。味甘气平，性缓，生用补脾胃不足而泻心火，蜜炙补三焦元气而散表寒，可升可降，无毒而善于解毒，得中和之性，有调补之功。仲景有炙甘草汤。故毒药得之解其毒，刚药得之和其性，表药得之助其升，下药得之缓其行，助参、芪成阳虚之功，人所知也，助地、萸疗阴虚之危，谁其晓之。健脾胃，坚筋骨，长肌肉，祛邪热，随气药入气，随血药入血，无往不可，故称国老。余每用人参、熟地、甘草大剂浓煎，治气血两虚，阴阳将脱证，屡收奇功。惟中满勿加，恐其作胀。欲速下勿入，恐其缓功。恶心恶甘，呕吐亦忌。纯寒纯热之药，必用之以缓其力。《金匮》方，饮馔中毒，未审何物，煎甘草荠苨汤，入口便活。《千金方》阴头生疮。蜜煎甘草朱频频敷之。梢达肾茎，止疼。小蓟饮子用之。小蓟、藕节、当归、黑蒲黄、黑栀子、生地、木通、滑石、甘草梢、竹叶等分，水煎服，治尿血、血淋[11]效。

黄芪生凉，炙温。　味甘气平，气味俱轻，升也，阳也。专于气分而达表，故能补元阳，壮脾胃，充腠理，长肌肉，治虚劳，除虚热，气虚难汗可发，表虚多汗可止。其所以止血崩血淋者，以气固而血自止也。故经曰：血脱补气。其所以除带浊泄痢者，以气升而陷自起也。故经曰：陷者举之。然而气味俱浮，专于气分，性不纯良，表实者不宜用，里虚者宜少用，恐升气于表，而里愈虚也。气实误用，则致喘急，胀满，关格；血虚过用，则致吐衄，痰壅咳嗽。仲景有黄芪建中汤。升阳益胃汤：黄芪二钱，人参、甘草、半夏一钱，陈皮、白术、白芍、白茯苓、泽泻、羌活、独活、柴胡、防风五分，黄连三分，生姜七分，大枣二枚，水煎。讱庵曰：东垣首重脾胃，而益胃又以升阳为先，故每用补中上升下渗之药，此汤补中有散，发中有收，脾胃诸方，多从此方仿也。

白术　味甘涩气温。气味俱厚，可升可降，阳中微阴。乳制润其燥，土炒窃其气，气温燥，故实脾胃，驱呕逆，止泻泄，祛劳倦，进饮食，除湿运痰，津液自生。味涩滞，故止汗实表，痈疽得之反多脓，奔豚遇之反增气，上焦燥热，气多壅塞者不可用。佐黄芩以安胎，君枳实以消痞。白术三两，枳实三两，水煎分三服，治心下水积，坚大如盘。在气主气，在血主血，四肢困倦，目不欲开，怠惰嗜卧，不思饮食，当加用之。无汗则能发，有汗则能止。

茯苓云南者佳。　味甘淡气平，性降而渗，阳中阴也。上达肺气，而下通膀胱。《本草》言：白行壬癸[12]，赤泻丙丁，故能利窍渗湿。仲景有茯苓甘草汤。利窍则开心益志，导浊生津，渗湿则逐水燥脾，补中健胃。祛惊痫，厚肠脏，治痰之本，助药之降。以其味甘，故曰补阳，但补少利多耳。皮专行水，盖以皮行皮之义，治水肿肤胀。脾不能为胃行其津液，故肿胀。《澹寮》[13]五皮饮：茯苓皮、五加皮、桑白皮、大腹皮、陈皮等分，加生姜皮煎。此于消肿之中，仍寓补脾之意。茯神附根而生，专理心经，补心气健忘，止恍惚惊悸，然总不外渗利，与茯苓不相远也。茯苓皮非补剂类也，一种而性味不同者甚多，观者勿以连及而误之，余仿此。

芍药反藜芦。　味微苦、微甘、微酸，气微寒，气薄于味，敛降多而升散少，阴中阳也。白补赤泻，生用气微凉，酒炒气极平，其性降，故入血。补肝虚，泻肝实，固腠理，消痈肿，止泻泄，利小便，除眼疼，缓三消，敛血虚之发热，驱血虚之腹痛。白者安胎热不宁，赤者能通经破瘀。按芍药特补药中之微寒者，非若极苦大寒之比，乃产后补血和气之要药也。若谓其色白属金，寒伐生发，产后当忌，则凡白过芍药，寒过芍药者，又将何如？丹溪之言不可泥也。仲景芍药甘草汤，治荣气不足腹疼甚验。

当归　味甘辛，气温，味重气轻，可升可降。其味甘而重故补血，其气轻而辛故行血，补中有动，阴中有阳，血中气药也。头止血上行，身养血中守，尾破血下流，全和血不走。佐以补药则润，故能养荣，佐以攻药则通，故能止疼。荣虚而表不解，佐以葛根等剂，亦能散表。卫热而表不敛，佐以六黄之类亦能固表。惟其气辛而动，欲其静者当避之；惟其性滑而行，大便溏者当避之。若血滞为痢者，正所当用也。当归导滞汤，治痢神效。其要在动滑二字。入肝生血，入脾统血，入肝藏血，凡血分受病必用之。血壅而不流则疼，须当归辛温以散之，使血气各有所归。诸头疼与心腹两胁疼，俱属肝木，故以血药主之耳。当归养血汤：黄芪一两，当归四钱，阳生阴长之义也。

远志甘草汤浸，去心，炒。　味辛苦，气温，升也，阳也。功专心肾，故可镇心定神，祛邪安梦，壮阳益精，强志助力，增益智慧不忘，和悦颜色耐老。治小儿惊痫客忤，疗妇人口噤失音。因其气升，同参、草、枣仁能举陷摄精，交接水火，但可佐不可多。

小草，其苗叶也。除胸痹心疼气逆，禁虚损梦遗精滑。古方定志丸：远志、茯神、石菖蒲、人参为末，蜜丸。

山药　味甘淡性涩，健脾补肺，坚骨益心。治诸虚百损，疗五劳七伤、健忘、滑精、泻痢、痈肿。但其气味轻缓，难胜专任，故补心肺必主参、术，滋肾水必主地、萸，涩滞浊须故纸同煎，固精滑仗茯、菟相济，止泻痢必借扁豆、莲子与芡实，生捣敷毒，能消肿硬耳。诸凡固本丸药，并可煮捣为糊。安道曰：仲景八味丸用之以强阴。

杜仲盐水拌，炒，断丝。　味甘气温，色紫入肝，润燥补虚。子能令母实，故又滋肾，肝充则筋健，肾足则骨强，益精秘气，除阴囊湿痒，止小水梦遗，暖子宫，固胎气，坚筋骨，壮腰膝及足弱难行。孙琳[14]曰：一少年新娶，得脚软病且疼甚，作脚气治不效。予思此肾虚也，用杜仲一两，水、酒各半煎服，六日全愈。

牛膝川出者佳，怀次之。　味甘苦，气微凉，性降而滑，阴也。酒蒸补髓填精，益阴和血，疗腰膝酸疼，滋须发枯白。酒渍走十二经络，助一身元气，主手足痿痹，血燥拘挛，通膀胱秘涩，大肠干结。生用其性下走如奔，破血癥，通血闭，引诸药下行。治心腹诸疼，淋沥尿血，堕胎极速，滑泄勿设。古方地髓汤，治尿血、血淋。牛膝一两，水煎服。讱庵曰：热蓄膀胱，尿涩而疼曰淋。气淋便涩余淋，劳淋房劳即发，冷淋寒战后溲，膏淋便出如膏，石淋肝经移热于胞中，日久熬煎精结成石，非肾与小肠病也。色鲜心与小肠实热，色瘀肾与膀胱湿热，宜通气清心，平火利湿，不宜用补，恐湿热得补增剧也。牛膝诸淋要药，血淋尤宜。又有中气不足致小便淋沥者，宜补中益气，经云“气化则能出”是也，忌用淋药。李时珍曰：虎杖根尤通五淋，破宿血。《本事方》[15]虎杖根二两水煎，去渣，入乳香、麝香少许服。一妇人砂石淋已十三年，每旋[16]痛楚不可忍，偶得此方服之，一夕而愈，此予眼见者。又《圣惠方》治月经不通，癥瘕腹大如瓮，虚胀雷鸣，四肢沉重，气短欲死。虎杖根一斤，锉碎，水十碗，浸一宿，煎取二碗，再入茜根汁二碗，牛膝汁二碗，同煎如饧，每用三钱，酒化冲服，日二夜一，宿血当下，男积亦治。

何首乌　味苦甘涩，气温。夜则交藤，有阴阳交合之象。坚肾补肝，养血祛风，消瘰疬散痈肿，疗五痔止肠风，驱恶疟，乌须发，明耳目，添精神，长肌肉，补虚劳，强筋骨，益精髓，壮腰膝，治妇人经胎产崩漏等证。老弱尤为要药，久服生子延年，应节处方，嘉靖验之，此七宝美髯丹之所以传也。赤白合用，气血兼补，黑豆拌蒸，勿犯铁器。七宝美髯丹：赤、白首乌[17]二斤，黑豆汤浸，蒸晒九次，牛膝酒浸，蒸晒三次，白茯苓乳蒸，归身、枸杞子、菟丝子酒蒸八两，故纸四两，黑脂麻拌炒为末，炼蜜丸，盐水送下。

山茱萸酒蒸去核。　味辛酸，涩收敛，气平微温，阴中阳也。入肝、肾，益精秘气，助水脏以暖腰膝，充精气以利九窍，壮阳道节小便，涩带浊敛汗止渴，调经收血，主心下邪气，除一切风，逐一切冷。所云滑则气脱，涩剂所以收之也。仲景八味丸用之，其性味可知。或云畏酸者暂已之。古方草还丹益元阳补元气，固元精滋元血，续嗣延年之要药也。山茱萸酒蒸去核一斤，破故纸酒炒八两，当归酒蒸四两，麝一钱，为末，炼蜜丸如桐子大，每服八十一丸，酒下。

胡桃仁　味甘气平，肉润皮涩，其汁青黑，入肺、肝、肾、命门、三焦。温肺润肠，固精秘气，养血滋阴。佐故纸减半，治肾虚腰疼，有木火相生之妙。上而虚劳喘嗽，中而遗精滑泄，下而腰脚痿躄，内而心腹之痛，外而痈疡之毒，皆可除也。加味青蛾丸，治肾虚腰疼，并外邪所侵腰腿筋骨疼。胡桃仁八两，破故纸盐水炒、杜仲姜汁炒、牛膝酒炒、黄柏盐水炒四两，知母盐水炒三两，草薢四两，盐、酒、童便、米泔各浸炒一分，晒干为末，春夏米粥为丸，秋冬炼蜜为丸，任下。

女贞子　味甘微苦，气平。其树似桂，少阴之精。益肝肾安五脏，养精神强腰膝，补风虚乌发须，疗百病聪耳明目，久服延年。古方罕用，何哉！女贞子酒蒸二十两，椹干十两，旱莲草十两，炼蜜丸，补肾益肝，强阴壮阳，治虚损百病。如四月捣桑椹汁，七月捣旱莲汁，不必用蜜。因其树隆冬不凋，故又谓之冬青子，亦女贞之义，也非两种也。

枸杞子　味甘微辛，气平，可升可降，润肺滋肾养肝。以其味重而纯，故能补阴，以其阴中有阳，故能补气。阴滋则血盛，气足则阳旺。谚云：去家千里，勿食枸杞，谓其能壮阳也。实则壮阳而无动性，故用以佐熟地最妙。其功聪耳明目。杞菊丸：等分炼蜜丸。益神魂添精髓，强筋骨补虚劳，止消渴，真阴虚而脐腹疼不止者，多用神效。地骨皮即枸杞根皮也。味甘辛微苦，性寒，走血分，入肝、肾、三焦、胆经。退阴虚血热，疗有汗骨蒸。凡不因风寒而热在阴分骨髓者，最宜此物。凉而不峻，可理虚劳，气轻而平，故亦清肺。时珍曰：枸杞骨皮佐以青蒿，甘寒退大热，不比芩、连苦寒之伤胃也。

菟丝子先以甜水洗净，浸胀，次酒浸，蒸熟，杵烂捏饼，晒干，炒。　味甘辛，气温性固。入肝、脾、肾。补髓添精，助阳起痿，《千金方》菟丝饼五两，雄鸡肝三具，雀卵和丸，如小豆大，温酒每下六十丸，日二次服。暖腰膝冷疼，壮气力筋骨，开胃进食肥肌，尤安梦寐。《局方》茯菟丸，治精滑淋浊，及强中消渴。菟丝饼十两，五味子八两，白茯苓、石莲肉三两，山药六两，酒煮，山药糊为丸。精滑淡盐水下，赤浊灯心汤下，白浊白茯苓汤下，强中元参汤下，消渴米饮下。此方于补正气中泻肾邪也。

覆盆子淘净酒蒸。　味甘，气温，入肝、肾。主肾伤精滑，阳痿不起，小便频数，补虚续绝，调气温中，安和五脏，益肾强阴，补肝明目，泽肌肤，乌须发，亦疗中风成惊。古方五子衍宗丸：覆盆子、菟丝子、枸杞子、五味子、沙苑、蒺藜子等分，为末，炼蜜丸，余意加车前子减半，强阴益精，利水不走气，亦犹仲景八味丸用泽泻之义。

五味子　皮甘肉酸，性平而敛，核味辛苦，性温而缓，兼有咸味，故名五味。入肺、肾。南治风寒咳嗽，北主虚损劳伤。整者，用其甘酸生津解渴，止泻除烦，收耗散之金，滋不足之水，敛虚汗解酒毒。敲碎，用其辛温敛气强阴，补虚明目，固元阳，《千金方》治阳痿不起，为末，温酒调二钱，日三服，一月见功。壮筋骨，除喘满。五味子汤，治喘而脉伏，及寒热而厥，昏冒无脉者。肝旺吞酸，助木克土。《卫生方》治久嗽肺胀。五味子二两，罂粟壳五钱，饧炒为末，饧丸弹子大，每水煎一丸服。又丹溪方治久嗽不已。五味子一两，五倍子、风化硝四钱，甘草三钱，为末，蜜丸噙化。

五加皮　味辛苦，气温。顺气化痰，胜湿祛风，坚筋健步，强志益精。去妇女阴痒难当，扶男子阳痿不举，小便遗淋可止，腰膝足痹能除。五加皮二两，牛膝一两，酒浸，木瓜一两，为末，米饮入酒一茶匙，调服二钱，尤治小儿三四岁不能行者。逐四肢因气不遂，祛肌肤瘀血多年。芬香五叶者佳。按五加皮乃五车星之精也。才[18]应五湖，人应五德，位应五方，物应五车。故青精入茎，有东方之液；白气入节，有西方之津；赤气入花，有南方之光；元精入根，有北方之饴；黄烟入皮，有戊己之灵。五神镇生，相转育成。饵之延年，胀者反婴。《千金方》四[19]月五采茎，七月七采叶，九月九采根，合为末，治五缓虚羸。

胡芦巴　味苦，气温，纯阳。《本草》云：番国萝卜子也。入右肾，暖丹田壮元阳。驱胀满腹胁中，退青黄面颊上。同硫黄、黑附子疗肾脏虚冷佳；三味等分，为末，炼蜜丸，温酒下。合桃仁、大茴香治膀胱疝气效；三味等分，麸炒，为末，半以酒糊丸，盐汤下，半以散，米饮调下，丸散相间，早晚服。长服补火滋水，健脾和胃延年。桃仁，胡桃仁也。

锁阳酥炙。　味甘咸，性温。入肾补精壮阳，滋燥养筋，疗微[20]弱，润大便。因其固精，故有锁阳之名。老人枯秘煮粥弥佳，最为要药。锁阳三钱，肉苁蓉三钱，苏子一钱，升麻五分，水煎入蜜服。

肉苁蓉　味甘咸辛酸，气温味重，沉也，阴也。以其味重甘温，故壮元阳补精髓，并绝阴不生，暖腰膝坚筋骨，除下焦冷疼。以其补阴助阳，故禁虚寒遗漏泄精，止淋沥带浊崩中；以其味酸性滑，故骤服立通大便，必需酒蒸五钱，性与锁阳相近。便滑溏泻勿搀。

骨碎补去毛，蜜炙。　味苦，气温，入肾。破血有功，止血甚验。主折伤，补精髓，疗耳鸣，治周痹，固牙齿，去湿热疼痛，及肾虚久泻。研末，入猪肾中，煨熟食之。盖肾主二便，久利多属肾虚，不专责脾胃也。六味丸料加骨碎补，治肾虚牙疼效。

阿胶　味甘辛，气平而厚，能升能降，阳中阴也。入肺、肝、肾。其性温和，故润肺疗痈痿，益气定喘嗽。其味甘辛，故除吐衄淋痢，扶劳伤羸痍[21]。其味甘缓，故安胎固漏，下血酒煎服。理带止崩，补肝血，滋肾水，利大小肠，并治瘀浊，及逆上之痰也。杨士瀛[22]曰：小儿惊风后瞳仁不正，阿胶倍人参服最良。以阿胶育神，人参益气也。仲景胶艾汤，治胎动血漏腹疼，并月水不调，淋沥不断。阿胶、艾叶、川芎二钱，当归、生地黄三钱，白芍四钱，水酒煎服。热加黄芩。

龟板胶河水洗净，攫碎入水，桑柴火熬成膏。　味甘，气平，属金与水，纯阴无阳。补心益肾，养阴资智。主骨蒸劳热，腰脚痿软，一切阴虚血弱之证。板酥炙或猪油炙。与胶功同而力微。

鹿角胶寸断，河水浸刮，桑柴火熬，入醋少许，再熬成膏，取角捣霜。　味甘咸，气平，纯阳无阴。填精益气，大补阴中之阳。手足腰腿肩臂骨节疼痛酒化服立效。头旋眼黑，遗浊崩带，大有殊理。敲碎炒珠，安胎亦神，入丸亦同此制。霜与胶功同而力微。鹿茸甘温，纯阳。补命火，壮元阳，养血生精，壮骨强筋，其力更峻于胶，主一切虚劳危急之证，相火旺者并忌。《医余》曰：一人有臁疮，赤肿而疼，用黄柏久不愈，加霜灰、发灰、乳香之类则愈。此阴阳寒暑往来之理也。《备要》[23]曰：龟、鹿皆灵而有寿。龟首长脏向腹，能通任脉，故取以补心、补肾、补血，以养阴也。鹿鼻长反向尾，能通冲脉，故取以补命门、补精、补气，以养阳也。此物理之元微，神功之能事。观其一主阴虚血弱，一主阳虚气弱之病，可悟矣。龟板鹿角合熬去粗，入人参熬成，名龟鹿二仙膏，大益气血，兼理阴阳。

丹砂　味甘微寒，色赤属火，体阳性阴。离中虚有阴也。镇心安神，益气明目，发汗定惊，祛风解毒，通血脉，除烦热，止消渴，疗百病。多服久服，令人痴呆，炼熟大热有毒。丹砂安神丸：黄连、元参、云苓一两，归身、生地七钱五分，远志、黑枣仁五钱，琥珀、犀角、甘草二钱五分，丹砂三钱为衣，为末，竹叶、灯心汤丸，滚水送下。治一切神短烦躁不安，夜卧不宁，惊悸怔忡，恍惚健忘，甚验。

磁石色黑吸铁者真，火煅醋淬。诸石皆毒，独磁石冲和无猛气。　味辛咸，沉也。色黑属水，引肺入肾。补精益气，通耳明目，除烦祛热，疗虚羸周痹，骨节痛，治惊痫肿核吞针铁。时珍曰：《千金》，磁辰丸但云明目，而未发出微义。磁石二两，镇养肾阴，使神水不外溢；辰砂二两，镇养心血，使邪火不上侵；佐以炒熟神曲一两，以敛其暴气；生神曲三两以生发脾胃之气，为末，炼蜜丸，熟水送下。乃黄婆媒合婴姹[24]之理也。

玉竹一名葳蕤。　味甘，气平，性温，阳中之阴。润肺补中。主心腹结气，腰脚冷疼，止眦烂双眸，逐风淫四末，泽容颜，调气血，全体康健。但性缓力微。《本草》言用代人参，若遇虚危证，纵加斤许，曾何益于毫末哉！惟多用常用，所主风湿虚劳之缓证耳。

润剂类

天门冬去心，酒蒸。　味甘苦，气寒，沉也，阴也。上达肺气，清金降火，益水之上源；下通少阴，滋肾润燥。治肺痿、肺痈吐血，痿为正虚，素感风寒，咳嗽短气，鼻塞胸胀，久而成痿。痈为邪实，热毒蕴结，咳嗽脓血，胸中隐疼。治痿宜养血补气，保肺清火。治痈宜泻热清痰，开提升散。痿重而痈轻也。疗虚劳内热，定喘，除骨蒸，解烦渴，清痰嗽，并足下热疼及骨痿难行。三才凤[25]髓[26]丹降心火，益肾水，润而不燥，滋阴养血。治心火旺盛，肾精易于施泄。天冬二两，熟地二两，人参一两，黄柏三两，砂仁一两五钱，炙甘草七钱五分，为末，炼蜜丸，肉苁蓉五钱酒浸，煎汤送下。

麦门冬酒浸，去心。味甘苦，气寒，降也，阳中阴也。以其甘多苦少，故能清心润肺，肺中伏火，非此不除。补上焦津液，解胸膈烦渴，止胃炎[27]呕吐，胃火上冲则呕吐，宜麦冬。又有因虚、因寒、因痰、因食之不同，随证治之，不可执一也。疗手足痿躄，手足缓纵曰痿楚。阳明湿热上蒸于肺，肺热叶焦发为此证。经云治痿独取阳明。《经疏》曰：麦冬实足阳明胃经之正药。益精强阴，泽肌润结，肺痿肺痈，咳唾衄血，经枯乳汁不行，肺燥痰嗽不绝。午前嗽多属胃火，宜芩、连、栀、柏、知母、石膏；午后嗽及日轻夜重多属阴虚，宜麦冬、五味子、元参、知母、六味。降火清心，消痰补怯，金受火囚，生脉散[28]须加人参。便滑泻利，胃寒二冬勿设。古方麦冬饮子治劳嗽虚热，咳喘痰血。麦冬二钱，五味子、人参七分，黄芪二钱，归身、白芍、炙甘草一钱，水煎服。

款冬花甘草汤浸。　味甘辛，性温，阳也。入肝、肺。主中风喉痹，治肺痈脓血腥臭，疗肺咳痰唾稠黏，润肺泻火邪，下气定喘促，驱久嗽。凡阴虚劳嗽，用款冬花、紫菀、百合、沙参、生地、麦冬、五味、知、柏、芩、芍。如内热骨蒸加丹皮、地骨皮、青蒿皆宜。如嗽而复泻，为脏腑俱病，嗽而发热不止，为阴虚火炎，皆难治。

紫菀蜜炙。　味苦辛，性温。入肝、肺。主咳逆上气，喘嗽脓血，补虚调中，消痰泻热，开喉痹之恶涎，疗小儿之惊痫，散结下气，善利小便，专治血痰，为血劳圣药。海藏：紫菀汤治肺伤气极，劳热久嗽，吐痰吐血，肺痈肺痿。紫菀二钱，阿胶、知母、贝母一钱，人参、云苓、甘草、桔梗五分，五味子十二粒。便溏加莲子一钱，一方有款冬。

酸枣仁　味甘，气平，性润。其肉味酸，故名酸枣而入肝，其仁居中，故主收敛而入肝。不眠炒用，多眠生用。宁心志，止虚汗，解烦渴，养血安神，益肝补中，收敛魂魄，祛心腹寒热，能安和五脏，润剂上品也。按枣仁味酸，本入肝经，而心则其所生者也，脾则其所制者也，胆又其所依之府也，并宜人之。《圣惠方》云：胆虚不眠，寒也。炒熟为末，竹叶汤下。盖以肝胆相为表里，血虚则肝虚，肝虚则胆亦虚，得熟枣仁之酸温，以助肝气。则木乘土位，又主困倦，所以令人多睡。又《济众方》云：胆实多眠，热也。生研为末，姜汤调下。盖以枣仁秋成者也，生则得兑金之全气，而能制木，肝木有制，则脾不受侮，而运行不睡矣。此皆自然之理也。归脾汤用之。

柏子仁鲜者。　味辛甘，性润。气香透心肾而悦脾，养心气，润肾燥，助脾滋肝，资智宁神，聪耳明目，益血止汗，除风湿，愈痫惊，通关窍，泽皮肤，润剂上品也。讱庵曰：补脾药多燥，此润而香能舒脾，燥脾药中兼用最良。柏子仁丸：柏子仁二两，人参、白术、半夏、五味子、牡蛎粉、麻黄根一[29]两，麦麸五钱，为末，煮枣肉丸，米饮下。此养心宁神，补阳敛汗之要药也。阴虚多汗加熟地黄、杜仲。

大麻仁即作布之麻，去皮用。　味甘，气平，性润。入脾、胃、大肠。缓脾润燥，疗胃热汗多而便难，三者皆燥也，汗多则津枯而便燥。仲景有麻仁丸。麻仁苏子粥酌量与服。破积血，通乳而利水。又木谷也。亦能治风。

百合白花入药，红花者不可用。　味甘淡，气平。故益气补血，安心定魄，调中润肺，逐惊悸，止涕泪，缓风湿咳嗽，散乳痈喉痹，解蛊毒，润大小便秘。仲景用治百合病，有百合地黄汤。盖借其平缓不峻，收失散之缓功耳。并治肺伤劳嗽，喘咳痰血。蕺庵[30]百合固金汤：百合、生地二钱，熟地三钱，麦冬钱半，元参、当归、白芍、贝母、桔梗、甘草一钱，此以甘寒培本，不以苦寒伤生发之气也。

枳椇子　味甘，气平。润五脏，解酒毒，除烦渴。赵以德[31]治酒毒房劳而病热者，于补气血药中加葛根，反汗出懈怠，不禁葛根之散也，得枳棋子加入即愈。

牛乳　味甘，微寒。润肠胃，解热毒，主噎膈反胃。按东垣云，上膈由气，治在和中降气；中膈由积，治在行气消积；下膈由寒，治在温中散寒。气血不足其本也，痰涎停滞其标也。非胃枯则胃寒，服香燥药取快一时，破血散气，是速其死也，韭汁牛乳饮主之。张氏随宜加姜汁、藕汁、梨汁名五汁安中饮。或酌加竹沥、莱菔汁、芦根汁、陈米酒，佐以理中汤、八味丸加减用之，无不愈者，此其大略也，润泽存乎一心。郑奠一治噤口痢，服牛乳即瘥，可想其性味功用耳。凡用牛乳十分，诸汁只二分。

竹沥 味甘，气平。疗阴虚发热，理中风噤[32]牙，小儿天吊惊搐，人口便定。妇人胎产闷晕，下咽即苏。《衍义》[33]云：胎前不损子，产后不碍虚。却老痰，除涎饮，止惊悸，祛癫痫。痰在手足四末，非此不达；痰在皮里膜外，有此可驱。竹沥达痰丸酌用六君子汤合滚痰丸为末，以竹沥三浸三晒，竹沥打面糊为丸。每服二钱，竹沥入姜汁送下，前证皆验。世人反以为寒，疑置不用。殊不知竹之有沥，犹人之有血也。气味甘平，经火煅出，何寒之有？

蜂蜜七月勿食生蜜，令人霍乱暴下。 味甘，性平。入肝、肺经。益气补中，润燥解毒，除心烦，通便闭，止泻痢，晚颜色，润脏腑，和百药，却重[34]病。蜜酥等分，熔化一处，或汤或酒，日数调服不拘时，治久病血枯，并润燥止渴。蜡味淡渗。去陈积，主下痢。古方蜡匮巴豆丸，治一七寒游宿食，积滞疟痢。巴豆去心膜油，杏仁炒，各四十九粒，为末，熔蜡和丸，绿豆大，水下三五丸。炙疮固膜。蜡矾丸护膜托里解毒，成脓心烦加雄黄。

寒剂类

元参反藜芦。 味甘苦咸。甘能滋阴，苦能清火。因[35]其味甘故降，性亦缓。《本草》言惟咸人肾经，不知其尤走肺脏，故退无根浮游虚火，散周身经络热壅，逐颈项喉咽痹毒，驱男子传尸骨蒸，解温病潮热晚来，及烦躁懊侬发斑，疗妇人产乳余疾，并肠中血瘕蒸[36]坚，补肾水滋阴明目，祛劳嗽痰血渴烦。肾脉贯肝膈，循喉咙，系舌本。肾虚则真阴失守，孤阳飞越，此喉痹咽肿，痰嗽吐衄之所由来也。骨蒸潮热亦本于此。元参壮水以制火，故并治之。元参、麦冬、生地、白芍、丹皮大剂煎汤，磨犀角汁对饮，治热嗽痰血甚验。

沙参反藜芦。 味甘苦，气薄体轻，性微寒。除邪热，专清肺，兼益脾、肾。滋养肝血，散游风瘙痒，消痈疡疮肿，疗胸痹止烦惊，除疝疼心腹疼。但性缓力微，难胜专任。易老曰：人参补五脏之阳，沙参补五脏之阴。特以其甘凉而和，补中益气，故有是论。若言对待人参，相去天渊。沙参一两，阿胶五钱，大剂煎饮。治虚劳久嗽肺痿。《局方》沙参五钱水煎，治肺热咳嗽。

苦参反藜芦。　味苦，性寒，沉也，阴也。入胃、大肠、肝、肾。主肠风下血，及热痢刮疼难当，疗温病狂乱，致心燥结胸垂死，酒煎一两，能吐天行温毒。赤癞眉脱，驱风除湿有力，切庵云：郑奠一[37]用苦参、蒺藜，倍胡麻，治大风癞疥瘘有愈者。黄疸食劳，失饥过饱所致，苦参、龙胆草等分为末，牛胆汁和丸，如桐子大，渐服五、七、九丸，日三次，生大麦芽汁送下，甚验。并一切痈疡风热斑疹。皂角四两，水揉摅汁，入苦参末二两和丸。温水送下钱余，治通身风疹痹疼不可忍，即近隐处皆然者，亦多痰涎，夜不能卧，甚验。

黄连川出。　味苦，大寒，味厚气薄。诸凉药皆润，而此独燥，降中微升，阴中微阳，专泻诸火。古方有黄连解毒汤。火在上米酒炒，火在下童便炒，火而呕者姜汁炒，火而伏者盐水炒，吴茱萸炒止疼，陈壁土炒止泻，同大黄治温病邪热，同枳实除宿食火胀，同花粉消痰热烦渴，同广木香治滞下泻利腹疼，同吴茱萸治肝热吞吐酸水。黄连六两，吴茱萸一两，名左金丸。清肝凉血，和胃厚肠，凉胆止惊痫，泻心除痞满，散阴户肿疼，驱食积热疳，去恶疮痈肿，除湿热郁烦，善消痔漏，亦治火眼。解乌、附、巴豆毒，泻血气痰食火。若虚火犯之，反从火化助热。仲景诸[38]泻心汤用之。

胡黄连　味苦，性寒。入肝、胆、心、胃。与黄连同功。治温病痃疟，骨蒸劳嗽，三消五痔，五心烦热，火毒血痢，同乌梅、伏龙肝等分为末，茶清调服。明耳目益颜色，疗胎蒸虚惊，除五疳虫热。胡黄连、黄连等分，丹砂减半，入猪胆内煮热[39]，取出，加芦荟同连数，麝少许，糯米粥丸服。

黄芩　味苦，气寒。气轻于味，降而能升，阴中微阳。枯者入肺，条者入大肠。欲其上酒炒，欲其下生用。枯者清上焦之火，消痰利水，定喘止嗽，解温疫热毒，退往来寒热，清咽利膈，尤祛肌表之热，故治赤眼斑疹，鼠漏疮疡。条者凉下焦之热，能除赤痢，热蓄膀胱，大肠秘结，便血漏血。胎因火动不安，酌佐砂仁、白术。肠因火滞为疼，可加黄连、厚朴。仲景黄芩汤治太阳少阳合病下利。

黄柏 味苦微辛，大寒。阴中微阳。善降三焦之火，但其性多沉，专入足少阴本经，为足太阳、厥阴之引经也。清胃火呕哕蛔虫，除伏火骨蒸烦渴，去肠风热痢下血，逐二便邪火结淋，上可解热渴口疮，喉痹痈疡，下可去足膝湿热，疼痛痿躄。黄柏、苍术名二妙散，治下焦湿热。总之寒润降火最速。《本草》言其：制伏龙火，补肾强阴。然吾谓龙火岂沉寒可制，水枯岂苦劣可补？阴虚水涸，得降愈亡，扑灭元阳，莫此为甚。水未枯而火盛者，用以抽薪则可。水即枯而发热者，用以补阴实难。当局者勿泥陈言，认为补剂。泻膀胱邪火，利小便热结，降下焦湿肿，治痢疾便血。但脾虚胃弱者，宜慎用之。脉滑大有力，盐水炒用。

知母 酒、盐、水炒。 味苦辛，气寒，气味俱薄，性沉而降，阴也。上清肺金而泻火，下润肾燥而益气，漏无根之浮火，退有汗之骨蒸，润肺解渴，消痰止嗽。治伤寒烦躁，疗温病大热，利二便，清浮肿。按《本草》言其滋阴，又言滋化源者，正因苦寒灭火以救肾水，不致于涸耳。与黄柏略同，非真补肾也。时珍曰：知母佐黄柏，有金水相生之义，但黄柏入血分，知母入气分，各一两，肉桂二钱为末，炼蜜丸，名滋肾丸，治下焦积热小便不通。此东垣治王善夫方也。

栀子 味苦，性寒，味厚气浮。轻飘象肺，色赤入心。泻心、肺邪热，屈曲下行，而三焦之郁火以解，则热厥心疼以平，吐衄痢血以息，及心烦懊侬不眠，五疸五淋，津枯口渴，目赤紫癜，疱鼓疮疡悉除。留皮除热在肌表，去皮却热在心腹。仲景因气浮而苦，极易动吐，合淡豆豉用为吐药，以去上焦之滞痰。《本经》

谓其治大、小肠及胃中热，丹溪谓其解郁热行结气，其性屈曲下行，大能降火从小便泄出。非利小便，乃清肺也。肺清而化，膀胱为津液之府，故小便得以出也。余谓助以佐使，治各不同。加茵陈除湿热黄疸[40]，加豆豉除烦躁不眠，加厚朴、枳实除烦满，加陈皮、生姜除呕哕，加生姜汁除心胃久疼，加元胡索除疼因血结。又止霍乱转筋，去目赤痈疖。炒黑尤清肝胃之火，解郁止血，服末治吐，吹鼻治衄。

连翘去心。　味苦辛，气寒，气味俱薄，轻清升浮，阳中有阴。入手少阴、手足少阳、阳明。泻心经客热殊功，降脾胃湿热神效。去寸白、蛔虫，通月水五淋。以其味苦轻，故达肌表，散痈毒斑疹，疮家号为圣药。以其气辛散，故走经络，通血凝气滞，结聚所不可无。河间双解、凉膈俱用之。

青黛波斯者良，次则福青[41]。　味甘苦，性寒。入肝、脾。除郁火，解热毒，散肿硬，同马齿苋捣，敷一切湿热疮。止血痢，疗伤寒、温病发斑，面黄鼻赤耳聋，目直视，治小儿疳疮虫瘦，惊痫狂邪稠痰，唇焦渴。青黛散治发颐，及两腮肿硬。青黛一钱，甘草、蒲公英二钱，银花五钱，瓜蒌半个，酒煎。

白头翁近根有白茸，得酒良。　味苦，性寒。坚骨凉血，入阳明血分。主火毒血痢，仲景白头翁汤。温疟发狂，瘕瘕积聚，瘰疬吐衄，齿骨疼痛，男子偏疝，小儿秃膻。

石莲子去壳。　味苦，性寒。入肝、胃、膀胱。主噤口痢，浓煎石莲汤，磨入沉香汁。及湿热渗入膀胱，而为遗浊淋沥，清心除烦，开胃进食。按噤口痢由元气虚脱，大便频数，心气与胃不安[42]故也。得石蓬以通心气，而胃气自开矣。

川楝子浆水煮，去核。　味苦，气寒，有小毒[43]。舒筋，治脏毒下血，炒末蜜丸，大米饮下。疗肾消膏淋，同茴香炒，等分为末，温酒调下。尤导小肠、膀胱之热，引心包相火下行，通利小便，为疝气主药。按疝气初起，未有不因内虚外袭，留而不行，其病则实。然必先疏泄其气，所谓通则不滞不疼矣。若骤加补益，入腹攻心，变成危证。古人用五苓散加楝子、橘核、茴香，少加木通、槟榔，立方之工稳极矣。兼治伤寒、温病热厥热狂，心疼腹疼，疗疡疥，杀三虫，《夷坚志》曰：楝根白皮浓煎，入麝少许，治消渴有虫，耗其津液者，下其虫而渴自止。合乌梅、生姜、使君子，或煎或丸服，诸虫皆下。

牛蒡子酒蒸。　味苦，气平，性寒。入十二经络。主风湿瘾疹盈肌，退风热咽喉不利，散瘰疬疮疡诸肿之毒，利手足腰膝凝滞之气，润肺止嗽，降气消痰，其性通散。温酒调末，每服二钱，祛齿牙虫疼，消面目浮肿。

青蒿　味微苦，性微寒，气清香。童便熬膏，退骨蒸劳嗽，治虚劳之圣药也。世以茵陈蒿代之，大混。鼻中息肉，用青蒿灰、石灰等分，淋汁熬膏，点之甚效。

茵陈蒿　味苦，性寒。入脾、胃、膀胱。利湿清热，专治疸黄，佐用栀子。黄而湿多肿，再加渗利；黄而燥干涩，再加凉润。惟阴黄一证不治。黄疸、谷疸、酒疸、黄汗疸、女劳疸。亦有蓄血发黄，不尽脾胃湿热。女劳疸必属肾虚。酌用四物、茜紫、六味、知柏壮其水，四君培其气，随证加利湿清热药自效。痰火湿热泻痢固宜，寒热痃疟发黄尤效。仲景茵陈蒿汤。

山豆根广出者佳。　味苦寒。泻心火以保肺金，而大肠之风热亦清。主喉痈喉风，龈痛齿疼[44]，热咳喘满，下痢腹疼，疗人马之急黄，治蛇狗之咬伤。桔梗甘草汤加山豆根、元参、荆芥穗、防风，治咽喉龈齿肿疼甚验。

防己车前草对蒸晒，干以心花黄色为佳。　味辛苦，气寒。入十二经，尤善腰以下至足湿热肿盛，疗风湿手脚挛疼拘急，口眼㖞邪，止嗽清痰，利大小便。惟十二经真有湿热壅闭，及膀胱积热下注脚气，诚为要药。但臭味拂人，妄用令人减食。木，汉二种，木主风，汉主水，为不同。脚气乃寒湿郁而为热，治以防己为主药。湿加苍术、木瓜，热加芩、柏，风加羌活、草薢，痰加竹沥、南星，活血加四物，大便秘加桃仁、红花，小便秘加牛膝、泽泻，疼连胁加龙胆，疼连臂加桂枝、灵仙，冲心加槟榔，不可骤补。

石膏 味辛甘，气大寒，气味薄，体沉重。生用速，煅用缓，降而能升，阴中有阳。以其寒散清肃，故祛肺胃三焦之火，辛能清肺解肌，最逐温热暑湿而除头疼。甘能缓脾益气，极善生津止渴而却烦热。邪火盛不食，胃火盛多食，皆其所长。阳明热牙疼，太阴火痰喘，尤当速效。仲景有白虎汤。景岳玉女煎，滋少阳[45]之水，泻阳明之火，良方也。

香薷 味苦辛，香散气轻，有彻上彻下之功。疗霍乱中脘绞疼，治伤暑小便涩难，清肺热拨浊四阴，降胃火郁滞潜解，去口臭水肿，亦消除烦热。麻黄为冬月发汗要药，香薷为夏天散暑良剂。《局方》香薷饮：香薷、白扁豆、厚朴、黄连等分。水煎，治中暑热盛，口渴心烦。湿加茯苓、木瓜，虚加人参、白术、陈皮、炙甘草，名十味香薷饮。

瓜蒌实反乌头，连皮子瓤捣用，单用子误也。 味甘，气寒，味厚气薄，性沉降，阴也。降胸膈结滞痰涎，开脾胃热郁气闭，解消渴定喘胀，滑大便疗胸痹。仲景有瓜蒌薤白白酒汤。《本草》言其又能补气治虚劳，恐未必然。天花粉即瓜蒌根也。酸能生津，甘不伤胃，微苦微寒，降火清金，阴中阳也。大宜虚热人，最凉心肺渴热，大降膈上热痰，消痈肿排脓，散跌扑瘀血，除狂热杂疾，杂疾者，杂气之疾也，即所谓温病也。去胃热黄疸，润枯燥利水道，止小便数。尤涤胸中郁热垢腻，为消渴之圣药。古人治消渴多用之。小柴胡汤以天花粉易半夏，仲景治少阳证口[46]渴者。

马兜铃 味苦，性寒。阴中之阳，入肺经。主清肺除咳痰气喘，疗血痔久瘘。按兜铃主肺金，何以治痔瘘？盖肺与大肠相表里，肺移热于大肠，故有此证，清其里而表自清矣。马兜铃散治肺热咳喘痰血，兜铃钱半，阿胶、元参、生地、麦冬二钱，五味子、桔梗、甘草一钱，水煎服。根名青木香，下气甚速，散气最捷。

枇杷叶去毛，蜜炙。 味苦，性平。清金和胃而下气；气下则火降痰消，而热咳呕逆烦渴之证悉平。讱庵曰：一妇肺热久嗽，身如火炙，肌瘦成痨[47]，用枇杷叶、款冬、紫菀、桑白皮、杏仁、木通等分，大黄减半，炼蜜丸，早晚噙化一丸，未终剂而愈。

金银花　味甘，气寒。白入肺，黄入脾。大益气血，久服轻身延年。补虚止渴，疗水泻肠游血痢，浓煎汤入蜜服，佐他药兼用最良。兼理风气，除湿气，尤主化毒，专治痈疽，银花五两，甘草一两酒煎，日三服尽，至大小肠通利，则药力到毒自消矣。未成则散，拔毒功深，已成则溃，回生力大。此有益无损之药也，世多忽之。

蒲公英　味甘苦，性寒。入脾、胃、肾。擦牙乌髭发，通淋称妙品。溃坚肿，消结核，屡着奇功。解食毒，散滞气，每臻神效。蒲公英五两，同金银花或藤，取汁入酒，日三服尽，治乳痈。按蒲公英花黄属土，质脆，断之有白津，涂狐[48]尿刺。茎如葱管而细，四时常花，花罢飞絮，絮中有子，落处即生。禀天地中和之性，故善解毒。又名地丁者，以其消疔毒也。白汁点之。

龙胆草甘草汤浸，晒干。　味苦，性大寒。入肝、胆、膀胱、胃。止泻痢去肠中小虫，却惊痫益肝胆二气，退胃中伏火及温病发黄，除下焦湿热，并酒疸黄胖，驱客忤疳气，疗痈疽口疮。酒浸辅佐柴胡，上治眼目赤疼，努[49]肉必加，翳障通用。《局方》龙胆泻肝汤：龙胆、黄芩、栀子、生地俱酒炒，木通、车前子、泽泻、柴胡、当归、甘草等分，煎服。剩湿清热泻肝胆，诸方之准绳也。龙胆为末，以猪胆汁，点温酒，每调服一钱，治伤寒后盗汗。

夏枯草　味苦辛，性微寒。入肝经。主瘰疬瘿瘤，疗湿痹脚肿，肝虚目珠夜疼，夏枯草、香附等分，甘草减半，水煎服。两眼冷泪羞明，散血破瘕，生肌解毒。按夏枯草冬至生苗，三月开花，正厥阴风木主令，其为肝经之剂无疑矣。丹溪云：夏至即枯者，盖禀纯阳之气，得阴气则枯也。

益母草紫红花者佳，白花不堪入药，去老干。　味辛苦，气寒，性滑利。调妇人经胎产诸证，故有益母之名。安生胎，落死胎，生新血，行瘀血，消乳痈，散热毒，除小儿疳痢，水煎五钱，入蜜和服。男妇下血，瘾疹作痒，堪作浴汤，且善下水，又能消胀。《本草》又云：能益精轻身。按血有瘀滞则胎不安，瘀去新生胎自安矣。故用其滑利之性则可，求其补益之功则未也。益精轻身之说，殆不足信，惟其气轻不甚消耗，故宜于胎产。若虚寒者宜忌。子名茺蔚，益精明目，行气消瘀，疗血胀血逆，心烦头疼，但行中有补，较胜于草。益母草花子一斤，柔桑枝三斤，寸断，慢火同煎浓汁，去粗熬膏，温酒和服。益血明目，润皮肤活筋脉，去挛疼瘙痒，男妇皆宜，并治紫、白癜风。

牡丹皮 味辛苦，气寒，味薄气轻，阴中阳也。入肝、肾、心包、肝。泻血中伏火，退无汗骨蒸，除产后滞血寒热，祛肠胃蓄血坚癥，和血凉血而生血，定神志通月经，止吐衄疗疮痈，治惊痫搐搦，皆因阴虚血热，风火相搏，痰随火涌所致。下胎胞住疼。《本草》言其善补而实无补性，但气味和缓辛凉，善行血滞，滞去则瘀热解劳蒸退，虽行滞而不峻也。心藏神，肾藏志，心肾不足，则神驰而志衰。仲景八味丸用丹皮定神志也。

桑白皮蜜炙。 味甘辛，气寒。入肺，升中有降，阳中有阴。辛泻肺中伏火，甘故缓而不峻。止喘嗽唾血，解烦渴除痰。又水出高源，清肺亦能利水。古方泻白散：桑白皮、地骨皮、甘草、粳米。水煎服，此泻肺诸方之准绳也。

桑叶甘寒。入阳明经。燥湿凉血，去风明目，带露炒末，米饮下，止盗汗。经霜水煎，早洗眼，去风泪。代茶治消渴。扶桑丸：桑叶、黑芝麻等分，为末，炼蜜丸。长服补肾养肝，去风胜湿，乌须明目效。桑枝除风湿，润脏腑，壮筋骨，明耳目。桑枝煎：采桑条桑[50]嫩者寸断，五两炒香，水煎日三服尽。治手臂挛疼，散脚气，润枯槁，去渴痒。孙叔微[51]曰：予病手臂疼数年，诸药不效，服此数剂，寻愈。

代赭石火煅醋淬。 味苦，性寒，沉也，阴中阳也。入肝包、肝。养血气，平血热。疗小儿慢惊风，冬[52]瓜仁煎汤，调赭石末一钱服，自愈。与急惊实热不同。若急惊风，则升降、凉膈，证须辨之。并吐衄崩带，产难胎动，及心下痞硬嗳气。仲景代赭旋覆汤，取其重以镇虚逆，赤以养阴血也。后人用治噎膈因痰气阻塞故[53]。

羚羊角磨汁。　味苦咸，性寒。入肝，并入肝、肺。疗风寒热在肌肤，温毒伏在骨间，惊梦狂越，魂魄不安，男女猝热搐搦，产妇败血攻冲，清心凉肝，舒筋明目，磨汁消怒菀于上，烧灰主食噎不通。《本事方[54]》羚羊角散，治妊娠中风，涎潮僵仆，口噤搐掣，名子痫。羚羊角磨汁入，当归、茯神、黑枣仁、薏仁一钱，杏仁、防风、独活、川芎六分，木香磨汁入，甘草三分，姜煎。

犀角磨汁。　味苦辛，气寒，气味俱轻，阳中阴也。其性走散而升，色黑功力在尖，凉心清肝，除胃中大热，辟邪解毒，祛风利痰。时珍曰：五脏六腑皆禀气于胃，风邪热毒必先干之，饮食药物必先入之。犀角之精华所聚，直入胃中，能解一切毒，疗一切血，并治伤寒，温病发狂，发斑发黄，惊悸瞤惕谵妄之证。故伤寒热毒表闭而非汗不解者，磨尖掺入发散药中取汗，速如响应。今人止知犀角能解心胃热，而不知其凉而升散，尤速于升麻也。《活人书》，治吐衄血，用犀角地黄汤，无犀角代以升麻，盖亦有理。朱二允非之，殊不尽然。但升麻纯阳气浮，有升无降；犀能分水，阳中有阴，升而能降，代治大小便下血则得矣。若吐衄恐血随气升，涌出不止，如气平火不上炎者，亦可代。孕妇切忌之。

童便　味咸，气寒，沉也，阴也。咸走血，寒凉血，故善清诸血妄行，吐衄能止，阴火自退。定喘促，降痰气，解烦渴，利大小便，要之非用童便也，实则用本人小便耳。不然，《内经》何以谓之还原汤，《纲目》何以谓之轮回酒乎？以自己之小便，治自己之病痛，入口下咽，引火下降甚速也。其如愚夫愚妇，执而不用何哉！炼为秋石，反失其性。

热剂类

附子反半夏、瓜蒌、贝母、白及、白蔹，中其毒者以犀角、黄连、甘草、黑豆煮汤解之，是其所畏者也。 生者味辛甘，腌者味辛咸，性大热，有大毒，阳中之阳。其性浮中有沉，走而不守，除表里沉寒，厥逆口噤，仲景有四逆汤。且能引火归元，制伏龙火，仲景有白通加人尿猪胆汁汤。善助参、芪成功，尤赞地、萸建效。无论表里，但虚寒脉细无神者，皆当急用。仲景有附子汤。孕妇切忌之。

川乌头即春间所采附子之嫩小者，主中风洗洗出汗。乌头、栀子等分，盐水煎服。治疝气内郁热而外束寒者。

侧子，即附子旁出小颗，其性轻扬，主发散，为风疹及四肢发散要药，反、恶、性味相类。辨附子制法：稽之古人，有单用童便煮者，有用姜汁、盐水煮者，有用黄连、甘草汤煮者，有数味兼用制之者，其中宜否，最要详辨。夫附子之性热而刚急，走而不守，土人以盐腌之，故其味咸而性降。今人所以用之者，正欲用其热性，以固元阳，以补脾胃，以行参、芪、地萸等功。若制以黄连，则何以助其回阳？若制以盐水，则更以助其降性。若制以童便，则非惟更助其降，而脾胃大虚者，尿臭一入，极易动呕，是药未[55]入口而先受其害，且令沉降尤速，何以达脾？惟姜汁一制，直中阴寒者用之最良。若常用而欲得其补性者，又不必用此。余意总不如用甘草，酌附子之多少对用，煮极浓汤，先浸三二日，剥去皮脐，切为四块，再易甘草浓汤，浸三二日，捻之软透，切为薄片，入锅文火炒至将于，口嚼尚有辣味，是其度也。若炒太干，则过熟而无辣味，其热性全失而无用矣。其所以必用甘草者，盖以附子之性急，得甘草而后缓；附子之性毒，得甘草而后解；附子之性走，得甘草而后益心脾；附子之性散，得甘草而后调荣卫。此无他，不过济之以仁而成其勇耳。若急用，则以面裹而火炮者亦可。直中阴寒厥逆将危，缓不及待，则单用炮附，不必更用他法。夫天下之制毒者莫如火，火之制毒者，以能革物之性，故以气遇火则失其气，以味遇火则失其味，刚者革其刚，柔者革其柔。如但煮之极熟，全失辣味，状若萝卜之可食矣，尚何补益之有！今人只知附子之畏，而不知过熟之无用也。

肉桂　味辛甘，性大热，阳中之阳。气味沉重，专补命火，引火归元。桂为木中王，故平肝，味甘故补脾生血。凡木胜克土而无大热者，用之极良。与参、附、地、萸同用，最降虚火，治元阳亏乏，阴虚发热。黄芪汤加肉桂为虚劳圣药，二味加人参、甘草是也。但善于动血坠胎，观仲景治蓄血证，桃仁承气汤用肉桂可知矣。桂枝味辛甘。气轻故能走表，调和荣卫故能发汗，又能止汗，四肢有寒疾非此不能达。仲景桂枝汤治冬月中风，头疼发热，汗出脉缓者，此千古良方也，治病多多矣。

干姜　味辛，大热。生用发汗，炮熟温中调脾，通神明去秽恶。凡脾寒而为呕吐者，鲜者煨熟用之。凡虚冷而为腹疼泻泄者，干者炒黄色用之。仲景理中汤皆治之。产后虚热者，炒黄黑色用之。虚火盛而吐血痢血者，炒黑灰用之。按干姜炒为黑灰，已将失其性矣。其亦可以止血者，取血色属火，黑色属水之义，亦取姜灰性涩之义耳。若阴盛隔[56]阳，火不归元而上见血者，仍留性为妙，汗多者忌之。

丁香纯阳，泄肺温胃，疗肾虚，壮阳暖阴，去胃冷胀呕呃忒。

益智子盐炒。　味辛，气温。入肝、肾。主君相二火，以补脾胃之不足，治遗精崩漏泻泄，小便余沥。同乌药酒煮，山药丸，名缩泉丸。开郁散寒，建中摄涎。合六君子汤。按益智辛温，善逐脾胃之寒邪，而土得所胜，则肾水无冷克之虞矣。

破故纸盐炒。 味苦辛，气大热，性燥而降。壮元阳，暖水脏，治命火不足而精流带浊，脾肾虚冷而溏泻滑痢。以其补阳，故暖腰膝酸疼；以其性降，故能纳气定喘，然气微宜避之。古方补骨脂丸，益元气，壮筋骨，治下元虚败，手足沉重，夜多盗汗，此恣欲所致也。破故纸四两，菟丝饼四两，胡桃仁一两，沉香一钱五分，为末，炼蜜丸如桐子大，每服三十丸，盐水温酒按时令送下，自夏至起冬至止。唐·张寿知广州得方于南番，诗云：三年时节向边隅，人信方知药力殊，夺得春光来在手，青娥休笑白髭须。

淫羊藿 辛香甘温。入肝、肾、命门。治绝阳不生，绝阴不成。

石硫黄番舶者良。 味酸，性大热，阳中之阳，有毒。与大黄并号将军。补命门真火，桂、附不如也。性虽热而能疏利大肠，与燥涩者不同。如元阳暴绝，脾胃虚冷，久患泄泻、寒游、遗漏、精滑者，用之大有起死回生之功。古谓热剂兼补，此类是也。古方玉真丸：石硫黄二两，【批：硫黄入猪大肠头[57]内，烂煮三时取出晒干为末，蒸饼和丸，名来复丹，补命门真火，大有功效。】半夏、石膏、硝石一两。为末，姜汁糊丸。治寒厥头疼，与仲景白通汤加人尿、猪胆汁义同。古方花蕊石散：石硫黄五钱，花蕊石二两。为末服，下胞衣恶血。

米酒 味甘、辛、苦。大冰凝海，惟酒不冻，阳中之阳，过则伤人，少则养气和血，大有补益。入口下咽，上至天，下至泉，内脏腑，外皮毛，无处不到，能引诸凉药至热所，驱逐邪气外散，尤为温病圣药。《易》曰“火就燥”是也。

燥剂类

白附子新罗者佳，泡用。 味甘辛，纯阳，大热有毒。入肝、脾。

去头面游风，可作面脂。主血痹心疼，且行药势，驱诸风冷气，解中风失音，磨醋擦身背汗斑，尤去疥癣，用茄蒂如[58]边，捻药擦三日，愈忌澡洗。研末，收阴囊湿痒，并灭斑[59]痕。牵正散治中风口眼㖞斜。白附子、白僵蚕酒炒、全蝎炙，等分，温酒调末服。脾胃燥热者忌之。

蛇床子　味辛苦，气温。肾、命、三焦气分之药。强阳益阴，补精散寒，祛风燥湿。主男子阳痿囊湿，女子阴疼湿痒，同吴茱萸煎汤熏洗，或同白矾煎汤。子脏虚寒，产门不闭，及腰酸体痹，带下脱肛，湿痒恶疮，一切风湿之证。

吴茱萸　汤泡。　味辛苦，气温性燥。气味俱厚，升少降多，有小毒。虽入脾、肾，实肝家主药。胸膈停滞而为呕逆吞酸，同白茯苓为末，炼蜜丸，名吴仙丹，吞酸醋心为向导。肠胃阴寒而为脐腹胀疼，及小肠、膀胱寒疝寒疼，少阴下利，厥阴头疼，皆其所长。仲景有吴茱萸汤。东垣曰：浊阴不降，厥气上逆，膈塞胀满，非吴茱不可治也。其性虽热，而能引热下行。古方导气汤，吴茱萸钱半，小茴二钱，木香三钱，川楝子四钱，荔核二个。长流水煎，治小肠、膀胱寒疝寒疼。

根杀寸白三虫，煎服即出。

枝疗二便关格，入口立通，并向东南方取之方获实效。《本草》曰：凡用树根树皮[60]宜采向东南方者，凡采根皮，出土上者杀人。

肉豆蔻面包煨熟，去油，切片，酒炒。　味辛，气香。理脾燥湿，行气调中，逐冷祛痰，涩肠止泻。治积冷腹内胀疼，恶心吐沫，疗小儿胃寒吐泻，乳食不下。因其固肠，则元气不走，故曰能健脾胃，非真补益也。性尤善于下降，得中则和平，过用则泄气耳。古方四神丸，治元阳衰惫，脾泻肾泻。肉蔻二两，五味三两，故纸四两，吴茱萸一两。《准绳》加木香五钱为末，生姜四两，大枣百枚同煮，以枣肉丸，任下。

白豆蔻　味辛，气温，味薄气厚，升也，阳也。流行三焦，温暖脾胃，实肺家本药。别有清爽之气，散胸中冷滞，温胃口止疼，除呕逆反胃，祛宿食胀膨，退目眦红筋，去白睛翳膜，消痰气，解酒毒。欲其速效，嚼咽甚良。

草豆蔻 味辛，气燥，升也，阳也。入脾、胃。消痰食除胀满，祛寒湿止霍乱泻痢，辟山岚瘴气。但其性燥急，不如白蔻有清爽之气，而辛温发散，又与草果相似。同砂仁温中，佐常山截疟。胃燥发热三蔻并忌。

苍术茅山者佳，米泔浸炒。 辛温燥烈，气味俱暴，可升可降，阳也。然性不纯良，能温散，故发汗宽中，去心腹胀满，散风眩头疼，消痰癖气结。能燥湿，故强脾胜湿，止吐泻消肿，驱足痿带浊，去水饮游囊。苍术一斤，茯苓四两，为末，以姜煮枣用肉，入脂麻汁捣丸，任下。又能总解六郁。有燥热者大忌。

涩剂类

莲子福建者佳。 味甘涩，气平。益十二经脉气血，涩精气，厚肠胃，除湿热，治脾泻久痢，白浊梦遗，血淋吐衄崩漏。莲子、茯苓等分，入雄猪肚内，煮烂捣丸，莲叶汤下，治前证悉效。此脾之果也，交水火而媾心、肾，安静上下君相二火，犹黄婆媒合婴儿姹女之理也。莲藕生甘寒，凉血散瘀，止渴除烦。熟甘温，益胃补心，止泻平怒。莲须清心滋肾，益血固精。莲叶色青中空，形仰象震，补脾胃而升阳，散瘀血而生新。主一切血证，洗肾囊风湿，疗梦遗泄精。奠一云：莲叶为末，酒调服三钱，龙骨、牡蛎不若也。治浊固本丸：莲须、猪苓、黄连二两，黄柏、砂仁、益智仁、半夏、茯苓一两，甘草五钱，为末，炼蜜丸，莲叶汤下。此固本之中兼利湿清热，解郁调气而除痰也。余丙子夏在亳，一少年张姓，咳血遗精已经二年，狼狈之甚，诊其脉沉细而数，用红莲花十八片，莲子、莲须、莲房、莲叶、藕节俱二钱，水煎七服而吐遗止，后用六味丸加莲子、芡实子、金樱子、莲叶汤下，服百日康健如故，因名爱莲汤。

芡实子婴儿多食，能令形体矮小，慎之。　味甘，气平。入脾、肾经。能健脾养阴，故治腰膝疼痛；强志益精，能补肾益髓，故令延寿耐老，目明耳聪，且收脱住泻，秘气涩精。但其性和缓，难收速功。芡实散：芡实粉、金银花、干藕，蒸熟晒，等分为末，冬汤夏水调下，久服却病延年。

木瓜　味酸涩，气温。敛肺平肝，理脾和胃，化食止渴。气脱能收，气滞能散，调荣卫，利筋骨，去风湿，治霍乱转筋，脚气泻痢，肩臂腰足无力之证。木瓜酒方：治肩臂腰疼，并风湿痰气，手足腿膝麻木疼。木瓜、川续断、威灵仙、钩藤钩、防风三钱，钻地风、金银花、归身五钱，红花、桂枝、升麻一钱，煮黑红谷酒四斤，早晚服。若腰以下疼木，去升麻加杜仲、牛膝三钱，此和荣卫利筋骨之要药也。【批：愚意腰腿疼属肾虚，加熟地黄为妙。】

秦皮　渍水碧色，书纸不脱。　味苦，气寒，色青，性涩。补肝、胆而益肾。以其平木，故治目疾惊痫；以其收涩而寒，故治崩带血痢；仲景白头翁汤用之。加阿胶三钱，炙甘草三钱，治产后痢虚极者。以其涩而秘气，故益精有子。时珍曰：天道贵涩，惟收涩故能补。

川续断酒浸，川出者佳。　味苦而涩，气微凉。入肝、肾。他产者味甘、辛，苦少涩少不效。其味苦而重，故调血脉续筋骨，疗跌扑折伤，消肿毒生肌肤，理金疮痈疡，乳结瘰疬殊功，肠风痔漏立效。其味涩而收，故治腰疼，暖子宫，止胎漏崩中，调血痢缩小便，固梦遗精滑。佐以人参、甘草、熟地、山药之属，其效尤捷。讱庵曰：贯堕胎者，受孕一两月，川续断酒浸，晒干二两，杜仲糯泔浸，炒断丝，八两，山药六两，煮糊丸，米饮送下。大补肾气，托住胎元，何堕之有。血热者又当别论。

沙苑蒺藜　辛温，泻肺气而散肝气，苦温补肾，治三经虚劳之证。

诃子去核。　味苦酸涩，苦重酸轻，性急善降，阴也。入肺、肝、脾、胃、大肠，生用清肺，煨熟固肠，消宿食去腹胀，通津液破结气，逐滞开胃，驱风降痰。因有收敛降火之功，故定喘止嗽，下气除满。若上焦元气虚陷者，煨熟少用，虽欲固下，而苦降之性在所当避，盖能涩肠，又能泄气故也。丹溪曰：文[61]只有六路为真，东垣诃子散，治久泻久痢虚脱，诃子煨，干姜炮，罂粟壳蜜炙等分，橘红减半，调末服。即诃黎勒。

罂粟壳泡去筋膜，醋拌浸炒。　味微甘，性多涩。入肺、大肠。久痢滑泄必用，须加甘补同煎，久虚咳嗽劫药，欲用要当知慎。三元汤，治虚痢、久痢、久泻滑脱不禁。罂粟壳蜜炙三钱，莲子十枚，元肉十枚，小枣十枚，竹叶三十片，灯心三十寸，水煎，入蜜服。

椿樗白皮去粗，蜜炙。　苦燥湿，寒胜热，涩收敛。椿入血分，樗入气分。去肺胃陈痰，主湿热为病，久痢滑泻，遗精便数，肠风崩带，合滑石为末，粥丸，米饮下，治白带效。大有断下之功。时珍曰：一妇久痢年余，素耽饮，好食鱼蟹，积毒在脏，便与脓血杂下，肛门疼甚，诸药不效，用人参、樗皮等分为末，温酒或米饮调下二钱，数服寻愈。樗根白皮半斤捣汁，入水少许，用小枣四两，煮三柱香去枣，量调蜜数匙，露一宿，早服，治大便下血年久者。

五倍子炒。　味咸酸，其性涩敛肺，其气寒，降火生津，化痰止嗽，黄昏咳嗽，乃火浮肺中，宜五倍、五味敛而降之。敛汗，以自己漱口水调末，敷脐上效。疗泻痢五痔，下血脱肛，脓水湿烂，子肠坠下。色黑乌须。《医学纲目》云：王元硅虚而滑精，诸药不效，后用五倍子一两，白茯苓二两，为末，丸服，遂愈。讱庵曰：凡用秘涩药，必能通而后能秘，此方茯苓倍于五倍，一泻一收，是以能尽其妙也，世罕知此。

地榆　味苦酸涩，性寒，气味俱薄，阴中阳也。入肝与大肠。虽理血病，惟治下焦。禁肠风下血，塞痔瘘来红，疗月信不调，并带下崩中，去疳热泻痢，及积瘀时行。《纲目》曰：地榆三两醋煎，日三服尽，治下血痢血不止，并妇人漏下，赤白带下。加鼠尾草三两水煎，如前法服，治下血二十余年者验。又曰：地榆三钱，炙甘草三钱，砂仁一钱水煎，治结血下血腹疼。

赤石脂　味甘温酸涩，性平。色赤入心养血，甘温益气生肌而调中，酸涩收湿止血而固下。疗久痢肠澼，仲景有桃花汤。崩带遗精，痈痔脱肛，合伏龙肝、白矾等分为末，敷之。催生下胞。东垣曰：固肠胃有收敛之能，下胞衣无推荡之峻。

牡蛎 煅粉。味咸涩，入肾。涩收敛，咸软坚。同熟地、山萸肉固精秘气。同杜仲、麻黄根补阴止汗。柴胡为引，疗胁下硬疼。茶牙为引，消颈下结核。禁梦交淋沥，止精滑崩带。牡蛎粉两半，苦参二两，雄猪肝煮烂，捣末和丸，酒下二钱，治妇女赤白带下。

龙骨五色者佳。 味甘，性涩。入肝、肝、肾、大肠。收敛浮越之正气，治惊痫风热，祛崩中带下，止肠风下血，疗泻痢便滑，敛虚汗缩小便，皆涩以止脱之义。龙齿涩凉，镇心安魂，主惊痫痉癫狂热。《宝鉴》所谓虎属金定魄，龙属木安魂是也。仲景柴胡牡蛎龙骨汤，治少阳病误下，胸满烦惊，谵语身重，小便涩。

消剂类

缩砂仁 味辛温，气香窜。入肺、脾、胃、大、小肠、膀胱、肾。补肺益肾，和胃醒脾，行气消食，醒酒逐寒，祛痰嗽逆咳立止，疗霍乱大除恶心，消胀满安气滞之胎，同枳壳服。去腹疼驱脏寒之泻，同干姜、五味服。治泻痢呕吐膈噎，散咽喉口齿浮热。欲其温散姜汁炒研。益智、人参为使，入脾、胃；白蔻、檀香为使，入肺；茯苓、黄柏为使，入膀胱、肾；赤石脂为使，入大小肠。总之，砂仁为行散之药，故能引入七经。性温而不伤于热，行气而不伤于克，尤为太阴脾之要药。常嚼最妙。《尊生书》[62]曰：漫言水谷消融，且化骨硬铜铁，因收入消剂。安胎散，治跌坠损伤。凡因所触，致胎不安，痛不可忍者，砂仁炒熟[63]，去皮为末，温酒调服二[64]钱，觉腹内胎动极热则安矣。又方：砂仁、威灵仙、砂糖、醋煎服，治诸骨鲠。

沉香忌火。 味苦辛，气温，可升可降，有阳有阴。其性缓，故抑阴扶阳，补助相火；其气香，故通天彻地，条达诸气。《谈野翁试验方》：沉香五钱，芫花三钱，月季花头二钱，锉碎，入大鲫鱼腹中，就以鱼肠封固，水酒各半煮熟，食之即愈。所用之鱼，须安粪水内游死者方效。原文曰：此家传方，治瘰疬未破者，活人多矣。行气不伤气，温中不助火，除心腹疼痛，治噤口毒痢，坠痰涎平怒，调翻胃呕逆。古方摄生饮：治中风、中痰、中气、中食、上壅垂危。沉香五分磨汁，入木香、半夏、南星钱半，枳实、细辛、石菖蒲一钱，痰盛加全蝎二枚，生姜水煎。一方有苍术。

广木香忌火。　味苦辛微甘，气味俱厚，降也，阳中阴也。行肺、肝、脾、气滞如神，去心腹胁气疼甚捷，和胃气止呕泻，散逆气除胀满，气顺瘕癖自散，气调胎孕亦安。佐黄连治暴痢，固大肠。《本草》言其性补，或以滞去食进，而脾自健耳，非真能补也。子和木香槟榔丸，推荡一切实积，泻痢食疟咸宜。木香、槟榔、青皮、陈皮、枳实、黄连、黄柏、三棱、莪术五钱，香附、大黄一两，牵牛二两。为末，芒硝水丸，量虚实服。清火利气破滞，为摧坚峻品。湿热积聚去，则二便调，而三焦通泰矣。盖宿垢不净，清阳终不能升也。

枳实、枳壳麸炒。　时珍曰：实、壳上世未分，至魏晋始分用，乃一物也。小如指顶而实者为实，长成而空者为壳。枳实，味苦酸微寒，气味俱厚，阴中微阳，性沉急于枳壳。除胀满消宿食，削坚积化稠痰，逐瘀血破滞气，疗结胸胸痹。仲景枳实薤白汤，治胸痹结胸。其证心下痞坚，留气结聚胁下，逆气抢心。枳实五钱，厚朴五钱，薤白一两，肉桂一钱，瓜蒌实一枚，连皮子瓤捣烂。水煎分二服，连进。热加黄连。佐白术能健脾，佐大黄能推荡，但损真气，虚者忌之。下气泻痰滑窍，有推墙倒壁之功。故心下痞，脾血积也，东垣有枳实白术汤。若胸中痞，肺气结也。《活人》有枳壳桔梗汤。皆取其疏通快泄，破结散滞之义。枳壳，其气略薄，味亦稍轻，性亦稍缓，功亦相类。但枳实性重，多主下行心腹削坚，而枳壳气轻多主上行胸膈破气。因其性缓，故用以束胎，虚者亦忌。治胸中痞塞，泄肺气，凡刺疼皆宜用，破滞气亦用，看何经分，以引经药导之。

青、陈皮皆橘子皮也。　陈皮味苦，气辛气实，痰滞必用。留白味甘缓，去白味辛速。泻脾胃浊痰，散心腹滞气，饱逆服[65]满堪除，呕吐恶心皆效。解酒除烦，利水破积，通达上下，统治百病，皆理脾燥湿之功。丹溪曰：二陈汤能使大便润而小便长，岂独治痰一节乎？橘核治疝气，橘叶散乳痈。橘叶七片，青皮二钱，石膏八钱，甘草节一钱八分，瓜蒌实一枚，酒煎服。一方加蒲公英三钱，金银花三钱，连翘二钱，川芎钱半，并治吹乳寒热交错者。青皮即橘之嫩小者，苦能去滞，辛能散气，酸能入肝，又入三焦、胆。消坚癖除胁疼，驱恶疟散乳痈，解郁怒劫疝疏肝，破滞气宽胸消痰。肝虚者忌之。盖有滞气则破滞气，无滞气则损真气也。

厚朴姜炒。　味苦辛，气温，气味俱厚，可升可降，有阳有阴，有小毒。治霍乱转筋，消膨胀下气，止呕逆吐酸，除腹疼泻痢，能缓脾，善走气。与苍、陈、甘草同用谓之平胃，能除湿满，与枳实、大黄同用谓之承气，能泻实满，孕妇忌之。按胀满证治各不同，气虚血虚宜补，湿热宜清利，痰食宜消导，寒郁散寒，怒郁行气，蓄血消瘀，清补贵得其宜，不可专用行散药，亦不可概作脾虚肾虚治也，临病宜致详焉。

藿香叶广出。　味辛甘，气温。气味俱薄，香甜不峻，快脾顺气，开胃进食。除口臭水肿，止霍乱吐泻。藿香五钱，陈皮五钱，黄土澄水煎服。理脾滞同乌、沉等剂，健脾土入六君同煎。

桔梗　味苦辛，气微凉，气轻于味，阳中阴也。载药上浮，有舟楫之名。入心、肺、胸膈、上焦。载散药清理风寒头目，载寒药冷利齿牙咽喉，载肺药解肺热，疗痈痿唾脓咳嗽，载痰药消痰涎，止喘呕利膈宽胸，引大黄可使上升，引青皮平肝止疼。仲景桔梗甘草汤，治咽喉肿疼，阴阳通用。

槟榔海南子佳，今所用者皆大腹子。　味辛涩，微苦，气微温，味厚气薄，降也，阴中阳也。攻坚去胀，逐水除痰，消食醒酒，温中快气，疗瘴疠疟痢，脚气冲心，童便、姜汁、温酒调槟榔末二钱，连服。杀三虫，开停滞，止心疼，坠胸中至高之气至于下极。按《本草》

言“治后重如奔马”。夫后重乃毒聚大肠而气陷所致。此物性降，气必愈降，味涩，毒必不散，恐非后重所宜。《本草》又言“泄气极速，较枳壳、青皮尤甚”。而广南之人终年朝夕啖噬，似非泄气极速者。两说极言其效，皆未尽其妙。盖此物辛温而燥，故能解毒利气，逐胀导滞。然其味涩，故行中有留，气薄，故降中有升，虽泄气散毒而不伤气，故治后重，长啖噬皆无妨也。《鹤林玉露》曰：饱能使之饥，饥能使之饱，醉能使之醒，醒能使之醉。详味斯言，可得其性味矣。

大腹皮，大腹子皮也。捶碎。黑豆汤洗。辛泻肺，温和脾，下气行水，通大小肠。治瘴疟霍乱，痞胀痰膈，水肿脚气。气虚者忌。

乌药 味苦辛，性温。入胃、肾。诸冷能除，凡气堪顺，止翻胃，消食积作胀，缩小便，逐气冲致疼，辟瘴疠时作，解蛊毒卒中，攻妇人凝滞血气，去小儿积聚蛔虫。又疗痈疖疥癞，猫犬病磨汁灌效。严氏四磨汤：乌药、沉香、枳壳、槟榔等分。磨汁煎服，治七情气逆。虚加人参磨，若暴怒气厥，加枳实、木香、白酒磨服。

香附海南者佳。 味苦辛，性温，气味俱厚，阳中有阴，气中血药也。童便炒下行，醋炒理血滞，酒炒散气疼。行气开结，和血解郁，去皮肤瘙痒，消腹胁胀疼。治经胎产诸证，号为妇女圣药。若阴虚燥热，汗出血忘[66]者忌。绀珠正气天香散：香附四钱，乌药、苏叶、陈皮一钱，干姜五分，水煎服。平肝行气，则气顺血和而经自调，疼自止矣。

滑石桂府者佳。 味甘淡，气寒，性滑，降也，阴也。入膀胱、大肠。利六腑之涩结，六一散：滑石六两，甘草一两为末服。分水道逐凝血，行津液利九窍，实大肠清热降火，堕胎亦捷。炼石丹，治痧胀屡效。滑石三钱，琥珀三钱，陈石灰一两，为末，水丸。茶清送下二钱，烦躁青黛为衣，心闷乱丹砂为衣。

猪苓 味淡而苦，气平，降也，阳中阴也。入膀胱、肾。通淋消肿满，除湿利小便。因其苦故泻滞，因其淡故滑窍。仲景有猪苓汤，利湿兼清热，治黄疸便秘渴呕。《衍义》云：行水之功居多。仲景五苓散用之。按五苓为治水之总剂。讱庵谓：曾世荣治惊风，亦用五苓。盖以茯苓安心神，猪泽导小水，水利则火降，金得木而旺，木得桂而枯，抑木则风息，风火宁而惊自定。曾可谓善用五苓者矣。可知仲景制一方，即可通百病，人特不善体会耳。

泽泻　味苦淡微咸，气寒，气味颇厚，沉而降，阴中微阳。入膀胱、胆。渗水去湿利小便，泻伏火收阴汗，引药下行。经云：除湿止渴圣药，通淋利水仙丹。若湿热壅闭而目不明，非《本草》久服昏目之说也。泽泻三两，白术二两，水煎分三服，治心下有水。久服泽泻，未有不与熟地、山萸同用者。古人制方，有补必有泻，此仲景八味丸用泽泻之微义也。后人处方，多填塞补药，何益之有！当局者悟之。

木通　味苦，气寒，沉也，降也。泻小肠火郁，利膀胱热淋，导痰湿呕哕，消腹疼壅塞，木通二两，水煎服。通则不壅不疼矣。利血脉九窍，通达上下，以其利水故也。小水利则心火降，故导赤散用之。古谓消剂兼通，此类是也。通灵散，治血瘀绕脐腹疼甚验。木通、五灵脂、赤芍三钱，水煎服。

车前子　味苦，气寒。入膀胱与肝。祛风湿目赤翳膜，通尿管热淋涩疼，炒末，米饮调服二钱，并治水泻皆效。利水除湿痹，性滑善催生，凉血止吐衄，强阴能益精。茎、叶治淋沥癃闭，并尿血衄痢生，捣汁频服。更妙，不走肾气。子、叶性味无异。古方三奇丸治目内障。车前子、麦冬、熟地等分为末，炼蜜丸服。

灯草　味淡，性寒。入肝、小肠。通阴窍利小水，除癃闭成淋，消水湿作肿，烧灰敷金疮止血，疗小儿夜啼，少加冰片，吹喉中治急喉痹，再加珠子煅研，其效更捷。钵擂乳香，少入油润全无，罐藏冰片，多加分两不耗。

山楂　味甘酸，性消导，然其气轻，故不耗真气。解宿食，化痰滞，去瘀血，克肉积，除癥疝，祛膨胀，发痘疹，润肠胃，健脾土。保和丸：山楂三两，神曲、麦芽、半夏、茯苓一两，陈皮、莱菔子、连翘五钱，蜜丸。此内伤气未病者，但以平和之味，消而化之，不必攻补也。加白术二两，名大安丸，则兼补矣。

六神曲 味甘，气平。生发脾气，熟敛暴气。走脾、胃二经，助中焦土气。逐痰消积，化滞调中，运化水谷，开胃破癥。其气腐故除食热，其性涩，故止泻痢。疗妇人胎动因滞，治小儿腹坚因积。化生丹：神曲半生半炒五两，香附三两，陈香丸二两，卜子半生半炒，三棱、莪术、橘红、茯苓、泽泻一两，山楂、青皮五钱，为末，蜜丸，米饮下。治气蛊、血蛊、食蛊、水蛊。

附：造神曲法，白曲五斤，杏仁炒研五两，赤小豆四两煮熟，捣烂。外用苍耳草、野蓼、青蒿，俱取自然汁，及河水各一小碗，于六月六日合一拌匀，干湿得所，握团以苘叶裹之，悬风处，经年用。

使君子忌茶。 味甘，气温。健脾、胃，除虚热，杀脏虫，治五疳泻痢，同芦荟为末，米饮下。白浊疮癣，浑身头面阴囊虚肿，蜜炙为末，米饮调服。小儿尤宜。上证皆由脾胃虚弱，因而乳停食滞，湿热瘀塞而成。脾胃健则诸证悉平。消癖丸，治小儿痞块腹大，面黄肌瘦，渐成疳疾。使君子仁三钱炒，木鳖子仁炒五钱，为末，水丸，龙眼大，鸡子一个，破顶入药一丸，封固蒸熟食之。肥儿丸，治小儿脾弱疳积诸大证。使君子肉炒、芡实粉、黄连、神曲、麦芽、青皮五钱，陈皮一两，胡黄连、白茯苓、芦荟三钱，木香、人参二钱五分，为末，饴丸如芡实大，米饮化下一丸，冬姜汤化下。加五谷虫、山楂、枳实各五钱更妙。泻，加建莲子五钱，蜜丸。

莱菔子 味大辛，气温，气味俱厚，可升可降。入脾、肺。下气消痰食，有推墙倒壁之功。捣汁掺薄荷汁服，立吐痰食。磨墨服止血。凡胃有气、食、痰饮停滞，致成膨胀者，非此不除。合皂角烧去皮、子，等分为末，姜汁入炼蜜丸，白水下二钱，治一切痰气。生升气，炒降气。升则散风寒，吐痰食，宽胸膈；降则定痰喘，止咳嗽，去内疼除后重，皆利气之功。莱菔即萝卜也。生捣汁调蜜服，治噤口痢，重者用黑膻羊肝一页，以箸戳数十孔，入甘草末四两，煮熟，续吃效。止消渴，涂跌伤汤火伤。炒熟用宽中降气，化痰消瘀，治吐衄咳喘，吞酸利便，制面毒、豆腐积。服何首乌、熟地忌之，恐白须发，以多食渗血故也。古方滋补丸：莱菔汁、藕汁、梨汁、人乳各一碗，熬成膏，入炼蜜一斤，用小黑药豆炒焦为末，同蜜膏和令得所，每丸重一钱五分，丹砂为衣，细嚼，滚水送，日三服。

白芥子　味大辛，气温。调五脏消痰癖，除胀满平喘急，宽中利膈开结散滞，辟除冷气。然味厚气轻，故开导虽速，而不甚耗气。能去胁肋皮膜之痰，则他处可知，过煎则无力。三子养亲汤：白芥子、紫苏子、莱菔子。合二陈汤更妙。

旋覆花即金沸草　味甘咸，性温。入肺、肝、大肠、膀胱。主结气、风气、胁下气，膈上痰如胶漆，下气利大肠，逐水湿。丹溪曰：走散之药，虚者少服。金沸草散加杏仁、五味子，下气 降痰，治诸咳嗽皆验。

前胡　味苦，气寒，性降。下痰气如神，开结滞亦速，去胸中喘满，消风热霍乱。除肝胆风痰，解婴儿热疳。己卯岁试，商邑庠生宋知，年四五十岁一子，月子内得疳热已经三岁，骨蒸肌瘦，危迫极矣。余用前胡、柴胡、秦艽、青蒿、黄芩、栀子、龙胆草、胆星、生地黄一钱，人参、甘草五分，生梨、生藕二片，一服热退神清而愈，快哉！

半夏反乌头，生嚼戟喉闭气，生姜制。　味大辛，气温，能走能散，可升可降，阳中阴也。体滑性燥，和胃健脾，补肝润肾，发表开郁，下逆气止烦呕，发声音利水道，除痰涎胁疼，呕恶气结，消痰核肿突、脾湿泻泄，祛痰结头疼、眉棱骨疼。《经》云：半夏和胃而通阴阳。若呕吐不止，加姜汁微炒，即孕妇服之亦无妨也。二陈汤加枇杷叶，去毛蜜炙，三钱，治孕妇恶阻。古有三禁，血家、汗家、渴家，然间有用之者。按《局方》半硫丸：半夏、硫黄等分，姜汁糊丸服，治老人虚秘，取其润滑也。《内经》云：胃不和则睡不安，治之以半夏汤。半夏二升，秫米二升，水煎服。是果性燥者乎？不知湿去则土燥，痰涎不生，非半夏之性燥也。世徒以性燥而治湿痰，则半夏之功用不彰矣。

川贝母反乌头。　味辛，气寒，气味俱轻，用须加倍。解肝经郁怒，散心中逆气，祛肺痈痰脓喘嗽，降胸中因热结胸。足生人面疮，烧灰油调频敷。产难胞不下，研末用酒和吞。亦除瘕疝喉痹，亦止消渴烦热，赤眼翳膜堪点，脾郁黄疸能驱。但贝母治肺燥之痰嗽，与半夏治脾湿之痰嗽为不同耳，须辨之。

胆星九套者佳。　味苦，性沉而平。降痰涎因火动如神，疗急惊有痰搐必用。总之有实痰实火壅闭上焦，而气喘烦躁，焦渴胀满者，非此不除。右[67]方金星散治大人小儿犯成哮吼者。胆星一钱，紫苏叶一钱，甘草五分，水煎，调鸡内金末七分服。南星祛风散血，胜湿除痰，下气破瘕，攻积拔肿，性更烈于半夏。

郁金楚产蝉肚者佳。　味辛苦，性寒，纯阴之品。入肝、肺。主顺气破血、开郁，治尿血吐衄，驱血气作疼，消血积归经，经不下行，上为吐衄。郁金二钱，和韭汁、姜汁、童便服，血自下行。有痰涎入竹沥。且善治蛊毒。同升麻煎服，不吐则下矣。其性轻扬上浮，故散郁遏有功，入血分兼入气分，行滞气不损正气，破瘀血亦生新血。白金丸，治产后败血攻心，癫狂失心者，郁金七两，白矾三两为末，米粥丸服。盖郁金入心散恶血，白矾化顽痰故也。

姜黄广产。　性味与郁金相似，然较烈。下气最捷，破血立通，调月信，消瘴肿，升降散用为佐。但稍损真气，用宜慎之。

丹参反藜芦。　味苦，性微寒。入肝定神，破瘀除瘕，消痈散肿，生肌排脓。治风邪留热，眼赤狂闷，驱骨节疼痛，四肢不遂，破宿血生新血，落死胎安生胎。理妇女经脉不调，血崩带下。郑奠一曰：养神定志，通利血脉，实有神验。一味丹参散，功同四物。温酒调末三钱，治妇人经、胎、产诸证。

五灵脂去砂。　味甘，性温。入肝、肝。主心腹冷气疼痛，肠风产后血晕，去疳蛔，疳热有虫肚胀，同胡黄连为末，丸服。散目翳，解蛇毒。酒浸行血，醋炒止血，其功最捷。失笑散，散瘀结甚验。

延胡索 味辛苦，气温。入肺、脾、心包、肝。行血中气滞，气中血滞。止腹疼通经，调月水淋闭，除跌扑凝血，散癥瘕疝气，一切因血作疼之证，悉治之。生用破血，炒用调血，酒炒行血，醋炒止血，但其力迅堕胎，血枯勿加。延胡索、当归、肉桂等分为末，温酒调服三钱，治肢体拘疼，并冷气腰疼，皆气血凝滞所致也。

红花酒炒。 味甘微苦，气微寒。阴中微阳，惟入血脉，尤宜女科。少则和血行经，多则破血通瘀，瘀行则血活，热结于中，吐紫黑血者，吐出为妙。吐未尽，加桃仁、红花以行之。大抵鲜血宜止，瘀血宜行也。能不[68]死胎，亦疗血晕，达痘疮血热难出，散斑疼[69]血滞不清。《金匮》红蓝花酒云：治妇人三十二种风。子能解消渴。与麦门冬同煎更妙。

泽兰叶 味甘苦，性微温。入小肠，通肝、脾之血。治经胎产百病，通九窍利关节，散头风目疼，疗吐血鼻红，消痈疖排脓。按泽兰叶通利小肠，则脾肝无壅瘀之患，故透窍以理血脉，行血无推荡之苦，养血无滞腻之虞，女科为圣药，有自来矣。痈疽由血热，故亦治之。泽兰叶汤，治产后阴户燥热成翻花，名曰阴翻。先以泽兰叶四两煎汤熏洗三次，再加枯矾五钱煎洗之即安。又方治产后水肿，泽兰叶、防己等分为末，酒、醋调服二钱。

紫草茸 味甘咸，气寒。茸初得阳气，和血凉血，利九窍通二便。治温病邪热，小清凉散用之。蓄血黄疸，痘疹血热，恶疮瘑癣，皆血分湿热所致也。

桃仁 味甘苦，气平，阴中有阳。入肝包、肝。甘缓肝气而生新血，苦泻血滞而破瘀血。生研用行血，治血瘀血闭血结，通血膈，破血瘕，逐血瘀，皮肤血热燥痒，蓄血发热如狂。仲景桃仁承气汤悉治之。炒研用和血，治热入血室，小柴胡汤加生地、丹皮、红花、桃仁。润秘结大肠。血枯不可妄用，双仁有毒难当。《尊生书》曰：桃仁不可去皮尖，以皮红取其入血，尖取利气而行瘀也。花治阳狂。

杏仁炒研 味苦甘辛，气温平，味厚于气，降也，阴中阳也，有小毒。入肺、胃、大肠。其味苦降，故定气逆气喘上冲，通大肠气闭干结；其味辛甘，故泻肺中滞气逐膈上痰涎，佐以半夏、生姜尤散风寒咳嗽。仲景麻黄汤、大青龙汤俱用之。按桃仁、杏仁俱治大便秘，但当以血气分之。脉沉在血分，桃仁、陈皮治之。脉浮在气分，杏仁、陈皮治之。贲门上主往来，魄门下主收闭，故言肺与大肠为通道。

茜根 味咸，气寒，阴中微阳，血中要药。或云茜草、藘茹一物也，非也，破瘀同。《内经》藘茹合乌鲗骨等分为末，雀卵为丸，鲍鱼汤下，治妇女血枯甚验。味咸故能通经闭，气寒故能止动血。惟能通，故能止。治劳伤吐衄时来，除血虚崩漏不止，散跌扑血凝瘀聚，解蓄血疸黄燥肝，有胎须忌之。凡血闭，酒煎服一两效。血枯、血热、血动并建奇功。八珍汤加茜根五钱，治脾虚而吐衄崩满[70]尿血便血者。

雄黄 味辛，性温。得正阳之气，搜肝强脾，杀百毒。治惊痫痰涎，暑湿疟利，化瘀血为水，散百节大风。除劳疳疮疥，破结滞杀虫。孕妇佩之生男，姑存此说。解毒丸，治缠喉急痹。雄黄一两，郁金二钱，巴豆七粒，为末，面糊丸，津咽三五丸。如不能咽，先吹末喉中，后自下。

散剂类

白僵蚕去丝，酒炒。 味辛咸，性平，气味俱薄，升也，阳中之阳也。三眠三起，生于甲木，成于丙火，胎于午土，僵得金水之化，色白而不腐，喜燥恶湿，食桑叶而不饮，有大便无小便。余因其不饮，而用之[71]不饮之病；邪热渴饮非正味之也饮。因其有大便，而用治大便不通之病。火泻无度亦治之。盖以天地清化之气，涤疵疠旱潦之气，于温病尤宜。可见温病乃天地之杂气为病，非四时风、寒、暑、湿、燥火之六气为病也。热病即温病，特以春夏分别言之耳，所以世人多误以为时气。知此者稀[72]矣。陶弘景曰：人家养蚕，时有合簿皆僵者。余因合簿皆僵之蚕，而用治合家皆病之疫。李时珍曰：蚕病风，其色白，死不腐，故曰僵。余因病风之蚕，而用治病风之人，古谓因其气相感而以意治之者也。又曰：散风痰头疼，风热齿疼，咽喉痹疼，皮肤斑疹，风疮丹毒风痒，一切风热肿毒。观此则僵蚕之升阳散火，祛风胜湿，清热解毒可知。《普济方》夸其善于治腹内之疼，余谓腹内之风热火毒可知。《圣惠方》称其长于去头上之风，余谓大头温、虾蟆温，用升降散、加味凉膈散立消，以方有僵蚕、蝉蜕也。张元素曰：此物气味俱薄，轻浮而升，阳中之阳，故能去皮肤诸风如虫行。余谓升其清阳之气，而浊阴之气自降也，故止渴除烦并验。朱丹溪曰：此物属火，兼木与土，老得金气，僵而不化。上治咽喉，取其清化之气，从治相火，散浊逆结滞之痰也。余谓春夏多温病，势如火炎土燥，焚木灼金，一得秋分之金气，而炎热自退，故僵蚕为温病之圣药。时珍又曰：蚕属火，喜燥祛风胜湿，主疗温病风湿之证。余谓：若温病而误用麻黄、桂枝、羌活、独活、细辛、白芷、苍术等味，辛温发汗以散风湿，则烦躁益甚，而热毒愈炽，此麻黄汤、桂枝汤、冲和汤、人参败毒散，治温病之所以坏事也。千年长夜，万古遗憾。世人何曾梦见，余经阅历而悟此。

蝉蜕　味甘咸，性寒。土木余气所化，升也，阳中之阳也。夫蜕者退也，脱然无恙也。岂独能疗惊痫，除失音，止夜啼，发痘疹，杀疳虫，为小儿要药已哉！又岂独退翳膜侵睛，祛胬肉满眵，为眼科要药已哉！吸风饮露而不食，有小便无大便。余谓人一日不再食则饥，七日不食则死。肺气不下降，膀胱不气化则死。肾虚膀胱不约则遗尿亦死。因其不食，而用治不食之病，因其有小便，而用治小便不通之病。短赤淋遗亦治之。以意治病，其义深，其理微，与蚕之食而不饮，有大便无小便，彼此相资，化育流行，天然配偶，此造物神功之妙，皆温病之圣药也。宗奭曰：蝉性善蜕，胎前禁用。余谓有病则病当之。《内经》云：有故无殒，亦无殒也。孕妇患温病，余屡用之，每收奇功。未见动胎，此阅历之言，不必致疑于禁用二字矣。时珍曰：主治头风眩晕，皮肤壮热，斑疹作痒。余谓：温病有头目眩晕者，有皮肤发热斑疹杂出作痒者，总是热毒攻冲，所以用之大验。又曰：主治惊痫狂乱，瘛疭心悸。余谓风热生惊，惊则瘛疲心动，去其风热则肝气和心神安，惊搐自定，瞤惕自止，发狂奔叫自息矣。又曰：主治头风疼痛。又曰：去壮热，治肠中幽幽作声。余谓蝉乃清虚之品，处极高之上，与肺相似，肺热移于大肠，肺热去而大肠之热自去，而声亦无矣。头疼目眩，风热上攻，故并治之。《卫生方》中有清膈散，治胃热吐食用蝉蜕、蜂蜜。余谓呕哕吐食皆胃热也，故亦用蝉蜕、蜂蜜。古人有先得我心者，非余之杜撰[73]也。

淡豆豉 味苦辛，形腐类肾，性寒泻肺。虽理瘴气，专治伤寒。佐葱白散寒热头疼，助栀子除烦躁懊侬，足疼酒浸速尝，痢疾薤白同煎，盗汗炒渍酒饮。按豆豉之入肺，《内经》所云肺苦气上逆，急食苦以泄之之意也。毒丹臭雾，山岚瘴气，以及杂气流行，风寒暑湿，皆肺先受之，喘吸燥闷，亦肺气有余耳，何弗治之耶！

附：造豆豉法。黑豆水浸透，淘蒸，摊匀蒿覆。候生黄衣，取晒簸净，水拌得所，筑瓮中，桑叶厚盖，泥封，晒七日，取出再晒，即水拌入瓮如前法七次，再蒸收用。

石菖蒲九节者佳，米汁浸蒸。 味辛微苦，性温。入心、肺、膀胱。主手足湿痹，可使屈伸，开心气洞达，能出声音，通九窍，明耳目，益智慧，除健忘，温心腹，坚齿牙，疗恶疮疥癣，驱上气咳逆。《本草》又言：常服成仙，此医家夸张之说，殆不可信。

菖蒲补心丸：石菖蒲、茯苓、茯神、远志、酸枣仁、柏子仁、地骨皮、熟黄精、山药、枸杞子、预知子等分，人参、朱砂减半，为末，炼蜜丸，如芡实子大，每嚼一丸，人参汤下，治心气不足，精神恍惚，语言错妄，忪悸烦郁，健忘少睡，忧喜惨凄，夜多异梦，寐即惊魇，或发狂眩暴，不知人等证。

甘菊花　味甘，性平，可升可降，阴中阳也。入肺、脾、肝、肾。以其味甘补阴血，故驱头风眩晕，清脑第一，收眼泪翳膜，明目无双，利一身血气，逐四肢游风。冬芽秋花，多得金水之化。冬春采根，夏秋采叶，疗肿垂死，取汁顿服立活。甘菊丸，治肾水枯竭，肺肝侵伤，五脏俱损，瞳仁倒背者。甘菊花四两，枸杞子二两，五味子二两，肉苁蓉一两五钱，巴戟天一两五钱，为末，炼蜜丸服。余谓加车前子七钱五分更妙。

威灵仙忌茶。　辛泄气，咸泄水，气温属木。其性善走，能宣疏五脏，通行十二经络。中风，痛风顽痹，癥瘕积聚，膈噎，灵仙一两，生姜一两，水煎去渣，入砂糖一两，再煎数沸，温服。痰水疟疾，黄疸浮肿，大小便秘，一切风湿痰气之证。性极快利，积疴不痊者服之有捷效。然疏泄真气，虚人慎用。按顽痹由湿热流于肢节之间，肿属湿，疼属热，汗多属风，麻属气虚，木属湿痰死血。十指[74]麻木亦是胃中有湿痰死血，以脾主四肢故也。痛风当分新久，新疼属寒，宜辛温；久疼属热，宜清凉。河间所云“暴病非热，久病非寒”是也。《威灵仙传》曰：一人手足不遂数十年，遇一人令服威灵仙而愈。

钩藤用有钩者，过煎无力。　味甘苦，性微寒。入十二经。主肝风相火，疗瘛疭惊痫，胎风客忤，热壅痰喘，中风失音，煎汤频服。夜啼不眠，舒筋活血，头旋目眩。盖风静火自熄矣。

荆芥穗　味辛，气散，浮而升，阳也。其味辛，散血中之风，故解肌表，消头目发痘疹，通血脉疗疼痒诸疮，去皮毛诸风；其性升，故提血崩眩晕；其气散，故行五脏瘀血。华佗愈风散：荆芥穗醋炒燥为末，豆淋酒调服三钱，治产后血晕不省，并中风危笃，及妊娠腰疼，且能发表。《千金》曰：一以去风，一以消血结。后人加芎、归煎，并验。

薄荷苏出者佳。　味辛微苦，升也，阳也。凉散透入肺、肝。清六阳会首，散一切毒风。其气辛香，通窍发汗，引诸药入荣卫，开风涎透利关节，下气消胀。薄荷煎汤调服蝉蜕末一钱，治小儿久痫，天柱骨倒。

辛夷 辛温，入肺、胃。助胃中清阳上升通于头脑，主九窍风热之证。

柴胡南出者佳。 味辛气温，升也，阳中之阴也。辛者，金之味，故平肝；温者，春之气，故就之以入胆，专主往来寒热，肌表潮热，肝胆火炎，胸胁疼结。又主升散火郁，伤寒邪热，温疟寒热，少阳头疼，肝风郁结。尤善理热入血室，月经不调。虽引清气上升，中气虚寒宜避。仲景有小柴胡汤、大柴胡汤、柴胡芒硝汤，酌定前证，皆验。

川芎 味大辛，气温，升也，阳也。专入胆，并入心包、肝。气中血药也，助清阳而开诸郁，四物汤用以宣血气之滞耳。行气和血而通阴阳，散风寒头疼，破瘀血经闭，解气结逐腹疼，补肝虚胁风，排痈脓消肿。同艾叶服，验胎孕有无；合细辛煎，治金疮作疼。然升散太过，故风寒头疼极宜。若三阳火壅于上而头疼者，得升反甚。今人不明升降，一概用之，误矣！多服久服致暴亡，极言其辛散太甚也。

天麻煨熟，酒炒 味辛，气平。入肝。疗风热眩晕，治惊悸瘛疭，祛风湿痿痹不仁，主瘫痪语言不遂，和血脉疏痰气，强筋骨利九窍。《内经》曰：诸风眩掉，皆属肝木是也。易老曰：头旋眼黑，非天麻不能定，是也。古方天麻丸：天麻、川芎等分为末，燥[75]蜜丸，茶酒任下。主消气散痰，清利头目，宽胸快膈，治心忪烦闷，头晕欲倒，项急肩背拘蜷，神昏多睡，肢节烦疼，皮肤瘙痒，偏正头疼，鼻齆，面目浮肿并验。河间曰：中风非外来之风，良由将息失宜，心火暴甚，肾水衰败不能制之，故猝倒无知也。莫如地黄饮子，补水火和脏腑，养气血通经络，其证自愈。熟地四钱，肉桂、附子、苁蓉、巴戟、山萸、茯苓、远志、石斛、石菖蒲、麦冬、五桂子一钱，薄荷七分，水煎服。亦可炼蜜丸服。此口噤身冷，四肢不收之良剂也。古人云：治风先活血，血活风自灭，非此之谓乎！

秦艽 味辛苦，散风胜湿，去肠胃之热，益肝胆之气，养血荣筋。主风寒湿痹，周身挛拘，虚劳骨蒸，和血便利，去下牙疼。《直指》秦艽扶羸汤，治肺痿骨蒸，劳嗽声嗄，体倦自汗，秦艽、鳖甲、当归、地骨皮钱半，柴胡二钱，半夏、紫菀、人参、甘草一钱，生姜一钱二分，枣二枚，水煎。此肺劳蒸嗽之剂也。

升麻　味苦辛，气味俱薄，浮而升，阳也。入肺、脾、胃、大肠。升清阳之气于浊阴之下，提胃气之下陷，举大肠之滑脱，散皮肤肌热斑疹，解腹内下痢后重。引石膏驱齿牙热肿，使葱白除阳明头疼。《内经》曰：地气上为云，天气下为雨。天地不交，则万物不通也。升麻葛根汤：升麻、葛根、白芍二钱，甘草一钱，葱白，水煎服。此钱仲阳治阳明伤寒，发热头疼无汗，升发表邪之剂也。

葛根　味甘寒，气轻浮而升，阳中微阴。以其凉散，故虽达诸阳而阳明为最；以其凉甘，故虽主发表而泻热独良。仲景有葛根汤。发痘疹解肌，祛酒毒热痢。仲景有葛根黄连黄芩汤。古谓散剂发汗此类是也。

白芷　味辛，气温，味薄气浮，升也，阳也。以其温散祛[76]毒，故逐阳明寒邪以止头疼，去肺经风热以发斑疹。以其辛香达表，故消痈疡排脓，止痒定疼，托肠痔久瘘，生肌长肉。炒黑提妇人漏下赤白，血闭阴肿。欲去面斑，仍须生用。为末，炼蜜丸弹子大，煎荆芥汤，点腊茶嚼下，治诸风头疼。

羌活　味微苦，气辛微温，气味俱轻，升也，阳也。以其温散定疼，虽入诸经而太阳为最。散肌表之邪热，利周身之疼痛，逐新久之风湿，排太阳之痈疽。气雄力健，大有拨乱反正之功，虚者禁用。羌活胜湿汤，治湿气在表，头腰疼且重者。羌活、独活钱半，藁本、川芎、蔓荆子、防风、甘草八分。寒湿加炮附子、防己六分，水煎温服。

独活　味苦，气香，性降微凉。入肾与膀胱。理下焦风湿，除两足疼痹。因风湿而头眩齿疼，亦以此降之。文彦博方：生地二两，独活二钱，治牙疼甚验。

细辛辽出者佳　味大辛，气温，气味俱厚，升也，阳也，有小毒。入肝、肾。散阴分寒邪，逐本经头疼，仲景有麻黄附子细辛汤。辛散利窍，除诸风湿痹，驱风泪眼疼，口臭牙疼煎含。多服大散真气。按此物辛甚，故能大散阴分之寒邪。阴分且然，阳分可知，亦岂有辛甚而不入阳分者？但阳证忌热，当慎用耳。

蔓荆子　辛苦，入肝、胃。通利九窍，主头面风热之证。

防风　味甘辛，微温，气平，升也，阳也。虽脾、胃、膀胱经药，然随诸药各经皆至，为风药卒徒。发脾中伏火，于土中泻木。气味俱轻，故散风邪，治周身之疼痹。性能胜湿，故去湿热，除遍体之湿疮。虽云风药中润剂，亦能散上焦元气。泻黄散：防风一两，甘草五钱，栀子二钱五分，石膏、藿香二钱，为末炒香，蜜酒调服三钱，发脾胃郁火，治口烂眉焦甚验。

汗剂类

麻黄　味辛，气温，气味俱薄，轻清而浮，升也，阳也。入心与大肠、膀胱。实肺家专药。发汗解表，治冬月正伤寒里胜，泻卫实去荣寒，利血脉通九窍，开毛孔除身热头疼，疗咳逆气喘。春夏温病最忌，秋燥疟疾切减。或醋泡，或蜜炙，陈久者良。根止汗固虚。按麻黄专主冬月伤寒，发汗解表，春、夏、秋不可妄用。即伤寒六脉不浮紧者，亦不可轻投。盖汗乃心之液，若不可汗而汗，与可汗而过汗，则心血为之动矣。或至亡阳，或至口鼻、目出血，而成大患。丹溪以麻黄、人参同用，亦攻补兼施法也，当局者宜悟。仲景有麻黄汤，又麻黄升麻汤。

紫苏叶　味辛入气分，色紫入血分。以其辛香气烈，故发汗解肌，祛风寒甚捷。开胃益脾，疗胀满亦佳。和血下气，宽中消痰，止疼安胎。去风定喘，利肠宜加，口臭能辟。严氏紫苏饮子，治子悬。紫苏叶钱半，大腹皮三钱，当归、川芎、白芍、陈皮、人参、甘草一钱，青葱五叶，水煎服。子降滞气，消痰喘，润大便。梗性缓而和，顺气安胎，虚人最宜。《局方》有苏子降气汤，气降则痰行。苏子、前胡、橘红、半夏、厚朴二钱，当归、甘草一钱，沉香五分。虚极加五味。

苍耳子去刺，酒蒸。　味甘苦，气温。善发汗散风湿，通脑顶行足膝，达皮毛。治头疼目暗，鼻渊肢挛，乳痈瘰疬瘙痒之证。苍耳散，治鼻渊。苍耳子二钱，薄荷四钱，辛夷四钱，白芷八钱，为末，任调下。《内经》云：中气不足，九窍为之不利。治以补中为主，专用行散药，恐不可救。《斗门方》云：一妇人血风攻脑，头旋闷绝倒地，不省人事，用喝[77]起草为末，温酒调服钱许，其功甚捷。此物善通顶门连脑，盖即苍耳也。

水萍紫背者佳，青色者不堪用。　辛散轻浮，人肺达皮毛，通脉利窍。其发汗甚于麻黄，止消渴捣汁服。浴瘙痒，煮汁。又能下水气利小便，治一切风湿瘫痪。为末，炼蜜丸，酒服。治三十六种风。高供俸采萍歌云：不在山不在岸，采我之时七月半，选甚瘫风与缓风，些小微风都不算，豆淋酒下三五丸，铁扑头儿也出汗。

下剂类

大黄川产者良　味辛，气大寒，气味俱厚，阴中之阴，降也。推陈致新，走而不守，酒浸上下通行，清脏腑蓄热，夺土郁壅滞，逐坚癖，涤痰食，导瘀血，疗吐衄，仲景有大黄黄连泻心汤。通月闭，消痈肿。因其峻烈威风，号为将军，故积聚能荡之顷刻。水渍便饮生，泻心下痞气；仲景泻心汤类。入汤煎服，熟除肠胃热瘀。仲景承气汤类。气虚同人参名黄龙汤，承气汤加人参，减大黄之半。蓄血同四物名玉烛散，四物汤合调胃承气汤。佐甘草、桔梗可缓其行，佐枳、朴、芒硝益助其锐，多寡量人虚实。误用与鸩为类。按阳药用气，阴药用味。大黄味厚，属阴中之阴，水渍生用，为心下痞，恐味厚伤中气也。煎熟无力之说，《缵论》错悟，一唱百和之失，谁其辨之。或问心气不足而吐衄，何不补心而反泻心？丹溪曰：少阴不足，亢阳无辅，致阴血妄行，故以大黄泻其亢甚之火。又心本不足，肺、肝各受火邪而病作，故以黄芩救肺，黄连救肝。肺者阴之主，肝者心之母，血之舍也，肺、肝火退，则血归经而自安矣。李士材所谓，浊阴不降，则清阳不升，瘀血不去，则新血不生是也。古人精义入神，岂后人所能及乎？《本草汇》曰：治实火之血，顺气为先，气降血自归经；治虚火之血，养正为先，气壮自能摄血，此虚实所由分，而治法之不同也，临证者宜详之。《千金方》治妇人嫁痛，即阴户肿痛也。大黄一两，酒三盅，煎二三沸，顿服。

芒硝　味辛苦咸，气大寒，降也，阴中之阴也。有毒。性峻速，柔金化石。咸能软坚，推逐陈积，去脏腑壅滞，破瘀血症瘕。治伤寒温病，疟疾胀闭，热积谵妄。凡属各经，实邪悉可泻除。《内经》曰：热淫于内，治以咸寒，芒硝是也。佐之以苦，大黄是也。二味合枳实、厚朴即大承气汤。合甘草即调胃承气汤。孕妇忌之。然有故无殒，亦无殒也。

巴豆不去心作呕，不去膜伤胃，烧存性，去油为霜。中其毒者，以大黄、黄连，或黑豆、甘草，或凉水解之，皆其所畏者也。　味辛热，有大毒，可升可降，能行能止。生猛熟缓，峻用大可去病，缓用亦可和中，通经坠胎，主开窍宣滞，去脏腑陈寒，为斩关夺门之将，破痰食瘕癖，血瘕聚积，生冷硬物，治癫痫泻痢，口㖞眼斜，耳聋喉痺。但属峻剂，不可轻投。

按：大黄、巴豆同为峻下之剂，但大黄性寒，腑病多热者宜之；巴豆性热，脏病多寒者宜之。故仲景治伤寒传里用大黄，东垣治五积属脏用巴豆，各有所宜也。

甘遂反甘草，面裹煨　味苦，气寒，有小毒。泻肾及隧道水湿，直达水气所结之处，以攻决为用，为下水之圣药。主十二经水。凡大腹水肿，邪热结胸，留饮宿食，痰迷癫痫之证。仲景大陷胸汤治之。孕妇切忌。丹溪曰：治水肿健脾为主，脾实气运则水自行，以四君子汤视所挟证加减之，不可徒恃利水药。仲景方治妇女血，小腹满如敦[78]状，小便微难不渴，此为水与血俱结在血室也。甘遂一两，阿胶一两，大黄二两，水碗半，煮半碗，顿服，其血当下。

紫大戟反甘草，杭产，面裹煨。　味苦，性寒，有小毒。入十二经。主水肿蛊毒，瘕结腹满腹疼，利小便，通月经。

苗名泽漆。退皮肤邪热，去面目浮肿，大腹水气立遣。孕妇并忌。

芫花反甘草，醋煮。　味苦辛，气温，有小毒。去水饮痰癖，散皮肤五脏水肿，消胸膈痰沫善唾，咳逆上气能除，咽肿短气可驱。仲景十枣汤：芫花、大戟、甘遂等分为末，十枣汤调服一钱，经云：洁净府，去陈莝府[79]也。

葶苈子糯米泔炒，再酒浸。　味辛，气大寒。属火性急，大能下气，行膀胱水，肺中有水气奔急者，非此不除。所谓大黄泻血分，葶苈泻气分是也。仲景葶苈大枣泻肺汤治肺气喘急不得卧。葶苈为末，用大枣十枚煎汤，调服一钱，辅以大枣补土，所以制水，与十枣汤义同。

牵牛子白属金，黑属水，炒取头末。　味辛，性气[80]，有小毒。达右肾走精隧，入肺与大小肠。主下气通二便，祛壅滞气急，退水肿，消风毒，疗膀胱疼痛，有孕妇忌，杀寸白虫。肉汤调末二钱。按牵牛自宋以后，刘河间、张子和始倡为通利下药，汉以前未入本草，此仲景所以无用法也。如顺气丸治一切积气宿食不消。黑牵牛头末四两，萝卜剜空，安末于内，盖定蒸熟，入白蔻末二钱，捣丸，白汤送下钱许。古方牛郎散：牵牛末一两，槟榔末五钱，紫苏叶汤调服二钱，治气筑奔冲，疼不可忍，并能追虫取积。炼蜜丸，陈皮、生姜汤送下，治五积神效，再辅以补脾之剂。时珍曰：予甥素多酒色，二便不通，胀疼呻吟七昼夜，通利之不效。予思此湿热之邪在精道，壅隧[81]路病在二阴之间，前阻小便，后阻大便，不在膀胱，大肠经也。用川楝子、大茴香、穿山甲一钱，牵牛子二钱，水煎，一服减，三服平。亦可丸服。

攻剂类

穿山甲土炒或油煎，色宜黄　味甘咸，徵[82]寒，有小毒。入肝、胃。以其穴山寓水，故能出入阴阳，贯穿经络，直达荣卫至于病所，以破邪结。治风湿冷痹，通经下乳，消痈排脓，和伤发痘，克血积，攻痰癖，疮家、疟家须为上[83]剂。又治痔漏蚁瘘。山甲烧存性，敷之立愈。去皮风。复元和血汤治跌坠损伤，停滞瘀血痛疼，至不敢喘咳唾者。穿山甲、当归、桃仁、红花、茜根、天花粉、香附、甘草一钱，柴胡二钱，川大黄三钱，酒煎，连进效。

鳖甲忌马齿苋，酥炙，醋炙。　味咸，性属金与土。色青入肝，并入肺、脾。主骨蒸劳嗽，化积聚癥瘕，除息肉阴蚀，痔疽血瘀，且愈肠痈消。肿并治温疟寒热，及妇人五色漏下，催生坠胎。时珍曰：介虫阴类，故皆补阴。谦甫鳖甲秦艽散：鳖甲、归身、柴胡、地骨皮二钱，牡丹皮、知母、秦艽、元参、青蒿一钱，乌梅一枚。汗多加黄芪，此劳嗽骨蒸，退热敛汗之剂也。

干漆炒令烟尽　味辛咸，气温。入胃、大小肠。追积杀三虫，补中安五脏，疗男子风寒湿痹，时作痒疼。治妇人癥瘕坚结，和脉通经。痞积腰疼可驱，血风心疼能除。丹溪曰：漆性急而飞补，用之中节，瘀去新生，人所不知也。指南万应丸，治月经瘀闭，绕脐疝气疼彻，及产后血气不调，痞积癥瘕。干漆炒透、牛膝酒浸等分，为末，生地黄取汁熬膏，入药和丸如桐子大。初服三丸，渐加五、七、九丸，温酒或米饮下。

京三棱　味苦辛。入脾、肺。主行气行血，多年癥癖如石能化为水，为血中气药。盖气随血行，气聚则不流，故生瘕癖之患，非此不能治也。然有斩关之势，欲先入血醋炒，欲先入气火炮，与莪术同，虚人并忌之。

莪术　味苦辛，性温。开胃进食，疗心腹疼，行瘀血，破积聚，利月水，除奔豚，定霍乱，下小儿食积。性亦猛厉，大能开气，不能益气耳。古方三棱莪术散，治浑身燎泡如棠梨状，每个出水，有石如片，如指甲盖大，其泡复生，抽尽肌肉，即不可治。三棱醋炒，莪术醋炒等分，为末，每服一两，日三夜一，温酒调，连进以愈为度。一方加穿山甲减半。

青礞石硝石、礞石等分，打碎拌匀，煅至硝尽，礞色如金为度。　味甘咸，有小毒。体重沉坠，色青入肝，并入肺、大肠、胃。主荡涤宿食，消磨陈积，平肝下气，为治惊利痰之圣药。王隐若[84]滚痰丸，千古良方也。砀邑监生刘效郭，年近六旬，因惊气裹痰，致怪病百出，百药不效，七年不能起于床，自分必死。丁亥秋，余诊之脉沉滑，枯瘦而声宏，令服滚痰丸钱半，竹沥入姜汁送下，大便下恶物倾盆，两服而足能行，病如扫，快哉！

按：攻积诸药，如莱菔子、麦芽攻面积；六神曲、谷芽攻米积；山楂、阿魏攻肉积；陈皮、苏叶攻鱼蟹积；枳椇子攻酒积；当门子攻酒果积；甘遂、大戟攻水积；雄黄、腻粉攻涎积；礞石、蛤粉攻痰积；木香、槟榔、枳壳攻气积；肉桂、干漆、桃仁攻血积；三棱、莪术、穿山甲、鸡内金攻症瘕[85]；巴豆攻冷积；大黄、芒硝攻热积。认证施药，各从其类也。又按《内经》云：诸疼为实。此实字要参酌，不必虚实之“实”为实也。凡有痰水、寒热、酒食、气血之实邪，皆可言实。《内经》又曰：疼随利减。则涤痰逐水，泻热祛寒，解酒消食，破气攻血，皆可言利。邪气去，正气复，何虚之有？若真虚疼而无实邪，独参汤可矣。有寒加附子，有热加黄连，大便不通加酒炒大黄。总当斟酌轻重，随证攻补，自得之矣。

吐剂类

瓜蒂　味苦，有毒。入口即吐，实热痰涎多用之。《类编》

曰：一女子病齁喘不止，遇一人令取瓜蒂七枚为末，调服其汁，吐痰如胶之黏，三进而病如扫。仲景有瓜蒂散。子和用瓜蒂、藜芦、防风等分为末，名三圣散，荸荠汁调末一钱，吐风痰。

白矾　味酸咸寒，性涩而收。燥湿追涎，化痰，坠浊，解毒，生津，止血，定疼，通大小便。主痟疾，生好肉蚀恶肉，除痼热在骨髓。时珍曰：能吐风热痰涎，取其酸苦涌泻也。白矾、茶芽为末，冷水调服，吐一切毒。古方白矾滑石汤，治热毒怪证，目赤鼻胀大喘，浑身生斑，毛发如铁，此热毒气结于中下焦也。白矾二两，滑石二两，水三碗，煎减半，不住饮之，饮尽再作。鹤顶丹，治结胸胸痹，痰火声嘶。白矾三钱，银珍[86]一钱五分，同研，入瓦盏，置炭火上熔化，去火，候干为末。每服一钱五分，姜茶煎汤调下。听其心上隐隐微声，结者自散。白矾化痰解毒，银朱破积消滞也。铁化汤，洗一切眼疾，痘后翳膜侵睛，赤烂云点尤妙。生白矾、枯白矾、胆矾、青盐、五味子二钱，川椒五分，乌梅二枚，杏仁七粒，新针七个，无根水泡七昼夜，针亦化为水矣。一日三洗效。

牙皂　味辛咸，性温，有小毒。入肝、肾。主风痹死肌，头风目泪，通关窍，理痈疽，妇人吹乳及乳痈，牙皂烧灰同蛤粉研末，调服二钱。消胀满化水谷，除咳嗽疗骨蒸，搐鼻喷嚏立至，敷肿疼痛即除。和白矾可吐风痰，拌蜜煎名为导箭。刺主厉风，鼻梁崩倒，眉发自脱。又主痈疽未溃者能发空窍，已溃者引药排脓，直透达脓处成功。诸般恶疮咸不可缺。《千金方》治二便关格，皂荚烧末，米饮调服三钱立通。《宣明》酒打面糊，丸如桐子大，温酒下二钱。又方铁角散，治痰喘咳逆，及哮吼神验。长皂角三条，一条入半夏十粒，一条入杏仁十粒，一条入巴豆十粒，用蜜炙入半夏条，姜汁炙入杏仁条，麻油炙入巴豆条，俱黄色为度，去皮子研为末，每服二三分，安手心以姜汁调之，舌餂咽下。

常山　味辛苦，微寒，有小毒。能引吐行水，祛老痰积饮，痰有六：风痰、寒痰、湿痰、热痰、气痰、食痰。饮有五：流于肺为支饮，于肝为悬饮，于心为伏饮，于经络为溢饮，于肠胃为痰饮。常山力能吐之下之。同甘草用则吐，同大黄用则下，多用生用亦必吐。若酒浸炒透，但用钱[87]许能起沉疴，每见奇功，未见其或吐也，勿泥雷公久病忌服之说。讱庵曰：常山吐疟痰，藜芦吐风痰，瓜蒂吐热痰，附子尖吐湿痰、寒痰，莱菔子吐气痰、食痰。若体虚人涌吐痰涎，惟人参芦为最。

藜芦反细辛、芍药、诸参。取根去头。 味辛苦，性寒，有大毒。入口即吐，善通顶，令人嚏，风痫证多用之。藜芦一钱，郁金五分，为末，温浆水和服探吐。通顶散治诸风头痛。藜芦一钱，黄连一分，为末，搐鼻。子和曰：一妇病痫数年，采食百草，状若葱苗，误蒸食之，觉不安，吐胶涎数日，昏困汗出后，轻健如常，以所食访人，即藜芦也。

人参芦 味苦，气轻。以逆流水煎服五钱，或入竹沥。涌出痰涎，虚人无损。《千金方》烧盐熟汤调服，以指探吐，凡病皆宜，亦无损也。

按《内经》云：其高者，因而越之，在上者涌之，木郁夺之。越以瓜蒂、豆豉之苦，涌以赤小豆之酸，夺去上焦有形之物，而木得舒畅，则是天地交而万物通也。丹溪曰：吐中就有发散之义，以吐发汗，人所不知也。讱庵曰：汗、吐、下、和，治疗之四法。仲景瓜蒂散、栀豉汤并是吐法。子和治病用吐尤多。丹溪治许白云大吐二[88]十余日，小便不通，亦用吐法。甚至四君、四物以引吐。成法俱在，今人惟知以和为上，汗下次之，而吐法绝置不用，遇邪在上焦当吐不吐，致结塞而成坏病，背弃古法，枉[89]人性命，可痛也夫！

【校注】

① 上记：因底本每卷皆有目录，故有卷六开端言“上记”。

② 膺：大安砦本作“赝”，当是。

③ 【批：败酱即苦菜也。】：大安砦本无此眉批。

④ 滓：大安砦本作“涬（xīng 星）”，可参。

⑤ 《节要》：未明何书，疑为《集要》，即《本草集要》之简称。

⑥ 李月池：即李言闻，其号月池，明代医家。尝任太医院吏目，著作有《四诊发明》《痘疹证治》等。

⑦ 急：书业德本作“激”，义胜。

⑧ 洲：大安砦本作“州”，义胜。

⑨ 活：大安砦本作“和”，可参。

⑩【批：此加味犀角地黄汤，血热呕吐，男女皆宜。犀角磨汁另入，荆芥穗炒黑用。】：大安砦本无此眉批。

⑪ 血淋：书业德本作“淋血”。

⑫ 壬癸：指水。

⑬《澹寮》：即《澹寮集验方》，医方著作，共十五卷，元代僧人继洪辑。刊于1283年。

⑭ 孙琳：南宋医生，曾治愈宋宁宗淋症。

⑮《本事方》：即《普济本事方》，又名《类证普济本事方》。宋代许叔微撰。全书10卷，分为23门。约刊行于绍兴二年(1132年)。

⑯ 旋：大安砦本作“漩”，可参。

⑰ 首乌：大安砦本作“何首乌”。

⑱ 才：《本草纲目》“五加皮”条作“水”，当改之。

⑲ 四：大安砦本作“五”，当是。

⑳ 微：大安砦本作“痿”，当是。

㉑ 痪：疲乏。

㉒ 杨士瀛：南宋医家，自幼习医，著作有《仁斋直指方论》《仁斋直指小儿方论》《医学真经》和《伤寒类书活人总括》四种。

㉓《备要》：即《本草备要》，清代汪昂所撰之本草著作，1694年刊行。

㉔ 婴姹：此为道教外丹的术语。婴，婴儿，指“铅”。指朱砂。姹，姹女，指朱砂。以比此方相生相制之理。

㉕ 凤：湘潭本作“封”，当是。

㉖ 髓：大安砦本作“随”。

㉗ 炎：扫叶山房本、书业德本、湘潭本均作“火”，义胜。

㉘ 生脉散：大安呰本作“生脉”，义胜。

㉙ 一：大安呰本作“二”。

㉚ 葴庵：赵葴庵，生平不详，曾制百合固金汤。

㉛ 赵以德：元末明初医家，著有《金匮方论衍义》。

㉜ 噤：大安呰本作“禁”。

㉝ 《衍义》：即《本草衍义》，宋代寇宗奭编著。

㉞ 重：大安呰本作“众”，可参。

㉟ 因：大安呰本作“用”，可参。

㊱ 蒸：书业德本作“癥”，义胜。

㊲ 郑奠一：清代医家，安徽歙县人。

㊳ 诸：大安呰本作“论”，可参。

㊴ 热：扫叶山房本、书业德本作“熟”，当是。

㊵ 黄疸：大安呰本作“疸黄”。

㊶ 福青：产于福建之青黛，质较优。

㊷ 安：大安呰本作“接”，义胜。

㊸ 有小毒：后大安呰本存“入肝”，当是。

㊹ 疼：大安呰本作“痛”。

㊺ 阳：大安呰本、扫叶山房本、书业德本、湘潭本作“阴”，当是。

㊻ 口：大安呰本作“曰”。

㊼ 痨：大安呰本作“劳”。

㊽ 狐：大安呰本作“孤”，可参。

㊾ 努：“努”通“胬”。

㊿ 桑：扫叶山房本作“柔”，义胜。

51 孙叔微：考此下引文与《普济本事方》卷七“服桑枝法”条同，当为“许叔微”之误。

52 冬：大安呰本作“东”。

53 故：书业德本作“效”，义胜。

54 本事方：大安呰本作“本事”。

(55) 未：大安砦本作“味”，可参。

(56) 隔：扫叶山房本、书业德本作“格”，义胜。

(57) 肠头：大安砦本后存“锅”，可参。

(58) 如：扫叶山房本、书业德本作“裹”，义胜。

(59) 斑：大安砦本作“瘢”。

(60) 皮：大安砦本作“枝”，义胜。

(61) 文：大安砦本作“纹”，“纹”通“文”。

(62) 《尊生书》：《沈氏尊生书》之简称。清代沈金鳌撰，刊于1773年。作者认为“人之生至重，必知其重而有以尊之，庶不致草菅人命”，故命其书曰“尊生”。

(63) 熟：大安砦本作“热”，义胜。

(64) 二：大安砦本作“三”。

(65) 服：大安砦本、扫叶山房本作“胀”，当是。

(66) 忘：扫叶山房本作“妄”，义胜。

(67) 右：扫叶山房本、书业德本作“古”，当是。

(68) 不：扫叶山房本作“下”，当是。

(69) 疼：大安砦本、扫叶山房本作“疹”，当是。

(70) 满：大安砦本、扫叶山房本作“漏”，当是。

(71) 之：书业德本作“治”，可参。

(72) 稀：大安砦本作“希”，可参。

(73) 撰：大安砦本作“譔”。“譔”通“撰”。

(74) 十指：据下文，当为“四肢”。

(75) 燥：扫叶山房本作“炼”，当是。

(76) 祛：大安砦本作“解”，可参。

(77) 喝：大安砦本作“阳”，可参。

(78) 敦：古代食器，多为青铜制。盖和器身都为半圆球形。

(79) 府：扫叶山房本作“是”，当是。

(80) 气：《本草纲目》作“寒”。

㉛ 隧：大安砦本作“坠”，可参。

㉜ 徵：扫叶山房本作“微”，当是。

㉝ 上：大安砦本作“主”，可参。

㉞ 若：大安砦本作“君”，当是。

㉟ 瘕：大安砦本作“积”，当是。

㊱ 珍：扫叶山房本、书业德本作“朱”，当是。

㊲ 钱：大安砦本作“少”，可参。

㊳ 二：大安砦本作“三”。

㊴ 枉：大安砦本作“误”，可参。